高血压中西医结合健康管理

主　编　李　霞　张晓迪　康国彬　刘笑旭

學苑出版社

图书在版编目(CIP)数据

高血压中西医结合健康管理/李霞等主编．—北京：学苑出版社，2024.4
ISBN 978-7-5077-6924-1

Ⅰ．①高…　Ⅱ．①李…　Ⅲ．①高血压—中西医结合疗法　Ⅳ．①R544.1

中国国家版本馆 CIP 数据核字(2024)第 058912 号

出 版 人：洪文雄
责任编辑：黄小龙
出版发行：学苑出版社
社　　址：北京市丰台区南方庄 2 号院 1 号楼
邮政编码：100079
网　　址：www.book001.com
电子邮箱：xueyuanpress@163.com
联系电话：010－67601101(营销部)、010－67603091(总编室)
印 刷 厂：天津鸿景印刷有限公司
开　　本：787 mm×1092 mm　1/16
印　　张：10.5
字　　数：226 千字
版　　次：2024 年 4 月第 1 版
印　　次：2024 年 4 月第 1 次印刷
定　　价：78.00 元

编 委 会

主　编　李　霞　张晓迪　康国彬　刘笑旭

副主编　卢卫娅　井亚敏　张　曼　何　芳

曹　勇　梁　晶　刘志青　武海娜

编　委（排名不分先后）

何红涛　张铁军　王思洲　孟丹琳

王　欣　苏红雷　陈彦芳　石彦会

董春芳　赵春燕　樊晓荣　韩敬茹

曹金纯　刘语涵　秦晨燕　王凯旋

菅鹏辉　郄会卿

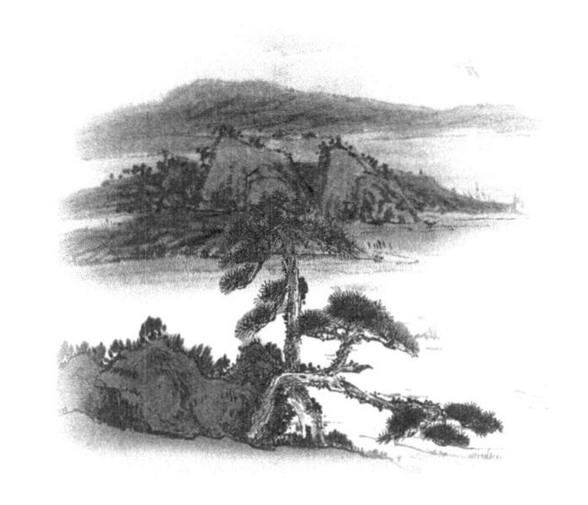

前　　言

高血压是一种发病率高、并发症多、病死和致残率高的重大心血管疾病。近年来，虽然全世界在高血压发病原因、病理机制、临床表现、降压药物、减轻或逆转靶器官损害、预防保健、预后转归等诸多方面进行了深入研究，取得了一些重大进展，高血压给人们身体健康带来的危害也得到了一定程度的遏制，但随着生活节奏的加快、竞争压力的增大，以及人们饮食、作息规律的失常，高血压的发病率、病死率、致残率仍居高不下。相对而言，高血压的知晓率、治疗率、控制率仍然较低，此种状况令人担忧，临床医师的治疗水平也需要不断提高。然而，中西医结合控制高血压的论著不多。基于此，我们结合国内外文献以及多年的临床经验，编著此书。

本书共分四章，总的介绍了高血压的概述、高血压的临床特点、高血压的中西医结合治疗、高血压的健康管理。各章节又分别论述了高血压的研究简史、定义与分类、中西医对高血压的认识、流行病学现状、病因病机及发病机制、临床表现和检查方法、中西医结合治疗进展、中西医结合治疗管理、血压管理和干预措施、分级管理制度和双向转诊制度。本书本着来自临床、回归临床、指导临床的原则，努力做到对广大医药工作者有所启发和帮助，为医学事业发展贡献绵薄之力。

本书编写过程中，得到了多位同道的支持和关怀，大家在繁忙的医疗、教学和科研工作之余参与撰写，在此表示衷心的感谢。

由于时间仓促，专业水平有限，书中存在的不妥之处和纰漏，敬请读者和同道批评指正。

编者

2023 年 12 月

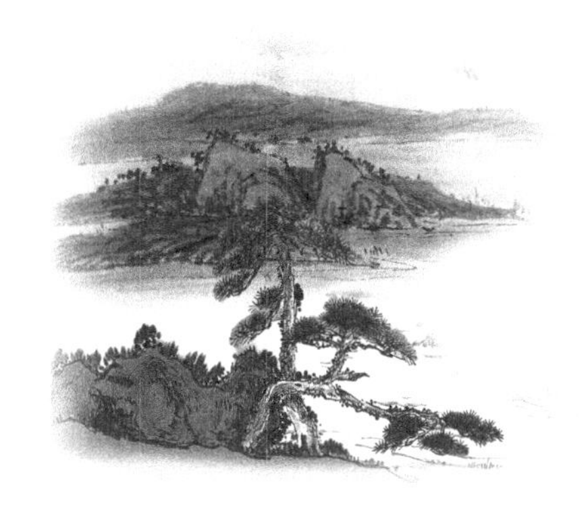

目　录

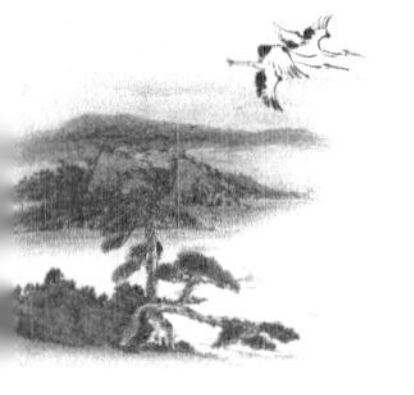

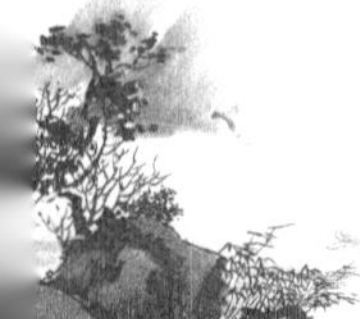

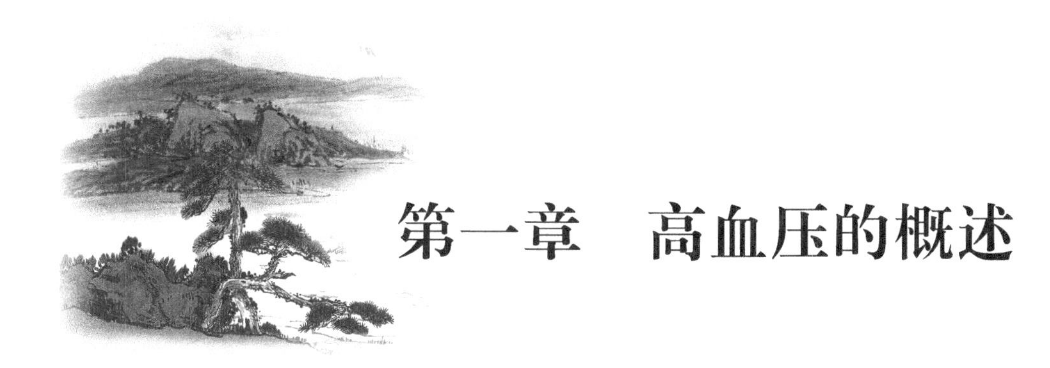

第一章　高血压的概述

第一节　高血压的研究简史

一、血压的初步认识

对血压的研究和测量可以追溯到数百年前，但对于现代血压测量的理解和技术的发展主要发生在过去一个多世纪中，以下是血压发展历史的一些关键里程碑。

17 世纪初，英国科学家史蒂芬·亨利（Stephen Hales）是最早研究血压的科学家之一。他在动物的血管中插入了管子，通过观察水银的上升来测量血液的压力。

19 世纪初，法国医生让·雷诺瓦尔（Jean Leonard Marie Poiseuille）对血液流动和血管阻力进行了深入的研究。他的工作有助于我们对动脉血流和血管阻力的理解。1896 年，意大利医生斯科里亚多·克鲁齐（Scipione Riva - Rocci）于 1896 年发明了一种用以非侵入性测量血压的方法，即 Riva - Rocci 袖带法。该方法使用了一种特殊的袖带，将袖带包裹在患者上臂，通过观察水银柱的高度来估计血压值。这是最早用于血压测量的非侵入性方法之一。1901 年，英国医生塞马·博伦（Samuel Siegfried Karl Ritter von Basch）改进了克鲁齐的血压计，并发明了第一个可用的水银血压计。1914 年，美国医生哈维·威廉斯（Harvey Cushing）提出了利用舒张压和收缩压的测量结果来诊断高血压和低血压的概念，并对正常血压范围进行了定义。

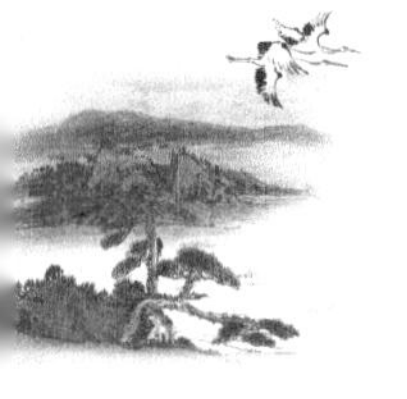

20世纪中叶，随着技术的发展，出现了自动血压计，使人们能够更容易地在家里或临床环境中测量血压。

20世纪末，随着计算机技术和电子技术的迅速发展，数字血压计和无创血压测量技术得以广泛应用。

直至现在，血压测量是常规医疗检查的一部分，医疗专业人员使用自动电子血压计进行测量。患者也可以在家中使用数字血压计进行自我监测。

二、高血压的古代发展历史

古代人们对于高血压的认识相对有限，很多时候将高血压的症状视为其他疾病的表现。不过，古代医学家们对于高血压的治疗方法也有一些启示。我国古代医学观念主要以阴阳五行和经络理论为基础。对于高血压这一疾病，古代医学家们往往将其归纳于“痰瘀”“气滞”等概念下。他们认为，高血压是因为体内的“痰瘀”或“气滞”所引起的，因此治疗的原则就是要清除体内的痰湿或瘀血，调理气血。

古代的中医经典著作《黄帝内经》中就有关于高血压的记载。其中提到了一些高血压的症状，如头晕、头痛、眼花等。古代医学家还提出了一些治疗高血压的方法，比如通过针灸、按摩等手段来调理气血，以达到治疗的目的。

古代的阿育吠陀医学，也对高血压有一定的认知。阿育吠陀医学认为，高血压是由于不良的饮食习惯、生活方式以及体内的毒素积累所导致的。因此，阿育吠陀医学建议人们要改善饮食习惯，保持规律的生活作息，并通过中草药、按摩和瑜伽等方式来治疗高血压。

虽然古代医学对于高血压的认识相对有限，但其对于调理气血、改善饮食和生活习惯等方面的建议，与现代医学的健康观念不谋而合。近代以来，随着医学的发展和科学技术的进步，人们对于高血压的病因和治疗方法有了更深入的理解。

三、高血压的现代发展历史

（一）高血压病改变了人类近代史

1945年4月，雅尔塔会议召开8周之后，罗斯福总统猝死于脑出血。美国总统府发言人称之为“晴天霹雳”，因为在此之前，临床医师一直宣称，罗斯福总统的健康状况良好。但是，后来人们发现，实际上自1935年起，罗斯福总统的血压就开始快速升高，最高时竟达260/150mmHg！而且，在检查中还发现，他出现了多种高

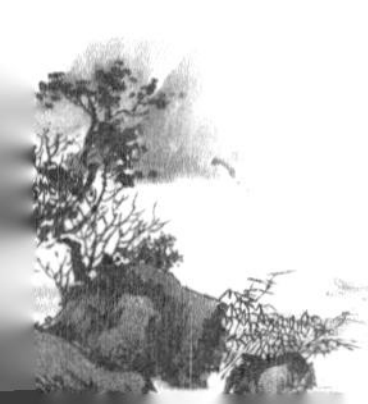

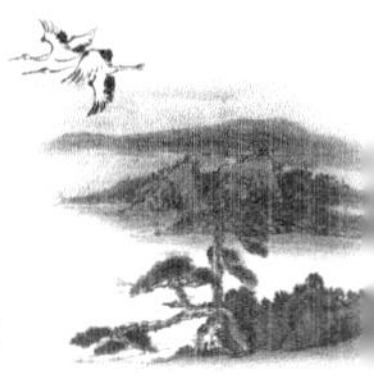

血压的并发症，包括左心室肥厚和蛋白尿等。8 年后，即 1953 年，同样长期患有高血压病的斯大林总统，因脑卒中溘然长逝。

（二）高血压病改变了医学近代史

千百年来，人们一直认为，只有身体感到了不适才是疾病。通过对高血压病的研究，使人们知道，有些疾病是悄无声息的杀手。除了高血压病之外，临床医师还列出了长长的一串名单：糖尿病、高胆固醇血症、肥胖、吸烟、早期癌症等。临床医师不再只是被动地等待患者上门求诊，他们还去主动地发现患者。如测量血压、血糖、血脂；又如检查乳腺、子宫、直肠等。再如进行 B 超检查、X 射线检查甚至 CT 平扫和核磁共振等。

临床医师不断扩大自己的势力范围，对几乎所有的社会问题都进行“干预”。例如，吸烟、酗酒、离婚、自杀、车祸、情志不畅、体重不佳等。另一方面，这些新的疾病诊断却是如此简单，只需要测个血压，称次体重，或采一滴血做个化验，就能得出结果。临床医师要做健康教育，让大众知道这些疾病的原因、机理和治疗方法。这些疾病的治疗主要取决于患者的自我管理。医学的知识不再神秘，医师的职业权威受到了前所未有的挑战。

（三）高血压病的近现代发展历程

数十万年前，当现代人类的祖先出现在非洲热带草原时，自然进化赋予了他们一套系统，使他们有能力保存那些生死攸关，却常常十分匮乏的物质。例如，盐、葡萄糖、脂肪等。这样，他们才能获得繁衍的优势。高血压的近现代发展历程可以追溯到 19 世纪末和 20 世纪初，经历了一系列的观察、发现、测量技术的发展和治疗方法的演变。

1. 早期观察和描述（19 世纪末）　早期的医学观察主要集中在一些与高血压相关的症状，如头痛、眩晕、心脏症状和眼底出血。在这个时期，医师主要通过症状的描述来了解疾病，对于血液在动脉中的压力认知还很有限。

2. 早期的血压测量方法（19 世纪末至 20 世纪初）　随着医学技术的发展，人们开始寻找一种能够测量动脉压力的方法。

3. 高血压与心血管疾病的关联性（20 世纪初）　早期的研究开始揭示高血压与心血管疾病的关联性。

4. 流行病学研究（20 世纪中叶）　大规模的流行病学研究成为了解高血压患病率和危险因素的关键工具。这些研究揭示了高血压与心血管疾病、肾脏疾病和中风之间的密切关系。研究者开始关注生活方式、遗传因素和环境因素对高血压的影响。

5. 治疗方法的发展（20 世纪中叶至后期）　引入了一系列用于治疗高血压的药物，包括第一代针对交感神经系统的药物、利尿剂等。随着时间的推移，新的药物

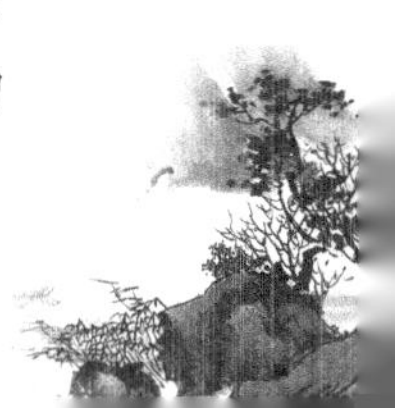

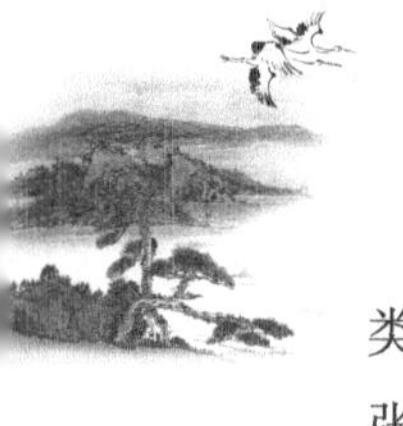

类别如β受体阻滞剂、钙通道阻滞剂、血管紧张素转换酶抑制剂（ACEI）和血管紧张素Ⅱ受体拮抗剂（ARB）等陆续问世，为高血压治疗提供了更多选择。

6. 高血压的定义和指南（20世纪末至21世纪初）　随着对高血压认识的不断深入，医学组织发布了一系列的高血压管理指南，其中包括血压分类、治疗目标和药物治疗方案。这些指南为临床医师和患者提供了指导，有助于制定更有效的治疗计划。

7. 技术进步和个体化治疗（21世纪）　高血压领域经历了技术进步和治疗策略的不断演变，以下是这一时期高血压管理中的一些显著特点。

（1）自动电子血压计：在21世纪初广泛普及。这些设备更便捷，患者可以在家中轻松进行血压测量。这种便携式的自我测量方法有助于更频繁地监测患者的血压状况，提供更多的数据用于治疗决策。

（2）24小时动态血压监测：为了更全面地了解患者的血压状况，医师开始采用24小时动态血压监测。这种方法通过连续监测患者的血压，包括日间和夜间的变化，提供更详细和准确的数据，有助于制定更个体化的治疗计划。

（3）遗传学和个体化治疗：随着对基因和遗传因素研究的逐渐深入，人们开始认识到高血压具有遗传倾向。个体化治疗逐渐成为一种趋势，医生可以根据患者的遗传背景和基因信息制定更精准的治疗方案。

（4）靶器官保护：高血压管理的目标逐渐从简单的血压控制扩展到靶器官的保护，特别是心脏和肾脏。治疗不仅关注血压水平，还强调降低心血管事件的风险、保护肾功能等。

（5）新型药物和组合疗法：21世纪以来，新型高血压药物的研发不断推进。此外，医生越来越倾向于采用多药联合治疗，通过不同药物的组合来实现更有效的血压控制。

（6）数字健康技术：移动应用、智能手表和其他数字健康技术的普及，使患者能够更好地监测和管理自己的健康状况。一些应用还提供了关于饮食、运动和生活方式的建议，以帮助患者维持健康的生活方式。

（7）人工智能和大数据分析：人工智能和大数据分析在医学领域的应用逐渐增多，有助于从庞大的数据中提取有关高血压病理生理变化、个体差异和治疗反应的信息，从而更好地个体化治疗。

总体而言，高血压的发展是一段经历了临床观察、技术创新、流行病学研究和治疗方法演变的历程，这些进展有助于提高人们对高血压的认识和管理水平。

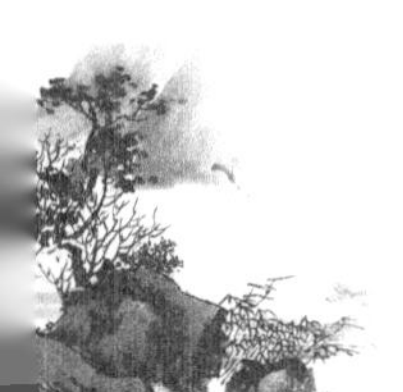

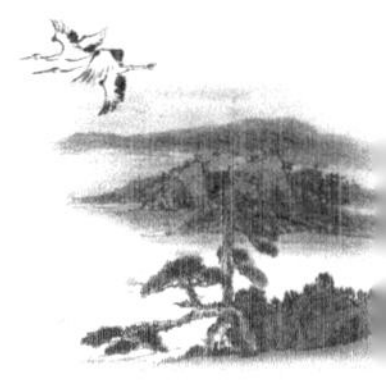

第二节　高血压的定义与分类

一、高血压的定义

高血压是以体循环动脉压升高为主要临床表现的心血管综合征，是重要的心脑血管疾病危险因素，可损伤重要脏器，如心、脑、肾的结构和功能，最终导致这些器官的功能衰竭。高血压属于代谢综合征的一种，患者常出现脏腑结构和功能的异常改变，因此，高血压患者比无高血压患者更容易发生心血管疾病。大量的临床资料表明，血压水平与心血管疾病的发生发展有着密切的联系，譬如在心肌梗死、心力衰竭等临床疾病中，血压的降低可以减少患者因高血压所导致的死亡。

近年来，随着经济社会的不断发展，人们的生活水平也逐步提升，居民膳食质量改善明显，据 2002 年卫生部组织的全国居民营养与健康状况调查资料显示，我国的心血管病发病率呈增长趋势，成人高血压的患病率达 18.8%，而控制率仅为 6.1%，控制率处于较低水平。

现代心血管流行病学和循证医学的发展在控制高血压方面取得了显著成效。

1999 年，世界卫生组织/国际高血压协会（WHO/ISH）高血压治疗指南规定，高血压是指在没有使用降压药物的情况下，收缩压大于或等于 140mmHg（1mmHg=0.133kPa）和（或）舒张压大于或等于 90mmHg。根据最新美国成人高血压指南，年龄＜60 岁的高血压患者血压的控制目标为＜140/90mmHg，年龄＞60 岁者血压可控制在＜150/90mmHg。

2005 年，美国高血压学会（ASH）宣布了高血压的新定义，即不仅仅根据血压值去判断心血管疾病的发病危险，还需包含三个方面的内容：①心血管疾病的早期标志，包含精神压力或运动引起的血压过度反应、微量蛋白尿和糖耐量受损（IGT）等；②心血管疾病的危险因素包括年龄、性别、血脂、血糖、体重指数、长期紧张、缺少运动、吸烟和心血管疾病家族史等；③靶器官损伤，可发生在心、脑、肾、眼底和动脉系统。

2018 年，《中国高血压防治指南》修订版指出，高血压是在未使用降压药物的情况下，非同日 3 次测量诊室血压，收缩压≥140mmHg 和（或）舒张压≥90mmHg。收缩压≥140mmHg 和舒张压＜90mmHg 为单纯收缩期高血压。既往有高血压病史，目前正在使用降压药物，血压虽然低于 140/90mmHg，仍应诊断为高

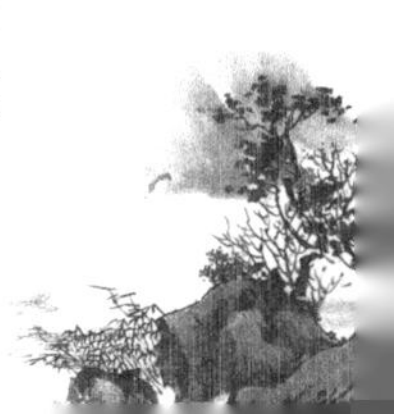

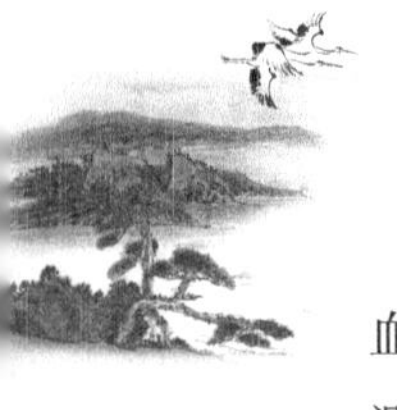

血压。根据血压升高水平，又进一步将高血压分为1级、2级和3级。动态血压监测（ABPM）的高血压诊断标准为：24小时平均血压≥130/80mmHg，白天≥135/85mmHg，夜间≥120/70mmHg。家庭血压监测（HBPM）的高血压诊断标准为≥135/85mmHg，与诊室血压的140/90mmHg相对应。

2023年，《中国高血压防治指南》指出，高血压完全可以依据诊室外血压（动态血压监测和家庭血压监测）诊断高血压，强调基于诊室血压与诊室外血压确定高血压，并进行分类管理。

诊室血压：三次非同日血压达到140/90mmHg以上可以诊断为高血压。

家庭血压：进行连续七天的血压监测，按照135/85mmHg的标准诊断高血压。家庭血压目标为<135/85mmHg；家庭清晨血压目标为清晨家庭/动态血压<135/85mmHg。

24小时动态血压：按照全天130/80mmHg，白天135/85mmHg，晚上120/70mmHg的诊断标准。智能电子血压计自动定时记录患者24小时的血压监测数据，发现患者日常活动（如运动、锻炼、工作、生活、休息和睡眠）中的血压变化。

按照以上3种不同的血压诊断标准，提高血压诊断和疗效观察的准确性。

二、高血压的分类

（一）根据病因分类

根据病因可分为原发性高血压（essential hypertension）和继发性高血压（secondary hypertension）。原发性高血压占高血压患者的90%～95%，通常查不出发病原因，需要患者长期或终身服药来控制血压，是一种高发病率、高并发症、高致残率的疾病。继发性高血压也称为症状性高血压。是由于某些确定的病因或原因引起的，高血压是这些疾病的症状之一。通常把病因去除后，高血压症状就能得到缓解或去除。继发性高血压占高血压患者的5%～10%。

继发性高血压中，以肾性高血压最为常见，也会由于内分泌疾病、血管病变、颅脑病变等其他原因引起。与原发性高血压的治疗不同，继发性高血压首先是治疗原发疾病，才能有效地控制血压的升高，单用降压药治疗效果不佳。

1. 肾性高血压

（1）肾实质性高血压：病因为原发或继发性肾实质病变，如原发性、继发性肾小球疾病。慢性间质性肾炎，成人型多囊肾等，是最常见的继发性高血压之一。90%以上的终末期肾病患者具有高血压。肾实质性高血压的临床表现特点为舒张压升高、脉压小、血压中—重度升高，顽固性高血压多见。病史与体征对于肾实质性

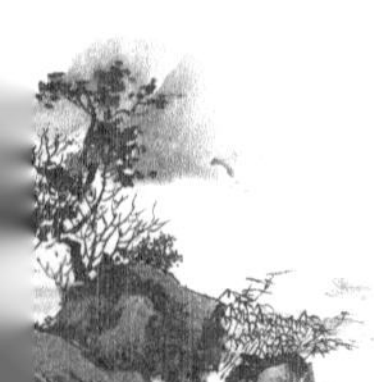

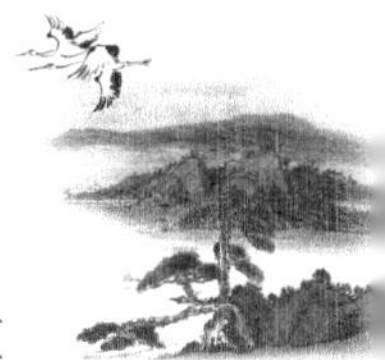

高血压的诊断非常重要。在高血压之前或同时出现蛋白尿、血尿及肾功能异常，应高度怀疑肾实质性高血压。治疗方面，根本措施是治疗肾脏原发疾病。控制血压方面，各类抗高血压药物均可用于肾实质性高血压患者，且大多数需多种药物联合治疗才能达标。对于肾衰竭经药物治疗无效者常需血液透析，透析时不需停用降压药。

（2）肾血管性高血压：多见于肾动脉疾病，如肾动脉粥样硬化、先天性狭窄、畸形、大动脉炎。其发生与升压类激素（主要是肾素）的释放增多有关。肾素通过肾素-血管紧张素-醛固酮系统（RAAS）发挥升压作用。对患者进行动态血压监测通常会发现其昼夜节律紊乱，表现为夜间下降趋势消失。在腹部和（或）其他血管部位（如颈动脉或主动脉区域）可以听到血管杂音。肾动脉彩超、CT 及核磁共振等检查有助于确诊。

2. 内分泌性高血压　包括原发性醛固酮增多症、嗜铬细胞瘤/副神经节瘤、库欣综合征（皮质醇增多症）、肢端肥大症等。

（1）原发性醛固酮增多症：原发性醛固酮增多症的特点是高血压、血浆肾素活性（PRA）抑制及醛固酮分泌增多。据估计，原发性醛固酮增多症在所有高血压患者中的占比达 5%～10%。原发性醛固酮增多症的特异性症状较少。显著低钾的患者可以出现肌无力和痉挛、头痛、心悸、烦渴、多尿、夜尿等症状。周期性瘫痪也可发生。患者通常存在中—重度高血压，且经常规的药物治疗难以控制。原发性醛固酮增多症的诊断可分为三个阶段：筛查试验、确证试验和亚型评估试验。肾上腺静脉取血（AVS）是鉴别原发性醛固酮增多症患者单侧或双侧病变的标准方法。

（2）嗜铬细胞瘤和副神经节瘤：嗜铬细胞瘤和副神经节瘤均为自主神经系统肿瘤，分别源自肾上腺髓质的嗜铬细胞组织和肾上腺外的神经节。嗜铬细胞瘤和大部分副神经节瘤可以分泌儿茶酚胺和甲氧基肾上腺素。嗜铬细胞瘤和副神经节瘤占全部高血压患者的 0.2%～0.6%。嗜铬细胞瘤和副神经节瘤大部分均伴随有遗传基因突变。约 25%的嗜铬细胞瘤和副神经节瘤为恶性，预后较差。应该在年轻的高血压患者和新发难治性高血压的患者中进行嗜铬细胞瘤和副神经节瘤的筛查。

（3）阻塞性睡眠呼吸暂停低通气综合征（obstructive sleep apnea，OSA）：指由于睡眠期间咽部肌肉塌陷堵塞气道，反复出现呼吸暂停或口鼻气流量明显降低，是顽固性高血压的重要原因之一。大约 1/3 的高血压患者存在 OSA。难治性高血压患者中 OSA 的患病率超过了 60%。呼吸暂停时所发生的多个生理性改变均可以促进高血压的发生及发展，呼吸暂停时造成的缺氧和高碳酸血症均可以触发交感神经的兴奋，从而导致外周血管阻力和心率的增加；肾交感神经的兴奋可造成水钠潴留；缺氧还可以损伤 NO 依赖的内皮舒张功能从而导致高血压。使用连续正压气道通气（CPAP）治疗 OSA 能够降低高血压患者的血压。

（4）妊娠高血压综合征：妊娠期高血压疾病是妊娠期特有的疾病，包括妊娠期高血压、子痫前期、子痫、慢性高血压并发子痫前期及慢性高血压，是孕产妇和围生儿发病和死亡的主要原因之一。我国发病率为 9.4%，国外报道为 7%～12%。妊

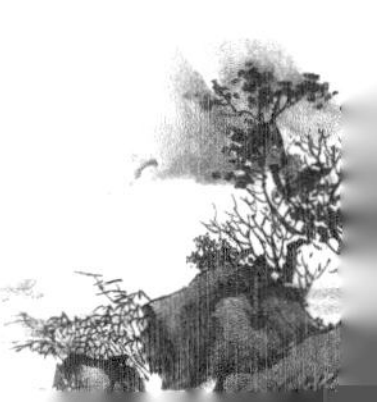

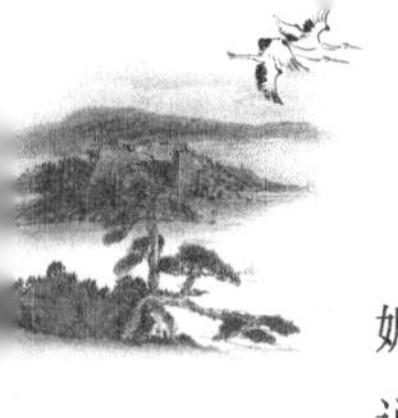

娠期高血压疾病的发病机制包括遗传易感性学说、免疫适应不良学说、胎盘缺血学说及氧化应激学说等。主要治疗措施包括解痉（硫酸镁）、降压、镇静及适时终止妊娠等。

（5）其他：其它继发性高血压原因还包括脑部疾病（如脑瘤、脑部创伤等）、药源性因素（如长期口服避孕药、器官移植长期应用激素）等。

（二）根据发病年龄分类

1. 老年性高血压　老年性高血压是指年龄>65岁的高血压患者。老年性高血压特点包括收缩压与舒张压相差较大（脉压升高）、以收缩压升高为主、血压波动大、晨峰现象及餐后直立性低血压。

2. 女性更年期高血压　女性更年期综合征多见于46～50岁的女性，主要是由于女性更年期卵巢功能衰退，雌激素分泌减少导致内分泌失调，自主神经功能紊乱，从而导致睡眠不好、情绪不稳、烦躁不安等，引起血压波动，是更年期综合征中的症状之一。

3. 青少年高血压　大量研究资料表明，青少年（14～18岁）高血压的发病率在不断上升。我国各地区青少年高血压检出率有差异（12.48%～22.11%），青少年高血压的危险因素包括学业压力大、精神焦虑紧张、睡眠不足等。

4. 儿童高血压　儿童高血压易发展为成人高血压，且易造成靶器官损害。据《2016中国心血管病报告》显示，我国儿童高血压患病率为14.5%（男性16.1%，女性12.9%），且患病率呈上升趋势。儿童高血压的危险因素包括钠盐、肥胖、缺乏锻炼、精神紧张、遗传、睡眠、社会家庭经济状况等。

（三）根据发展速度分类

1. 缓进型（良性高血压）　起病隐匿，病程发展缓慢，可长达数十年。开始时多无症状，往往是在体检或因其它疾病就医时才被发现，此后随着病情的进展，才相继出现有关临床症状和体征。病程分为早期阶段、动脉病变期和内脏病变期。

2. 急进型（恶性高血压）　少数高血压病起病急骤，发展迅速，血压明显升高（收缩压≥180mmHg或舒张压≥110mmHg）被定义为高血压危象或急进型高血压或恶性高血压。2010年中国高血压指南指出：高血压危象包括高血压急症和高血压亚急症。前者是指原发性或继发性高血压患者在某些诱因作用下血压突然和显著升高（一般超过180/120mmHg），同时伴有进行性心、脑、肾等重要靶器官功能不全的表现；后者是指血压显著升高但不伴靶器官损害。

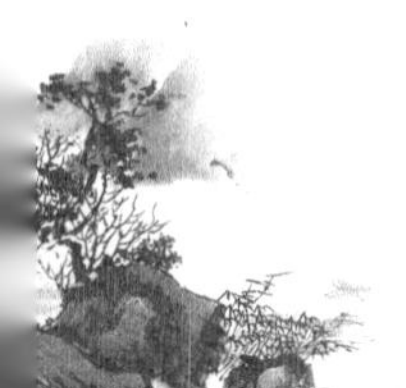

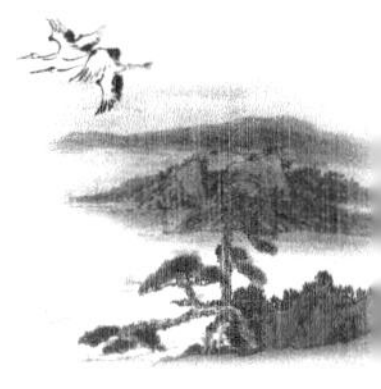

第三节　中西医对高血压的认识

一、中医对高血压的认识

高血压病的常见症状为眩晕、头痛、心悸、后颈部疼痛、后枕部或颞部搏动感，还有的表现为神经官能症症状如失眠、健忘或记忆力减退、注意力不集中、耳鸣、情绪易波动或发怒以及神经质等。中医学无“高血压”的概念及病名，根据高血压病的临床表现，本病相当于中医“眩晕”“头痛”等病症范畴。

1. 先秦至三国时期　殷商时期的甲骨文有最早关于眩晕与头痛的记载，可当时认为“疾首”即头部的疾病，当指头痛、头晕一类的病证。《周礼·天官》载“春时有痟首疾”，郑氏注曰“首疾，头痛也”。近年来又有人对涉病卜辞做了进一步调查，重新整理出30余种疾病，其中认为今之“眩晕”古谓“病旋”。

《黄帝内经》对眩晕病的认识主要是通过脏腑经络，认为肝、心、脾、肾、胆等脏腑或经脉的病变均可导致眩晕的发生，而主要在于肝、肾。如《素问·至真要大论》有云“诸风掉眩，皆属于肝”，《素问·五脏生成论》曰“徇蒙招尤，目冥耳聋，下实上虚，过在足少阳、厥阴，甚则入肝……支膈胠胁，下厥上冒，过在足太阴、阳明”，《素问·标本病传论》说“肝病头目眩，胁支满”，《素问·五常政大论》云“发生之际，是谓启陈，土疏泄，苍气达，阳和布化，阴气乃随，生气淳化。万物以荣，其化生，其气美，其政散，其令条舒，其动掉眩巅疾……其经足厥阴少阳……脾……其病怒”。以上论述说明眩晕病的病机以肝为主且与肝经相表里，与少阳经脉、脾脏及太阴、阳明经有关。

《黄帝内经》对于眩晕、头痛两证的药物治疗没有提及。《神农本草经》大约成书于东汉早期，是我国现存最早的药物学专著，书中记载了多种用于治疗眩晕、头痛的药物，如半夏治“头眩，胸胀”，防风“治大风，头眩痛……”，菊花“主头风，头眩肿痛……”，治头痛的药物有细辛、川芎、麻黄、白鲜皮、藁本、厚朴、松萝等。从药物来看，说明当时对于眩晕头痛的治疗是从外风入手为主。

东汉张仲景在《伤寒杂病论》中对于眩晕病因病机的认识，除感受外邪和因虚致眩以外，着力揭示了痰饮所致的眩晕，补《黄帝内经》之所未备。痰饮停聚：一方面可使气机阻滞，清阳不升；另一方面，痰浊亦可上蒙清窍，从而引发眩晕。如《伤寒论·辨太阳病脉证并治》第六十七条“伤寒，若吐，若下后，心下逆满，气上

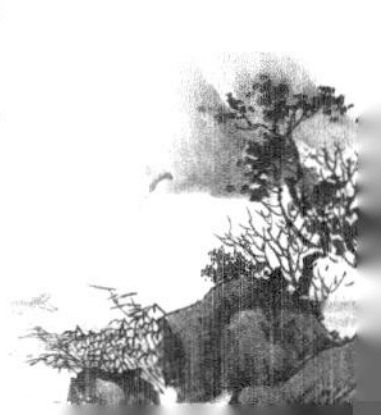

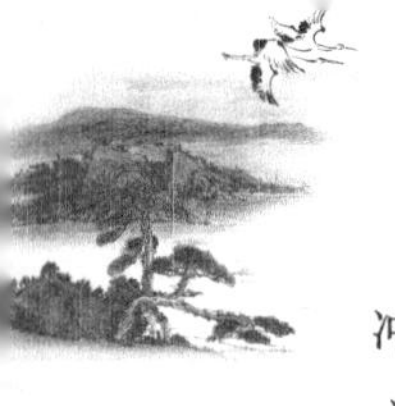

冲胸，起则头眩，脉沉紧。发汗则动经，身为振振摇者，茯苓桂枝白术甘草汤主之”，第八十二条“太阳病发汗，汗出不解，其人仍发热，心下悸，头眩，身瞤动，振振欲擗地者，真武汤主之”，《金匮要略·痰饮咳嗽病脉证并治》第十六条“心下有痰饮，胸胁支满，目眩，苓桂术甘汤主之”，第二十五条“心下有支饮，其人苦冒眩，泽泻汤主之”，第三十一条“假令瘦人脐下有悸，吐涎沫而癫眩，此水也，五苓散主之”，《金匮要略·妇人妊娠病脉证并治》第八条“妊娠有水气，身重，小便不利，洒淅恶寒，起即头眩，葵子茯苓散主之”。

2. 魏晋至隋唐时期　魏晋南北朝至隋唐五代时期医学在对疾病的认识、新药的发现、医方的创制等方面得到发展，中医学在临床实践上取得了长足的进步。

《诸病源候论》是我国现存最早的一部病因证候学专著，作者为隋代医家巢元方。其中阐述眩晕的病因病机有气血亏虚，风邪入脑；热病后饮食不节，湿热内蒸；肝气上逆；痰水内停；外感风邪；外伤失血等。在病机阐述中较《黄帝内经》《伤寒杂病论》更为详尽和透彻，如在《诸病源候论·目眩候》“目者五脏六腑之精华，宗脉之所聚也。筋骨血气之精，与脉并为目系，系上属于脑。若腑藏虚，风邪乘虚随目系入于脑，则令脑转而目系急，则目眴而眩也”，并首次提出了“风邪入脑”的理论，比之《黄帝内经》的“血之与气并走于上”“厥巅疾”等认识更为明确和具体。另外，在其中提出了饮食和生活因素在眩晕病发作中的致病作用，认为如过食滋腻厚味等助湿生热之品，或饮酒房劳，势必会助湿生热。耗损阴液，湿热内蒸，上蒙清窍而致眩晕。这对于包括眩晕证在内的多种疾病的预防调护，均具有重要的指导意义。在“头面风候”中提出了诸阳经脉上走于头面，阳虚为风邪所乘可发头痛，而在“膈痰风厥头痛候”中曰：“膈痰者，谓痰水在于胸膈之上，又犯大寒，使阳气不行，令痰水结聚不散，而阴气逆上，上与风痰相结，上冲于头，即令头痛或数岁不已，久连脑痛，故云膈痰风厥头痛。”认识到“风痰相结，上冲于头”可令头痛，对于后世产生了重要影响。

《脉经》为我国现存最早的脉学专著，由晋代王叔和撰于公元3世纪，集晋代以前脉学之大成，以脉象来推断脏腑病机，首次确认了寸口脉法的脏腑配属。书中还载有眩晕、头痛可见的多种脉象，如“胆虚寒，左手关上脉阳虚者，足少阳经也。病苦眩厥痿，足趾不能摇不能起，僵仆目黄，失精，名曰胆虚寒也”“关前为阳，关后为阴。阳数即吐，阴微即下。阳弦则头痛，阴弦则腹痛，根据阴阳察病也”“脉前大后小，即头痛目眩”，其他眩晕头痛可见之脉有“寸口脉浮大而疾”“脉紧”“脉弦”“微细而弱”“脉细而数”“脉洪大长”等。这些脉象的记载，对我们今天推知当时眩晕、头痛与今之高血压病相关证候也极有意义，因其中的弦、紧、细弱、细数、洪大而长等均属高血压病常见之脉，提示我们这些证候在当时的临床表现中可能有不少当属今之高血压病范畴。

《备急千金要方》和《千金翼方》为唐代著名医家孙思邈所著。合称《千金方》，书中载有大量医方，多首是治疗眩晕、头痛的方剂。《千金要方·序例》提出：“地

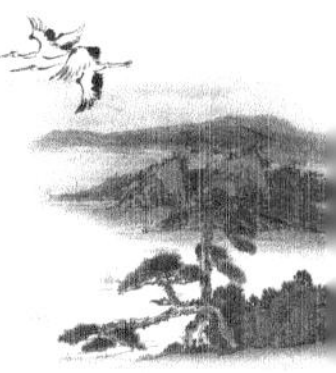

水火风，和合成人。凡人火气不调，举身蒸热；风气不调，全身强直，诸毛孔闭塞；水气不调，身体浮肿，气满喘粗；土气不调，四肢不举，言无音声。火去则身冷，风止则气绝，水竭则无血，土散则身裂。”其主导思想是从风论治，擅用补气养血祛风之品，如常用人参、黄芪、白术、当归、茯苓等，并常加入防风、独活、川芎等祛风行气药。同时也认为风动可由痰热互结所致，风心相乱后致眩，如《备急千金要方·风眩》载“徐嗣伯曰：夫风眩之病，起于心气不定，胸上蓄实，故有高风面热之所为也。痰热相感而动风，风心相乱则闷瞀，故谓之风眩”，除了内治方以外，书中还记载了外洗、摩顶、溻渍等外治法。如《千金翼方》载有以水煮吴茱萸三升，用绵拭发根或以水、盐和蛇床子同煮浸头后，包裹四五日，然后用水冲洗治疗眩晕的外洗法。

《外台秘要》是唐代王焘编写的综合性医著，成书于公元752年。在卷八“痰饮论二首”“痰厥头痛方八首”“风痰方五首”，卷十四“中风及诸风方十四首”以及卷十七“虚劳虚烦不得眠方八首”等章节对眩晕和头痛有所论述，尤其是痰厥头痛和风痰头痛的描述与现代高血压病的临床症状相类似。

3. 宋金元时期　宋金元时期医学的发展可谓是百家争鸣，除了金元四大家各自的代表思想外，还有很多医家及其著作对眩晕、头痛有所阐述。

李东垣为金元四大医学家之一，主要著作有《内外伤辨惑论》《脾胃论》《兰室秘藏》等。他提出“内伤脾胃，百病由生”，创立了内伤脾胃学说，认为各种疾病的发生包括外感病在内，都以“内伤”即体内正气的损伤为主要因素。治疗以补脾胃之气为主，善用补气、升阳、散火、除湿等法。

李东垣在《脾胃论》“胃气下溜、五脏气皆乱、其为病互相出见论”中引《灵枢》之文，提出五乱是指“气乱于心、乱于肺、乱于肠胃、乱于臂胫、乱于头”。而气乱于头“则为厥逆，头重眩仆”。“五乱”即五脏气乱，在李东垣看来，脾胃为五脏之本，脾胃一伤，五脏之气皆乱。对于眩晕、头痛证的认识，也多从脾胃的角度入手，认为脾胃受伤，使清气不升，遂致头晕目眩。如《脾胃论》曰：“夫饮食失节，寒温不适，脾胃乃伤……脾胃一伤，五乱互作，其始病遍身壮热，头痛目眩，肢体沉重。”

在治疗头痛方面，李东垣经验非常丰富。李东垣将头痛分为内伤头痛与外感头痛两大类。《内外伤辨惑论·卷上》中记载：“内证头痛，有时而作，有时而止；外证头痛，常常有之，直须传入里实方罢。此又内外证之不同者也。”他还从经络阐述头痛的病机：“又诸阳会与头面，如足太阳膀胱之脉，起于目内眦，上额交颠，上入络脑，还出别下项，病冲头痛。又足少阳胆之脉。起于目锐，上抵头角，病则头角额痛。”并将头痛辨证分型为伤寒头痛、气虚头痛、湿热头痛、寒湿头痛、偏头痛等。他主张从“风”入手，“凡头痛，皆以风药治之者，总其大体而言之也，高巅之上，唯风可到。故味之薄者，阴中之阳，乃自地升天者也”。对头痛治疗的用药也较为详细，为后世医家所参考借鉴：太阳头痛，川芎、羌活、独活、麻黄之类为主；

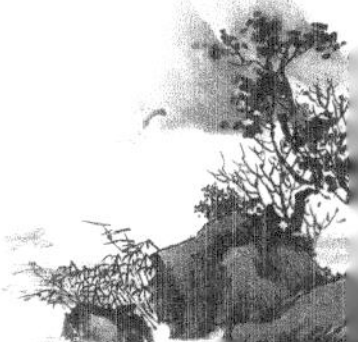

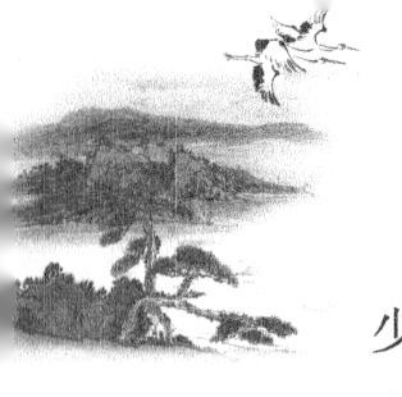

少阳经头痛，柴胡为主；阳明头痛。升麻、葛根、石膏、白芷为主；太阴头痛，苍术、半夏、天南星为主；少阴经头痛，麻黄、附子、细辛为主；厥阴头颈痛，吴茱萸汤主之。又称：“血虚头痛，当归、川芎为主；气虚头痛，人参、黄芪为主；气血俱虚头痛，补中益气汤少加川芎，蔓荆子、细辛，其效如神。白术半夏天麻汤，治痰厥头痛药也，清空膏，乃风湿热头痛药也；羌活附子汤，治厥阴头痛药也……洁古曰此厥阴、太阴合病，名曰风痰，以《局方》玉壶丸治之。”根据不同头痛类别提出清空膏、彻清膏、川芎散、白芷散、碧云散、清上泻火汤等。

李东垣认为脾胃气虚、浊痰上逆是眩晕、头痛发生的重要病机，故在治疗上还很重视调理脾胃。“范天騋之内，素有脾胃之证，时显烦躁，胸中不利，大便不通，因乘寒出外晚归，又为寒气怫郁，闷乱大作，火不能伸故也”。用半夏白术天麻汤，“足太阴痰厥头痛，非半夏不能疗；眼黑头旋，风虚内作，非天麻不能除”，其中半夏味辛，性温，入脾、胃、肺经，用于痰多咳喘、痰饮眩悸、风痰眩晕、痰厥头痛、呕吐反胃等症；天麻味甘，性平，主入肝经，有息风、定惊之效。李东垣对天麻用量相对较大，现代药理研究发现，天麻具有镇静、抗惊厥、镇痛、强心、扩张血管、降血压等作用，临床上也被广泛应用于原发性或肾性高血压、神经衰弱、血管神经性头痛及多种疼痛的治疗。“寒凉派”（又称河间派）医家刘完素的代表作《素问玄机原病式》提出了“六气皆从火化”“五志过极皆为热甚”的理论，在《素问·至真要大论》病机十九条的基础上，结合个人见解及五运六气学说，创立辛凉解表和表里双解之法，善用寒凉之剂。他认为眩晕为风火致眩。“掉，摇也。眩，昏乱旋运也。风主动故也。所谓风气动而头目眩晕者，由风木旺，必是金衰不能制木，而木复生火，风火皆属阳，多为兼化，阳主乎动，两动相搏，则为之旋转。故火本动也，焰得风则自然旋转……故春分之后，风火相搏，则多起飘风，俗谓之旋风是也，四时多有之。由五运六气千变万化，冲荡击搏，推之无穷，安得失时而便谓之无也。但有微甚而已。人或乘车跃马、登舟环舞而眩运者，其动不正，而左右纡曲，故《经》曰：曲直动摇，风之用也。眩运而呕吐者，风热甚故也。”

张从正所著《儒门事亲》三卷，对于眩晕、头痛的治疗也擅用汗、吐、下三法。独圣散为其治疗风眩证之方，认为寒痰结于胸中故发为风眩之病，“可用独圣散吐之，吐讫可用清上辛凉之药。”首创通腑泄热之法治疗头痛证，《儒门事亲》云：“不问男子妇人，患偏正头痛，必大便涩滞结硬，此无他。头痛或额角，是三焦相火之经及阳明燥金胜也。燥金胜，乘肝则肝气郁，肝气郁则气血壅，气血壅则上下不通，故燥结于里，寻至失明。治以大承气汤。”认为由于气机壅滞，腑气不通。升降失序。上下不通而致头痛，故用大承气汤通腑泄热。这一治法对后世医家有深远的影响，至今仍有不少医家用通腑泄热之法来治疗中风和高血压等病证。

朱震亨，字彦修，元代婺州义乌（今浙江义乌）人。世居丹溪之边，故以丹溪为号。在得张从正、李杲二家之学，参以己悟，体会到温热相火，为病最多。倡相火论。提出“相火妄动”“煎熬真阴”，认为“阳常有余，阴常不足”。在治疗上善用

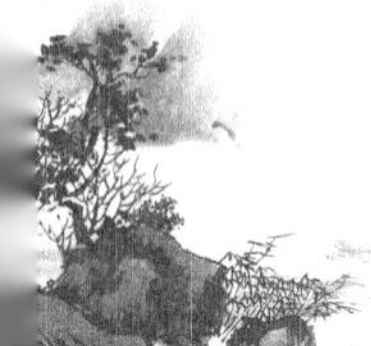

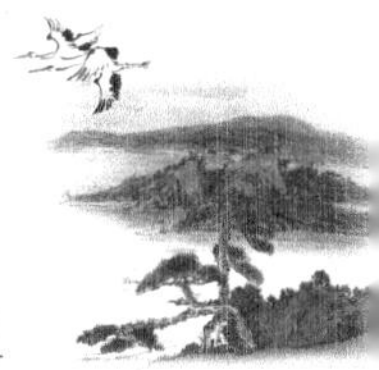

滋阴降火之法，又被后世称为“滋阴派”。著有《格致余论》《局方发挥》《本草衍义补遗》《伤寒辨疑》《外科精要发挥》《素问纠略》《金匾钩玄》等。此外尚有《丹溪心法》《丹溪手镜》《丹溪医论》《丹溪医案》《脉因症治》《丹溪心法附余》《丹溪心要》《丹溪发明》《丹溪心法类集》等十余种著作，为其门人及私塾弟子所辑。

朱丹溪对于多种病症均善于从火证、痰证、郁证三候辨治。对于头痛证，认为多由痰火所致，《丹溪心法·头痛》说“头痛多主于痰，痛甚者火多”，治疗上“有可吐者，可下者”。《丹溪治法心要·头痛》“痰热当清痰降火；风寒外邪者，当解散。”在治疗眩晕证方面，朱丹溪主张“无痰不作眩”的病机。《丹溪心法·头眩》曰：“头眩，痰，挟气虚并火。治痰为主，挟补药及降火药。无痰则不作眩，痰因火动。”明确提出“无痰不作眩”的病机，并对后世产生了极为深远的影响。在治疗上主张以治痰为主，兼以补气降火。认为痰有湿痰与火痰之别，治疗上亦有所区别，“又有湿痰者，有火痰者。湿痰者，多宜二陈汤。火者，加酒芩。挟气虚者，相火也，治痰为先，挟气药降火，如东垣半夏白术天麻汤之类。不可当者，以大黄酒炒为末，茶汤调下，火动其痰，用二陈加黄芩、苍术、羌活，散风行湿。左手脉数热多，脉涩有死血；右手脉实有痰积，脉大是久病。久病之人，气血俱虚而脉大，痰浊不降也。”充分反映了朱氏治痰为先，兼以补气降火的治疗特色。

宋代官修方书《太平圣惠方》对眩晕、头痛病因病机的认识仍以外风为主，如《太平圣惠方》卷第四十载：“夫诸阳之脉，皆上行于头面，若人气血俱虚，风邪伤于阳经，入于脑中，则令头痛也”“手三阳之脉受风寒。伏留而不去者，则名厥头痛。则令头痛也。又有手三阳之脉受风寒，伏留而不去者，名曰厥头痛。盖厥者逆也，逆壅而冲于头也。痛引脑巅，甚而手足冷者，名曰真头痛，非药之能愈。又有风热痰厥，气虚肾厥，新沐之后，露卧当风，皆令人头痛，治法当推其所由而调之，无不切中者矣。”书中治眩晕方亦有数十首，如杜若散、防风散、前胡散、汉防己散、赤茯苓散、蔓荆子散、独活散、天雄散等，其用药特点为祛风解表兼以除湿、化痰。祛风药常用防风、川芎、前胡、藁本、防己、葛根、羌活、独活、蔓荆子等，其中多兼有化湿之效；化痰常用旋覆花、半夏、陈皮、枳壳、白术、茯苓、桑白皮等。另有治疗妇人眩晕方 8 首，多入补益气血、肝肾或脾胃之品，如人参、黄芪、山茱萸、肉桂、茯苓、酸枣仁等。治头痛方的记载分别见于“治伤寒头痛诸方”“治时气头痛诸方”“治热病头痛诸方”“治风头痛诸方”“治头痛诸方”等部分，共载方数十首，如芎菊散、山茱萸散、恒山散、防风散、旋覆花散、石膏丸、石膏散、木乳散等，其用药特点为祛风兼以清热、化痰，药用旋覆花、石膏、菊花等，清热即用石膏大剂苦寒，亦用菊花以疏散头目之风热。

陈无择所著《三因极一病证方论》提出治病“治之之法，当先审其三因，三因既明，则所施无不切中。”对于眩晕证，陈无择提出：“方书所谓头面风者，即眩晕是也。然眩晕既涉三因，不专为头面风者。如重伤风寒暑湿。在三阳经，皆能眩人，头重项强，但风则有汗，寒则掣痛，暑则闷热，湿则重着，叶逆眩倒，属外所因。

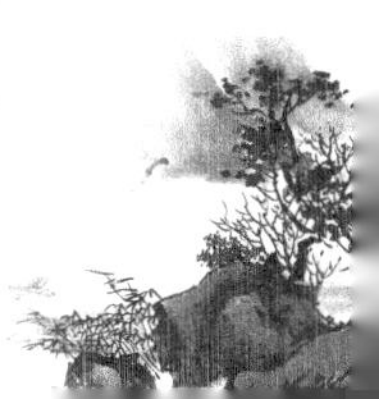

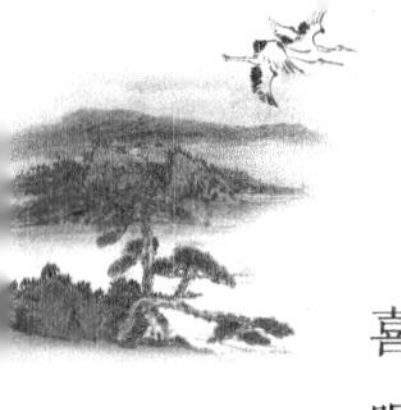

喜怒忧思，致脏气不行，郁而生涎，涎结为饮，随气上厥，伏留阳经，亦使人眩晕呕吐，眉目疼痛，眼不得开，属内所因；或饮食饥饱，甜腻所伤，房劳过度，下虚上实，拔牙金疮，吐衄便利，去血过多，及妇人崩伤，皆能眩晕，眼花屋转，起而眩倒，属不内外因，治之各有法。”而对头痛的病因及三因，外如风寒暑湿，内如五脏气郁、气血阴阳之厥等，不内外因饮食等，而其病位在于头。治疗上列有芎辛汤、藿香散、惺惺散等14首方剂用治头痛，大豆紫汤、三五七散等8首方剂用治眩晕，虽列方不多，但各方立法严谨，遣药精当。

王贶在《全生指迷方》中首次将眩晕作为独立病证论述，并将其分为风眩、痰眩、气眩、劳眩四类。风眩："头眩之状，谓目眩旋转，不能俯仰，头重不能举，目不能开，闭则不能视物，（史氏《指南方》云：观物如反，或如浮水）或身如在车船上，是谓徇蒙招尤，目瞑耳聋，下实上虚，过在足少阳厥阴，由肝虚血弱，则风邪乃生，盖风气通于肝。又曰：诸风掉眩皆属于肝。左手关脉虚弦，谓之风眩，香芎散、桃红散主之。”痰眩："若头眩，发则欲吐，心下温温，胸中如满，由胸上停痰，胃气不流，盘郁不散，气上腾入脑，脑满则眩，关脉沉弦，或谓之痰眩，旋复花丸主之。”气眩："若但晕而不眩，发则伏地昏昏，食顷乃苏，由荣卫错乱，气血溷浊，阳气逆行。（《临证指南医案》云："此由邪客诸气，阴阳持厥，上者不得下，下者不得上，上下相隔，精神散乱）上下相隔，气复通则苏，脉虚大而涩，谓之气晕，流气饮子、草乌头汤主之。”劳眩："若但欲上视，目瞑不能开，开而眩，唾出若涕，恶风振寒，由肾气不足，动作劳损，风搏于肺，肾气不足，膀胱不荣于外，故使强上瞑视。因其劳而受风在肺，故唾出若涕而恶风，谓之劳风，芍药黄芪汤主之。”对后世医家治疗辨证分型有积极影响，但治疗头痛方面论述较少。

严用和结合50余年临证经验所著《济生方》（又称《严氏济生方》）指出："素问云：诸风掉眩，皆属于肝。则知肝风上攻，必致眩晕。所谓眩晕者，眼花屋转，起则眩倒是也。由此观之，六淫外感，七情内伤，皆能所致。当以外证与脉别之，风则脉浮，有汗，项强不仁，寒则脉紧、无汗、筋挛掣痛，暑则脉虚，烦闷，湿则脉细，沉重，吐逆。及其七情所感，遂使脏气不平，郁而生涎，结而为饮，随气上逆，令人眩晕，眉棱骨痛，眼不可开，寸脉多沉，有此为异耳。与夫疲劳过度，下虚上实，金疮吐衄便利，及妇人崩中去血，皆令人眩晕。随其所因治之，乃活法也。”进一步明确了眩晕为肝风之病。在治疗头痛证，他认为："凡头痛者，血气俱虚，风、寒、暑、湿之邪伤于阳经，伏留不去者，名曰厥头痛。盖厥者逆也，逆壅而冲于头也。痛引脑巅，甚而手足冷者，名曰真头痛，非药之能愈。又有风热痰厥，气虚肾厥。新沐之后，露卧当风，皆令人头痛。治法当推其所自而调之，无不切中者矣……阳逆于上而不顺，冲壅于头，故头痛也。风寒在脑，邪热上攻，痰厥肾厥，气虚气攻，皆致头痛。”

4. 明清时期　在宋金元时期医学发展的良好基础上，明清时期医学在医学理论与临证实践方面都取得了长足的进步，如温补学派的形成，温病病因学说的出现，

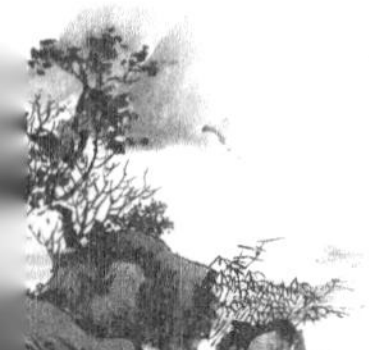

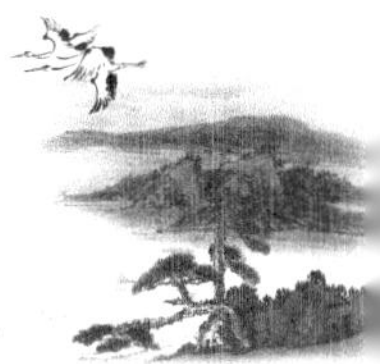

对于命门、阴阳学说的研究，以及临证医学的进步等，对于眩晕、头痛的认识与治疗也有了进一步的发展。

明代王肯堂所著《证治准绳》（又名《六科证治准绳》）对于头痛的病因病机颇多阐发，《证治准绳·杂病》云："脏腑经脉之气逆上，乱于头之清道，致其不得运行，壅遏经隧而痛者也。盖头象天，三阳六腑清阳之气皆会于此，三阴五脏精华之血亦皆注于此。于是天气所发六淫之邪，人气所变五贼之逆，皆能相害，或蔽覆其清明，或瘀塞其经络，因与其气相薄，郁而成热则脉满，满则痛。"再如"瘀塞其经络"，明确提出了瘀血导致头痛的病机，是对头痛病机认识的进一步发展。并论述了虚、实、风木、暑热、湿、痰饮、寒、气虚、血虚诸头痛证候辨别之法，"若邪气羁留则脉亦满，而气血乱故痛甚，是痛皆为实也。若寒湿所侵，虽真气虚，不与相薄成热，然其邪客于脉外则血泣脉寒，寒则脉缩卷紧急，外引小络而痛，得温则痛止，是痛为虚也。如因风木痛者，则抽掣恶风，或有汗而痛。因暑热痛者，或有汗，或无汗，则皆恶热而痛。因湿而痛者，则头重而痛，遇天阴尤甚。因痰饮而痛者，亦头昏重而痛，愦愦欲吐。因寒而痛者，绌急恶寒而痛。与本脏所属，风寒湿热之气兼为之状而痛。更有气虚而痛者，遇劳则痛甚，其脉大。有血虚而痛者，善惊惕，其脉芤。用是病形分之，更兼所见证察之，无不得之矣。"另外《杂病证治准绳》《杂病证治类方》《伤寒证治准绳》《疡医证治准绳》《幼科证治准绳》《女科证治准绳》六部分，全书以阐述临床各科证治为主。每一病证首先综述明代以前医家论述，后阐明己见，具有较高的实用价值。

明代医家张介宾著有《景岳全书》。全书64卷，包括《传忠录》《脉神章》《伤寒典》《杂证谟》《妇人规》《小儿则》《痘疹诠》《外科钤》《本草正》《新方八略》《古方八阵》等内容，对中医学理论及临床各科病证均有深入阐述。与朱丹溪"无痰不作眩，当以治痰为主"不同，张介宾认为"眩晕一证，虚者居其八九，而兼火兼痰者，不过十中一二耳"，主张"无虚不作眩，当以治虚为主"。进一步发挥了刘宗厚《玉机微义》说"所谓虚者，血与气也；所谓实者，痰涎风火也"的认识，提出其虚因气与血，其实因痰涎风火。虚为本，实为标。其治虚尤其推崇大补元煎、十全大补汤及熟地黄、当归、枸杞子等温补肾阴肾阳之用，认为"故伐下者，必枯其上，滋苗者，必灌其根。所以凡治上虚者，犹当以兼补气血为最"。主张补虚，而反对河间、丹溪的降火化痰之治，但并非弃而不用，如见有风、火、痰证，亦斟酌用之，如张景岳所云"其或有火者宜兼清火；有痰者宜兼消痰，有气者宜兼顺气"。

对于头痛，张景岳指出："凡诊头痛者，当先审久暂，次辨表里。盖暂痛者，必因邪气。久病者，必兼元气。以暂病言之，则有表邪者，此风寒外袭于经也，治宜疏散，最忌清降；有里邪者，此三阳之火炽于内也，治宜清降，最忌升散，此治邪之法也。其有久病者，则或发或愈，或以表虚者，微感则发，或以阳胜者，微热则发，或以水亏于下，而虚火乘之则发，或以阳虚于上，而阴寒胜之则发。所以暂病者当重邪气，久病者当重元气，此固其大纲也。然亦有暂病而虚者，久病而实者，

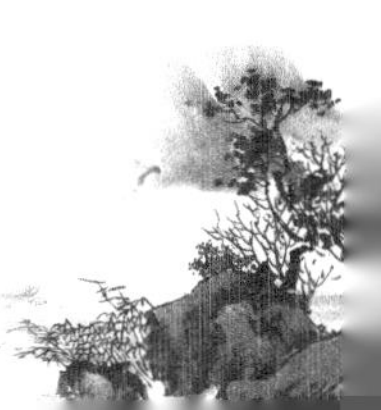

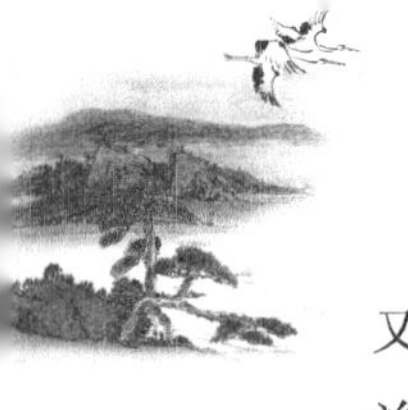

又当因脉、因证而详辨之，不可执也。”以病程长短论其邪之有无。病程短者，重在治邪，疏散表邪，清降里邪；病程较长者，重在补其虚。

清代陈士铎整理出多部医书刊行于世。对于头痛证多从肝肾论治，对于肝风、肝火所致之头痛、眩晕，认为多由肾水之亏所致，“无肾水以润肝，则肝木之气燥，木中龙雷之火，时时冲击一身，而上升于巅顶，故头痛而且晕”。治疗当“大补其肾中之水，而少益以补火之品，使水足以制火，而火可归源，自然下引而入于肾宫。火有水养，则龙雷之火安然居肾，不再上升而为头痛也”。即使对于肝风为主之证，也力主肾肝同治，“肾肝同治，使木气无干燥之忧，而龙雷之火，且永藏于肾宅，尤善后之妙法”，在《石室秘录》中陈士铎详细介绍了世人常用的“常治法”“上治法”及世人罕用的“完治法”。常治法即平常之治法，“常治法者，谓以常法而治之者也。如久病头疼，则以头疼常法治之是也……故一遇头疼，即以川芎五钱，白芷、蔓荆子、甘草、半夏、细辛各一钱治之，病去如扫也”。另外，陈士铎惯用川芎治疗头痛，“盖川芎最止头痛，非用细辛则不能直上于巅顶，非用白芷则不能尽解其邪气，而遍达于经络也。虽如藁本他药，未尝不可止痛，然而大伤元气，终逊川芎散中有补之为得也”“夫川芎止头痛者也，然而川芎不单止头痛，同白芍用之，尤能平肝之气，以生肝之血。肝之血生，而胆汁亦生，无干燥之苦，而后郁李仁、白芷用之，自能上助川芎，以散头风矣”。

清代著名医家叶天士之弟子华岫云等辑录叶天士验案编撰《临证指南医案》，全书辑选叶天士临证医案 2569 例，分为 89 门。其书卷——眩晕门、卷八头痛门载叶天士治疗眩晕验案 15 首，治疗头痛验案亦 15 首。叶天士提出了“阳化内风”之说，认为肝风为“身中阳气之变动”，并指出这种内动之肝风“非外来之邪”，其由内而生，或因肾水之亏，水不涵木；或五志过极，气火上升；或中阳不足，内风暗动等，总与厥阴风木有关。从其治眩之验案分析，其论治亦不离肝风痰火。其中心在于肝胆风动，然又常兼痰、兼火，在治疗上常以肝胆胃同治。因在叶天士看来，兼痰之证多在于胃腑，且肝胆风火上攻亦常与胃气不降而冲逆有关。对于阳升风动之极者，主张以介类沉潜真阳，用咸酸之味治之。如其治案：“田（二七），烦劳，阳气大动，变化内风，直冒清空，遂为眩晕。能食肤充，病不在乎中上。以介类沉潜真阳，咸酸之味为宜。淡菜胶、龟板胶、阿胶、熟地、萸肉、茯苓、川斛、建莲、山药浆丸。”华岫云评叶天士治眩晕案云：“所患眩晕者，非外来之邪，乃肝胆之风阳上冒耳，甚则有昏厥跌仆之虞。其症有夹痰、夹火，中虚、下虚，治胆、治胃、治肝之分。火盛者，先生用羚羊、山栀、连翘、花粉、元参、鲜生地、丹皮、桑叶，以清泄上焦窍络之热，此先从胆治也；痰多者必理阳明，消痰如竹沥、姜汁、菖蒲、橘红、二陈汤之类；中虚则兼用人参外台茯苓饮是也；下虚者，必从肝治，补肾滋肝，育阴潜阳，镇摄之治是也。至于天麻、钩藤、菊花之属，皆系熄风之品，可随症加入。此症之原，本之肝风，当与肝风、中风、头风门合而参之。”可谓深得其师意旨。叶天士认为头为诸阳之会，头痛一症皆由清阳不升，火风乘虚而入所致。邹时

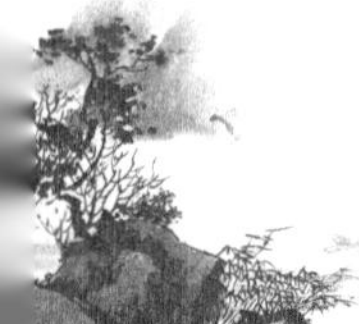

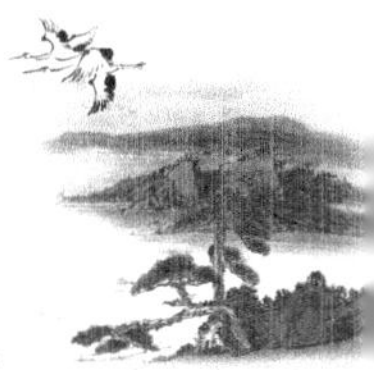

乘总结了叶天士头痛治法："如阳虚浊邪阻塞，气血瘀痹而为头痛者，用虫蚁搜逐血络，宣通阳气为主；如火风变动，与暑风邪气上郁而为头痛者，用鲜荷叶、苦丁茶、蔓荆、山栀等，辛散轻清为主；如阴虚阳越而为头痛者，用仲景复脉汤、甘麦大枣法，加胶芍牡蛎，镇摄益虚，和阳熄风为主；如厥阳风木上触，兼内风而为头痛者，用首乌、柏仁、稆豆、甘菊、生芍、杞子辈，熄肝风，滋肾液为主。"

清代医家王清任撰《医林改错》，提出了"气管行气，气行则动；血管盛血，静而不动"，但"气管与血管相连""气有气管，血有血管，气无形不能结块，结块者，必有形之血也""元气既虚，必不能达于血管，血管无气，必停留而瘀"，强调"治病之要诀，在明白气血"。对于瘀血证尤其之于气虚血瘀证有极为深刻的研究，在《医林改错》中列举了他应用活血化瘀法的丰富经验与独到见解。治疗头痛方面首次应用了活血化瘀方："头痛有外感，必有发热恶寒之表证，发散可愈；有积热，必舌干、口渴，用承气可愈；有气虚，必似痛不痛，用参芪可愈。查患头疼者，无表证，无里证，无气虚、痰饮等症，忽犯忽好，百方不效，用此方一剂而愈。"可以说开创了活血化瘀法治疗头痛的先河。方中以川芎、当归、桃仁、红花、生地黄、赤芍活血化瘀而养血；柴胡、枳壳行气活血舒肝；桔梗开肺气，载药上行，配伍枳壳则升降上焦之气而宽胸；牛膝通利血脉，引血下行。诸药配伍，共奏活血祛瘀、行气止痛之效，因此对于瘀血所致之头痛证，亦具有良好的效果，至今仍被广泛应用于临床。

晚清医家唐宗海著《血证论》，对于眩晕、头痛，唐宗海列"晕痛"证予以合并论述，特别是他着重论述了因血证所致晕痛的不同特点，认为"头晕痛虽是两病，失血之人，往往兼见两证"。提出对于虚证晕痛，必须分晕与痛两证，而后分别施治，认为头晕的病机主要是肝虚，肝血不足，则生风，风主动，故掉眩。在失血之人，血虚生风者为多，可用逍遥散加川芎、青葙子、夏枯草治之；或滋肝脏，以为息风之本，用左归饮加牛膝、巴戟天、杭菊花、细辛、枸杞子。头痛的主要病机为肾虚，可用六味地黄丸加细辛、葱白、麝香治之。而唐宗海针对失血患者血虚的病理特点，主张在治疗上也可"不分晕痛，亦不分治肝治肾，总以四物汤，加元参、枸杞、肉苁蓉、玉竹、天麻、细辛、知母、黄柏、山茱萸、牛膝"，以补血养血，加滋肾柔肝之药以治，有执简驭繁之效。

总之，虽然上述医家所论之眩晕、头痛，并非均为现代医学之原发性高血压引起，但从其症候表现和文献记载来看，有很多内容当属今之高血压病的范畴。因此，全面分析总结历代中医学家对眩晕、头痛病症的认识和诊治经验，将有助于我们发挥传统中医药学整体治疗的优势，提高当代高血压病的临床诊疗水平，减轻并发症的发生，降低高血压的发病率和死亡率，从而改善患者的生活质量。

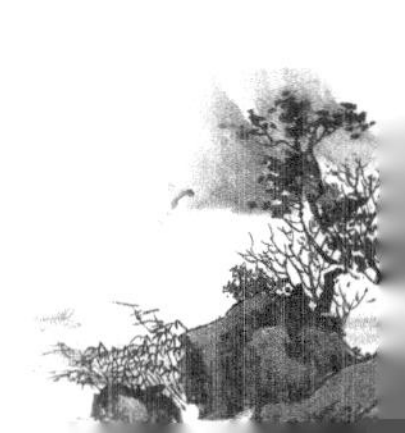

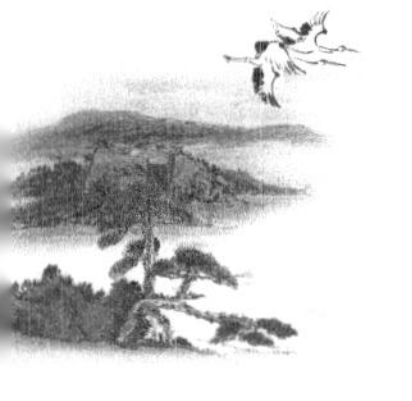

二、西医对高血压的认识

1. 肠道菌群与高血压　当肠道有益菌群数量减少或严重菌群失调时，可使还原型辅酶Ⅱ氧化酶活性、酪氨酸羟化酶、去甲肾上腺素、交感神经活性增强。当交感神经活性增强时又会导致肠道通透性增加、肠道炎症反应加重、肠道菌群失调及代谢产物不平衡，进而可导致慢性炎症和持续性高血压。此外，当肠道菌群分解的短链脂肪酸降低时，会使G蛋白耦联受体、嗅觉受体78、G蛋白耦联受体43诱导作用减弱，导致肠道通透性增加，毒素、炎症物质大量进入血液循环，可激活免疫反应导致促炎因子白细胞介素-1（IL-1）、IL-18的产生，从而可引发高血压。高血压患者和正常的血压相比，它的菌群紊乱是很严重的，营养学研究证实：如果每日补充益生菌，包括乳酸菌、双歧杆菌等，能够降低血压在5mmHg左右，因此补充益生菌有一定作用。

2. 炎症与高血压　身体炎症的种类有很多，如果患者出现了细菌感染、病毒感染等情况，交感神经会过度兴奋，出现心率加快的情况，进而导致血压升高。而且身体炎症时，可能会导致体内的血液循环受到影响，导致血管壁的压力增大，也会出现血压升高的情况。

3. 分子生物钟与高血压　人体有生物钟，其实血压也有“生物钟”，通过24小时动态血压测试，我们知道，血压白天偏高，晚上会比白天低10%～20%。这可能和自主神经的活动有关，自主神经有两套系统——交感神经系统和副交感神经系统，它们和胃肠蠕动、心脏跳动一样，不受我们意志控制。白天活动多，交感神经兴奋，血压也比较高，夜晚处于休息状态，副交感神经兴奋，血压也跟着回落。如果晚上睡觉的时候被惊醒了，交感神经突然兴奋发出冲动，瞬间血压可能飙升10mmHg以上。很多关键的生物功能，包括体温、睡眠节律、进食、血压、血糖及很多神经和激素调节都表现出24小时周期节律，这就是人们所说的“生物钟”现象。在一天当中，人类的血压随时都在变化，如何才能获得准确的结果？大部分人血压早晨3～5点是高峰期，晚上最低。因此早上醒来后第一件事就是监测自己的血压并做好记录，之后中午、晚上再测量一次，以比较同时间段的血压变化，做好防护措施，以便在医师诊察时提供可靠的血压变化规律。

当然，每个人的血压变化规律不是完全一致的，要注意观察血压高的时间段。最近牛津大学人类基因学中心（WTCHG）的科学家研究证实了血压与生物钟的关系，他们发现调节人体24小时节律的DNA同时也可以控制血压。一旦此基因不再活跃，生物钟就会停止工作，而血压、血糖浓度、体重及新陈代谢都会随之发生变化。

4. 肿瘤与高血压　正在接受抗肿瘤治疗或者有明确抗肿瘤病史的患者，否认既

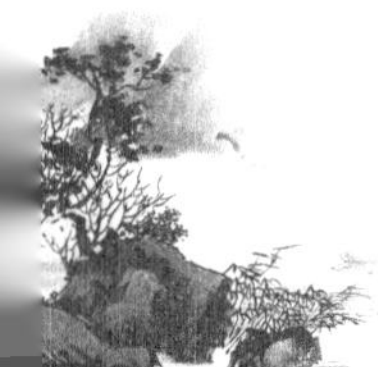

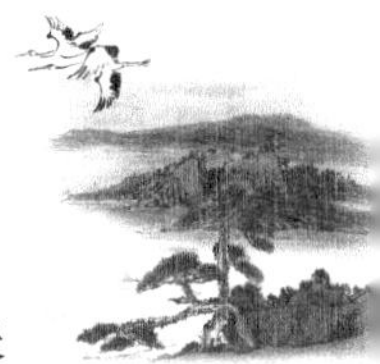

往高血压病史且诊室检查血压升高，在140/90mmHg以上，应该考虑肿瘤引起相关的高血压，但是需要排除疼痛、焦虑等应激所导致的血压升高以及白大衣高血压。

（1）在起始抗肿瘤药物治疗之前或治疗过程中，均应充分地进行血压监测。

（2）肿瘤患者的高血压，通过常规的抗高血压治疗是可控的，应该鼓励早期和积极的降压治疗，以防止心血管并发症的一个发展。

（3）癌症治疗期间，推荐血压应该控制在140/90mmHg以下，如果患者对治疗耐受良好，可以进一步控制血压为130/80mmHg以下。

（4）要进行多因素共同干预。如肿瘤患者多伴有焦虑、疼痛、睡眠障碍等的问题，也要解决掉这些基础问题，才能使血压控制得比较平稳。

三、中西医结合对高血压的认识

（一）对高血压病因的认识

1. 病名与证候

（1）高血压病名：高血压是指在静息状态下或在服用降压药物的情况下，非同日连续测量血压3次，动脉收缩压和（或）舒张压增高（≥140/90mmHg），以体循环动脉血压增高为主要特点，主要以头痛、头晕、失眠、烦躁易怒、乏力等为常见症状，常伴脂肪和糖代谢紊乱，以及心、脑、肾和视网膜等器官功能性或器质性改变，以器官重塑为特征的全身性疾病。

高血压是由多基因遗传、环境及多种危险因素相互作用所致的全身性疾病，其中约不到5%的患者可以找到引起血压增高的原因，称为“继发性高血压”；约95%以上的患者，其病因不明，称为“原发性高血压”。

中医学中没有关于高血压的古籍记载，其以眩晕、头痛、血压升高、脉弦为主要临床表现，故中医学将其归为“眩晕”“头痛”的范畴。而高血压患者出现心、脑、肾并发症时，中医学将其归为“心悸”“胸痹”“中风”“水肿”“肝风”等范畴进行治疗，围绝经期高血压则可归为“脏躁”范畴。

但也有另一种观点认为，诸如此类的中医病名并不完全符合临床实际情况，仅对表面现象描述有些牵强附会，如在书写高血压的中医病案时，无头晕、目眩等症状的患者，予以眩晕之类的病名，有悖于中医临证的精髓——辨证施治。

根据《内经》对脉胀的论述，把高血压命名为“脉胀”，并用中医“血脉理论”来诠释高血压的病因病机及辨证论治规律。如《灵枢·胀论》记载：“黄帝曰：脉之应于寸口，如何为胀？岐伯曰：脉大坚以涩者，胀也。”此句即根据脉象来诊断胀病，也是专指脉压过大引起的脉搏、脉管胀满。脉管，即今之血管；脉胀，即血管

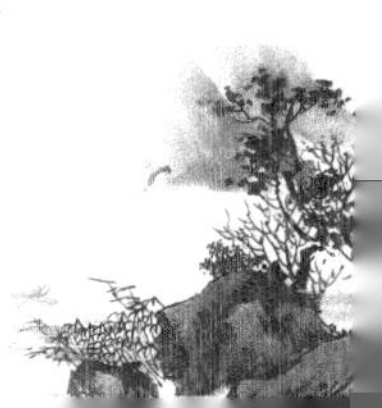

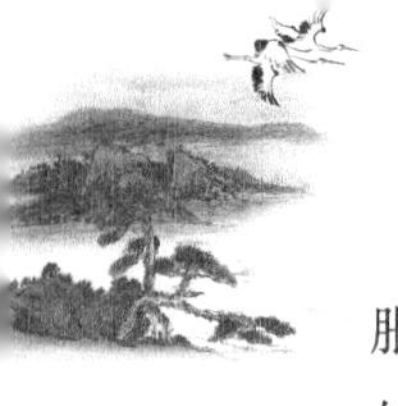

胀满、脉压过大。这与西医学所描述的血压过高，导致血管压力过大而引起高血压的情况十分相似。再如明代医家张介宾在解释此句条文时指出“脉大者，邪之盛也。脉坚者，邪之实也，涩因气血之虚而不能流利也”，此处清晰地解释了“脉胀”的基本病因，一是邪实，一是气血虚而不能流利运行，都可导致脉压增大而出现脉胀。

从高血压的证候表现来看，其病变脏腑多责之于肝肾。《素问·五脏生成论》曰“头痛癫疾，下虚上实，过在足少阴、巨阳，甚则入肾”，《素问·至真要大论》亦记载“诸风掉眩，皆属于肝”。其病因则不外风、火、痰、虚、瘀，而总以虚为本。

（2）高血压症状：往往因人、因病期而异。早期多无症状或症状不明显，偶于体格检查或由于其他原因测血压时发现。其症状与血压升高程度并无一致的关系，这可能与脑神经功能失调有关。

1）常见症状

A. 头晕：是最常见的临床表现。有些是暂时性的，常在突然下蹲或起立时出现。有些是持续性的，头晕的特点是持续性的沉闷不适感，严重时妨碍思考、影响工作，对周围事物失去兴趣。

B. 头痛：可能是由颅内血压升高所致。多为持续性钝痛或搏动性胀痛，甚至有炸裂样剧痛，常在早晨睡醒时发生，疼痛部位多在额部两旁的太阳穴和后脑勺。

C. 神经衰弱：高血压患者性情多较急躁，遇事敏感，易激动。心悸、失眠较常见，失眠多为入睡困难或早醒、睡眠不实、噩梦纷纭、易惊醒。这与大脑皮质功能紊乱及自主神经功能失调有关。注意力不集中、记忆力减退早期多不明显，但随着病情发展而逐渐加重。因颇令人苦恼，故常成为促使患者就诊的原因之一，表现为注意力分散，记忆力减退等。

D. 肢体麻木：多因气血亏虚或肝风内动或痰湿瘀血阻络所致，常表现为手指及足趾麻木、皮肤如蚁行感、项背肌肉紧张、酸痛等，部分患者常感手指运动不灵活。

E. 胸闷心悸：意味着患者的心脏受到了高血压的影响，血压长期升高会致使左心室扩张或者心肌肥厚，导致心脏的负担加重，进而发生心肌缺血和心律失常。

F. 出血：较少见。由于高血压可致动脉硬化，使血管弹性减退，脆性增加，故容易破裂出血，以鼻出血多见，其次是结膜出血、眼底出血、脑出血等。据统计，在大量鼻出血的患者中，大约80%患高血压。

2）常见证型：高血压时，头面、五官、心胸部症状较常见，消化系统症状较少见。相关症状表现都与交感神经兴奋性增强有关。交感神经兴奋与中医学的阳亢有相似之处，中医理论认为西医的高血压与阳亢有关。但是阳亢的原因较多，如肝火、痰扰、阴虚不能制阳等，因而中医学又将高血压分为不同的证型，主要有肝肾阴虚、风阳上扰、气血亏虚及痰湿中阻等型，少数表现为瘀血阻窍型。

A. 肝肾阴虚型：表现为头晕目眩，耳鸣如蝉，久发不已，亦可见健忘，两目干涩，视力减退，胁肋隐痛，腰膝酸软，咽干口燥，少寐多梦，舌质红，苔少或无苔。

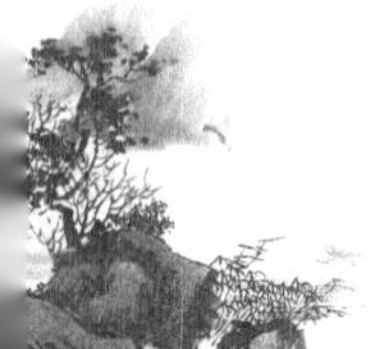

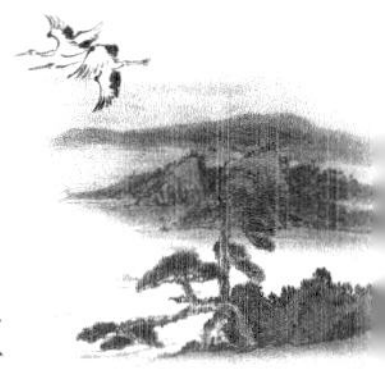

B. 风阳上扰型：表现为眩晕比较严重，往往头晕欲仆，耳鸣，头痛且胀，面红耳赤，甚则面红如醉，脾气急躁易怒，或见腰膝酸软，后项及肩、背发强，四肢、面部麻木，筋跳肉瞤，手足震颤，甚则口眼㖞斜，或见心悸健忘，失眠多梦，遇劳、恼怒症状加重，舌质红，苔白或黄厚，脉弦数或弦劲而大，甚则有上入鱼际之脉。

C. 气血亏虚型：表现为时常眩晕、头痛不甚，隐痛缠绵不休，时发时止，动则加剧，遇劳则发，兼见神疲懒言，乏力自汗，面色无华，唇甲淡白，心悸少寐，舌质淡嫩或淡暗，苔薄白，脉多细弱。

D. 痰湿中阻型：表现为眩晕较重，头重痛如裹，甚则如坐舟车，房塌墙倒，天旋地转，可兼见胸闷呕恶，呕吐痰涎，脘腹痞满，纳少神疲，舌体胖大，边有齿痕，苔白腻，脉弦或滑等。

E. 瘀血阻窍型：表现为眩晕时作或头痛如刺，痛处固定，夜间尤甚，可兼见面色黧黑，口唇紫暗，肌肤甲错，心悸失眠，耳鸣耳聋，舌质紫暗，有瘀点或瘀斑，脉弦涩或细涩等。

（3）高血压发病因素

1）西医对高血压发病因素的认识：西医学认为原发性高血压是在一定遗传背景下由多种后天因素作用使正常血压机制失调所致，主要表现为主动脉压升高。高血压是全球疾病负担的主要因素，如心力衰竭和肾脏疾病等，控制血压有助于降低心血管事件的发病率和死亡率。高血压的病因在人口众多的个体之间有很大的不同，根据定义，原发性高血压没有可识别的原因，然而一些危险因素已确定，高血压往往是家庭、环境和遗传因素相互作用的结果，原发性高血压患病率随年龄增长而有所增加，并且患者年龄越小高血压后续的发展风险越大。虽然近几十年对高血压的知晓率、服药率和控制率有所提高，但国家健康与营养考试调查数据表明高血压患者中血压基本控制的人数不足一半。其原因复杂，包括对医疗服务的获取、依从性以及文化程度等。直到现在，高血压依旧被认为是心血管疾病的主要因素之一，已知的基因和环境因素只能解释小部分心血管疾病风险的变异性，其病因仍不完全清楚。

A. 遗传因素：多种研究表明，原发性高血压是多基因遗传病，具有明显的家族聚集性。

B. 血脂：早在 20 世纪 70 年代，大量的高血压流行病学研究发现血浆总胆固醇（TC）水平和血压呈正相关。

C. 尿酸：流行病学调查发现，尿酸水平高提示发生高血压的危险性大。针对青少年高血压的研究发现，89%的原发性高血压患者血尿酸水平＞330mmol/L（n=63），而在正常人（n=40）或白大衣性高血压患者（n=22）中其发生率为 0，儿童血清尿酸水平已被证实可预测从童年开始持续到成年的高血压水平。临床研究发现，尿酸与高血压患者尿血管紧张素原（AGT）浓度呈明显正相关，而尿酸与高血压的发病是否相关须降低尿酸水平后血压是否下降来证明。

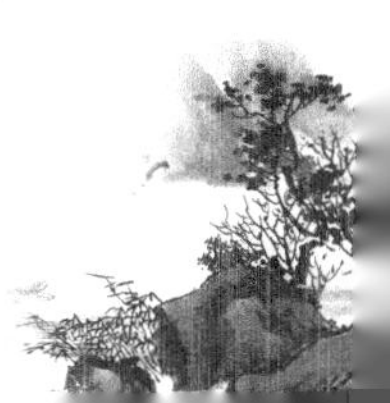

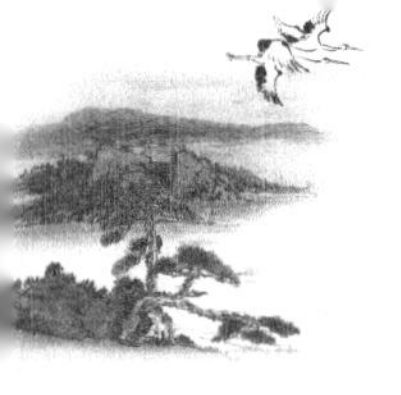

D. 年龄和性别：血压的数值不是一成不变的，是随着年龄、性别和其他因素发生变化的。随着年龄的增加，血压是逐步增高的，高压逐渐升高是比低压的升高更为明显的；伴随血压的升高同事也可以导致血管的胶原纤维增加，从而导致血管壁的弹性减少。在 44 岁以前，血压的升高的幅度是男性大于女性，但是在 45 岁～59 岁，男女之间血压的差异就缩小了，最后就接近相似。

E. 高钠、低钾：人群中，钠盐（氯化钠）摄入量与血压水平和高血压患病率呈正相关，而钾盐摄入量与血压水平呈负相关。高钠摄入可使血压升高，而低钠摄入可使血压降低。

F. 超重和肥胖：研究表明，BMI 和腰围均对高血压有独立影响。国内外已有的许多研究指出，肥胖人群的高血压患病率明显高于正常体重人群。我国自 1990 年以来对共计 24 万成人进行了 13 项大规模流行病学调查，分析结果显示：BMI≥24 的超重者的高血压患病风险是体重正常者（BMI 18.5～23.9）的 3～4 倍；腰围≥90cm 的男性或≥85cm 的女性，发生高血压的风险是腰围正常者的 4 倍以上。肥胖是高血压最重要的危险因素，脂肪干细胞对血压的控制起关键作用，超重尤其是内脏脂肪过度增长是高血压的主要原因，占人类原发性高血压风险的 65%～75%。长期肥胖和靶器官损伤的发展，尤其是肾损伤，使得肥胖相关高血压变得越来越难以控制。

G. 吸烟、饮酒：高血压患病率随每日吸烟量及吸烟年数的增加而增加。有研究表明，烟中含有的尼古丁刺激心脏，使得心跳加快，血压升高，吸烟加重了高血压患者的血管损伤。吸烟也可导致血压和心率的急速增加，其与恶性高血压关联显著。高血压患者的毛发和血液中的铬和汞的含量高于健康对照者，而锌和硒浓度却低于后者。近来所做的中国居民高血压危险因素 Meta 分析显示，吸烟、饮酒均为中国居民高血压的危险因素，吸烟 OR=1.14，饮酒 OR=1.15。过量饮酒是高血压发病的危险因素，调查发现男性持续饮酒者比不饮酒者 4 年内发生高血压的危险性增高 40%。每日饮 100g 以上白酒，收缩压和舒张压的水平升高 3.5/2.1mmHg。我国对人群饮酒量与高血压发病率曾进行过一项前瞻性研究，结果显示两者呈显著正相关，饮白酒每日增加 100g，高血压发病的相对危险性增高 19%～26%。之前对于男性进行的干预性研究已证明乙醇可使血压升高，对于绝经前期的健康女性，长期规律饮红酒 200～300ml/d 可提升 24 小时收缩压和舒张压。

H. 体力运动：美国曾经对年轻成年人（18～30 岁）进行了 15 年的跟踪调查，发现运动较多的人比运动较少的人原发性高血压的发病率有所降低；并调查了大量 18～45 岁的美国非洲裔妇女，发现锻炼组比不锻炼组收缩压降低 6.4mmHg，舒张压和夜间血压负荷也有所降低。

I. 睡眠：健康营养调查显示，对于 32～59 岁成年人，睡眠每晚<5 小时原发性高血压的患病率为 24%，而睡眠在 7～8 小时者高血压患病率仅为 12%。研究发现，睡眠减少可能是原发性高血压的一个危险因素；较差的睡眠质量可独立降低原发性

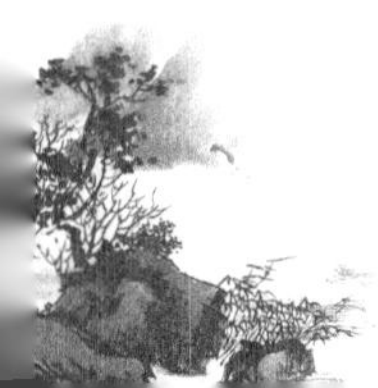

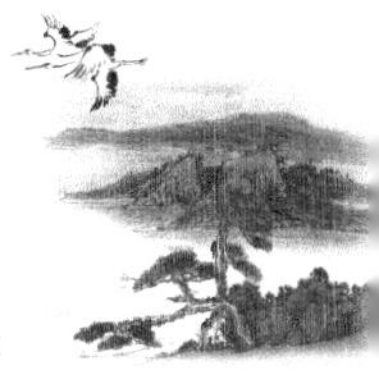

高血压患者的踝臂指数，睡眠质量差会干扰夜间血压的下降，从而成为高血压发展的一个相关因素。

G. 避孕药：有研究表明，妇女服用避孕药与同期未服用者相比，血压较高。其血压升高的发生率及程度与服药时间长短有关。

K. 继发性高血压：常见病因为肾实质性高血压、肾血管性高血压、肾上腺疾病引起的高血压、睡眠呼吸暂停综合征等。

a. 肾实质性高血压：是由急慢性肾小球肾炎、慢性肾盂肾炎、多囊肾等病变引起的高血压。对这些患者应详细询问病史，检查尿常规、肾功能及双肾超声，必要时做肾脏活检以资鉴别。

b. 肾血管性高血压：可以是单侧或双侧肾动脉狭窄，使肾血流量减少，肾素分泌增加所引起的血压升高，常见病因为肾动脉粥样硬化、先天性纤维肌性发育不良、多发性大动脉炎等。其中肾动脉粥样硬化最常见，约占 60.4％。肾动脉造影是肾血管性高血压诊断的金标准。

c. 肾上腺疾病引起的高血压：肾上腺分为皮质及髓质，皮质自外向内分为球状带、束状带及网状带，分别分泌盐皮质激素、糖皮质激素及性激素。髓质主要分泌儿茶酚胺。这些激素引起的高血压是常见的内分泌性高血压，其中主要包括原发性醛固酮增多症、库欣综合征及嗜铬细胞瘤。

d. 睡眠呼吸暂停综合征：是一种常见的睡眠呼吸障碍性疾病，以睡眠过程中上气道完全或部分阻塞和（或）呼吸中枢驱动降低导致呼吸暂停为特征。研究证实，睡眠呼吸暂停综合征是高血压发病的独立危险因素，45％～48％的睡眠呼吸暂停综合征患者伴有高血压，而一般人群中高血压患病率约为 20％。研究还显示，顽固性高血压与睡眠呼吸暂停综合征的关系更为密切。

2）中医对高血压发病因素的认识：中医学认为，高血压的发病原因主要为先天禀赋异常；内伤情志，气机不畅；年老体衰，气血瘀滞；内伤因素，脾虚不运；外感六淫，血脉滞涩等。高血压的病理要素主要与痰湿或浊痰、肝肾阴虚、瘀血、阳虚寒凝血脉、阴虚内热、心脾气血两虚、肾中精气亏虚、肾阳虚衰、肾阴亏虚、肝火亢盛等有关。

A. 先天禀赋异常：高血压的发病有一定的遗传因素，据调查发现，高血压的发病具有明显的家族聚集性，临床上约有 60％的高血压患者有高血压家族史。家族史是高血压重要的危险因素，有高血压家族史的患者发病年龄较早，血压水平偏高。数据研究表明，双亲血压均正常者，子女患高血压的概率是 3％；父母一方患高血压者，子女患高血压的概率为 28％；而双亲均为高血压者，子女患高血压的概率是 45％。单卵双生兄妹高血压相关系数可达 55％。

研究表明，原发性高血压的分布不仅有明显家族聚集性，其遗传倾向有明显的性别差异。高血压的遗传以父亲对男性子代的影响强于女性子代；而母亲对女性子代的影响强于男性子代。随着分子遗传学研究的不断深入，迄今不仅发现了符合寡

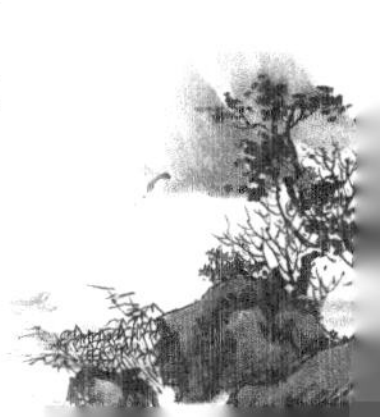

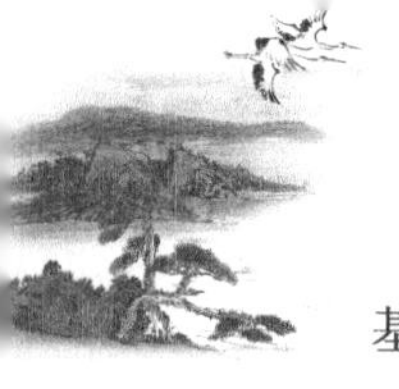

基因模式的单基因遗传性高血压，而且对高血压有了更进一步的认识，遗传异质性、外显不全、表型模糊等特点使其更倾向于多基因遗传模式。目前主要研究的本病的候选基因有血管紧张素原基因、血管紧张素转化酶基因、肾素基因、血管紧张素的受体基因、醛固酮合成酶基因、内皮一氧化氮合成酶基因、低密度脂蛋白受体基因等。RAS 关键基因之间的交互作用对高血压中医证型的发病有影响；ACE、AGT 基因之间存在协同作用，与高血压肝火亢盛证、痰湿壅盛证和阴阳两虚证发病有关。近年来，RAS 关键基因多态性及交互作用对原发性高血压不同中医证型影响的研究中有不同结论。对 AGT M235T 及 T174M 多态性与原发性高血压中医证型关系的研究指出，将对照组的 M235T 基因型和等位基因频率与痰湿壅盛组、阴虚阳亢组、阴阳两虚组比较，存在显著差异；对照组的 T 174M 基因型和等位基因与痰湿壅盛组比较，存在显著差异。可见，AGT M235T 基因多态性与原发性高血压有密切的关联，T 174M 与原发性高血压痰湿壅盛证有关，中医的实证和虚证在基因多态性上可能存有差异。研究中发现，ACE 基因 I/D 位点多态性分布对原发性高血压不同中医证型可能没有影响。交互作用中在探讨蒙古族人 RAS 系统 AGT、ACE、AT1R 基因多态性及其交互作用与原发性高血压的关系中发现，同时携带有 ACE 基因 I/D 或 DD 基因型和 AGT 基因 M235TMT 或 TT 基因型原发性高血压的危险性较高。选取 AGT 基因 M235T、AGT 基因 G6A、ACE 基因 I/D、α-内收蛋白基因 Gly460Trp，G 蛋白邵亚单位基因 C825T 这 5 个位点的多态性与哈萨克族原发性高血压之间的关系及基因与基因、基因与环境间的交互作用，MDR 分析 4 因子（ACE/CHO/G6A/ACE）为最佳模型。AGT、ACE、患者年龄、胆固醇水平存在交互作用。在煤矿工人轮班制与 RAS 基因多态性交互作用对原发性高血压的影响中发现，AGT 基因、ACE 基因与 AT1R 基因间应用 MDR 方法分析基因间交互作用时所有模型的显著性检验均无统计学意义，不认为基因间存在交互作用。考虑到不同研究方法、不同地域、不同样本量会导致研究结果有异。随着临床研究的深入发展、分子生物学技术及分子遗传学的进展，相关研究将更加客观和深入。原发性高血压为多基因遗传疾病，若干易感基因微小作用累加，进而是造成高血压种种异质性差别的重要原因。遗传因素对高血压的发生有着显著的倾向性或易感性，中医学非常重视体质因素与疾病的关系。中医学对体质进行探究始于《黄帝内经》，其中蕴含着丰富的体质医学思想，而先天禀赋是构成体质的基石。

人体禀赋来源于先天，“肾为先天之本”，“肾气”的强弱受之于父母，所以高血压的发生与先天禀赋有关，这与现代医学高血压发病机制中的遗传因素相似。“肾气”又分肾阴、肾阳，它们的相互协同、促进、制约，是维持人体健康、阴阳协调、和谐与平衡的根基。如禀赋偏于肾阴不足，则阴阳失衡，易产生阴虚阳亢的病理变化，表现为心肾不交、肝阳上亢或肝风上扰等证；若禀赋偏于阳虚阴盛则脾肾无以温化，导致阴寒水湿停滞的病机变化，表现为痰湿中阻、阳气虚衰等证。

B. 体质异常：研究表明，高血压家族史与体质之间有显著相关性，有高血压家

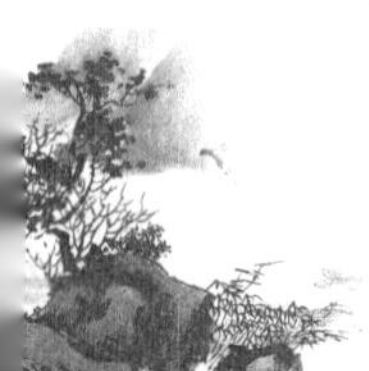

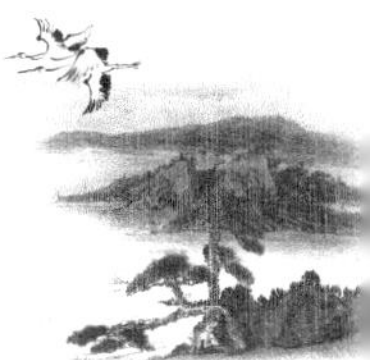

族史的各类病理体质的构成比均高于正常质，以阳盛质、痰湿质、瘀滞质最为显著。《黄帝内经》认为，“人之生也，有刚有柔，有弱有强，有短有长，有阴有阳”。说明先天禀赋不同是形成体质差异的重要条件。不同个体的体质特征分别具有各自不同的遗传背景。流行病学研究显示，原发性高血压发病率高，患者的中医体质多为偏颇体质，不同地区、性别、年龄、职业、高血压分级等的患者主要体质类型也有所不同。全国性多中心大样本研究较少，但多数流行病学调查显示原发性高血压患者主要中医体质为痰湿质、阴虚质、阳盛质、阴虚阳亢质和瘀滞质5种类型。原发性高血压伴相关疾病的主要中医体质类型与所伴疾病相关，体质随所伴疾病不同而有所变化。体质和正气均以脏腑经络、气血津液作为生命活动的物质基础，因此个体体质的差异性可导致个体对某些致病因素有着易感性，或对某些疾病有着易催性、倾向性。体质是许多相关疾病发生的“共同土壤”，体质不仅关系到人体是否发病、发病倾向，而且关系到疾病的发展、变化、转归。

a. 阳盛质：此类体质大多是中青年人，身体强壮，精力旺盛，体力充沛。临床表现多不典型，仅偶有轻度头晕头痛之类，大便多偏干，食量大，喜运动，性格特点是容易急躁易怒，舌形多大、厚，质暗红，苔多厚，脉象多滑、弦滑、洪大，而且双寸多上溢。体质上的辨别要点是身体强壮，面色多偏黄，脸型为椭圆形，脖子粗短，背厚、唇厚、手背厚，声音洪亮粗犷。

b. 阴虚质：由于先天禀赋和后天环境持续影响，在生长和衰老过程中，致精、津、液亏少形成以阴虚内热为主要特征的一种病理体质状态。其形成主要与先天的肾阴不足有关，也与后天不良的生活方式、饮食失调致积劳伤阴有关。《灵枢·海论》中记载：“脑为髓之海……髓海不足，则脑转耳鸣，胫酸眩冒。”《黄帝内经》已经认识到肾精亏虚、肝阳上亢可导致眩晕。正如陈修园所言：“究之肾为肝母，肾主藏精，精虚则脑海空，脑空则旋转而耳鸣。故《内经》以精虚及髓海不足立论也。言虚者言其病根，言实者言其病象，其实一以贯之也。”高血压阴虚阳亢型患者肾素、Ang Ⅱ及血清过氧化脂质明显增高，而血浆一氧化氮和心钠素水平却降低，表明阴虚质高血压患者可能通过肾素、Ang Ⅱ、血清过氧化脂质、一氧化氮和心钠素的异常改变来参与高血压的形成和进一步发展。此类患者多形体较瘦，老年人居多，平时急躁易怒，面色多偏红，头晕，耳鸣，大便干，小便短赤，舌体瘦小、偏薄，舌红少津少苔，脉象多弦、弦硬或弦细。体质上的辨别要点是体形瘦长，瘦而露骨，面色潮红，口咽干燥，心烦易怒，四肢青筋较明显，渴喜冷饮，大便干燥。

c. 痰湿质：是由于津液运化失司而痰湿凝聚，以黏滞重浊为主要特征的一种体质状态。通常由于过食肥甘厚味，或嗜冷饮伤及脾阳，或饮酒过度，或忧思劳倦，或久居阴寒之地，以致脾虚健运失职，运化机能受阻而使某些代谢产物在体内积聚。研究表明，痰湿质者血胆固醇、甘油三酯、极低密度脂蛋白及血糖、胰岛素含量明显高于非痰湿体质者，而高密度脂蛋白含量和 $Na^{+}-K^{+}-ATP$ 酶活性明显低于非痰湿体质者。血脂及胰岛素的异常可能参与损害血管内皮功能，进而加速大动脉粥样

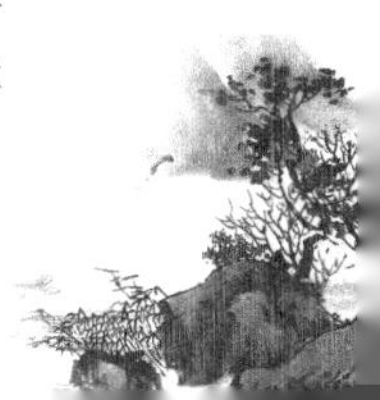

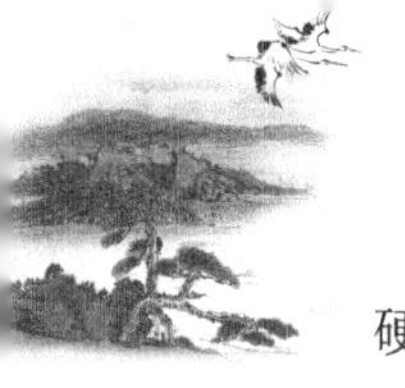

硬化的发生，使血管顺应性下降，同时血脂异常也加重了血液黏稠度。Na^+-K^+-ATP酶活性降低，可能引起水钠潴留而增加血容量，加速高血压的形成。痰湿质高血压患者可能通过血脂及胰岛素的异常变化来参与高血压的发病过程。痰湿质高血压患者血压昼夜节律减小明显，血压负荷增大，提示痰湿质高血压患者可能更容易导致靶器官损害。从中医体质学角度分析，痰湿的形成有先天因素，可能与基因遗传有关，更重要的是与后天的饮食不节密切相关，如能对痰湿质高血压患者进行早期干预，进行合理的生活指导和饮食控制，有可能延缓高血压病情的发展，防止靶器官损害的发生。痰湿质对女性高血压的影响更显著。研究发现，高血压患者的血脂水平按年龄、性别及血脂成分表现有多样性，总的表现为女性血脂水平高于男性，痰湿质女性易患高血压。此类患者的高血压表现是眩晕为主，形体多较肥胖，胸闷，痰多，大便多不畅，舌体多胖大，有齿痕，或有裂纹，舌苔多水滑，脉象多沉或沉滑。体质上的辨别要点是体形肥胖，尤其是腹部肥胖明显，腹部按之松软，面色较白，平素疲乏懒动，喜食肥甘，食量较大，大便黏腻不畅。

d. 阴虚阳亢质：此类人多形体较瘦，老年人居多，平时急躁易怒，面色多偏红，头晕，耳鸣，大便干，小便短赤，舌体瘦小，偏薄，舌红少津少苔，脉象多弦、弦硬或弦细。体质上的辨别要点是体形瘦长，瘦而露骨，面色潮红，口咽干燥，心烦易怒，四肢青筋较明显，渴喜冷饮，大便干燥。

e. 瘀滞质：此类体质者多是中老年人，形体消瘦，面色萎黄或熏黑，肌肤甲错，多伴头晕、耳鸣，大便干，小便如常，舌体胖大或瘦小，舌质紫暗，或见瘀点、瘀斑，脉象细涩或结代。辨证要点是形体消瘦，面色萎黄或熏黑，肌肤甲错，口渴欲饮或喜热饮，大便干或排便无力。

研究表明，阴虚质、痰湿质出现频率最高，阴虚阳亢、肝火亢盛、痰湿壅盛证候是原发性高血压患者的主要证候类型。痰湿壅盛证高血压患者的中医体质主要是痰湿质；肝火亢盛证患者则多表现为阴虚质；阴虚阳亢证患者多表现为阴虚质、痰湿质；阴阳两虚证患者多表现为气虚质；痰瘀阻络证患者则以痰湿质、瘀滞质为主。证与个体的体质特征、病邪性质、受邪轻重、病邪部位等因素密切相关，但起决定作用的是个体的体质特征，一方面，体质的偏颇是疾病发生的内因，特殊体质的疾病源于特定的体质基础；另一方面，体质是决定疾病发展过程及证候类型演变的重要因素，如阳虚质、痰湿质易感受寒湿之邪而形成寒湿证。此外，体质还影响证的寒热属性，如热邪寒邪作用于阴虚阳亢体质均可转化为热证。当然相同致病邪气作用于不同体质也可以出现不同的证候。张介宾在辨证时曾指出：“当识因人因证之辨。盖人者，本也。证者，标也。证随人见，成败所由。故当以因人为先，因证次之。”阳虚体质的人，一般以脾肾阳虚为多见。这一类型体质的人，机体阳气亏虚，脏腑机能减退，脾胃运化功能降低或失调，容易导致痰饮湿浊内生，故有“肥人多阳虚痰湿”之说。痰湿蕴久不化，易生热化火，阻于脉络，蒙蔽清窍而导致血压升高。因此，身体偏肥胖伴阳虚体质的人易患高血压，这多与痰湿内热有关。阴虚体

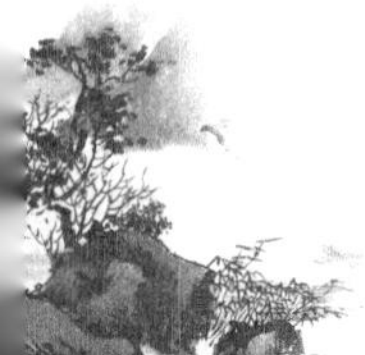

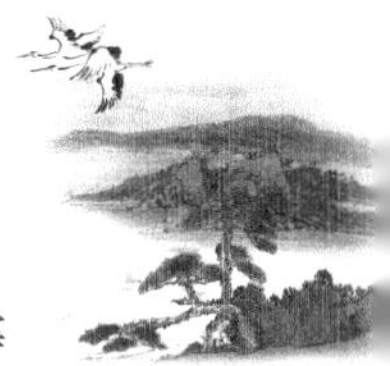

质的人，一般以肝肾阴虚为多见。这一类型体质的人，体内阴液亏虚，精血津液等营养滋润物质不足，身体偏消瘦，易导致阴不制阳，阳热内生，故有“瘦人多阴虚火旺”之说。肝阳偏亢，日久则化热生火而上扰清窍，引起血压升高，故身体偏瘦的阴虚体质的人患高血压，多与阴虚阳亢有关。

C. 内伤情志气机不畅：人在各种生活事件的影响下，可产生焦虑、愤怒、悲伤、忧郁、烦恼等各种不同的情绪反应，均会不同程度地对机体产生不良影响。两千多年前的《黄帝内经》就明确指出“七情内伤”是引起脏腑发病的重要原因之一。如《素问·阴阳应象大论》说：“怒伤肝，喜伤心，思伤脾，忧伤肺，恐伤肾。”总结了精神活动对机体的不良影响的一般规律。现代学者研究发现，高血压与性格及情绪状态密切相关。急躁、易怒、易激动性格者容易罹患高血压。经常性情绪紧张和持续的应激状态，也是引起高血压的主要因素。

中医学将情志归纳为七情，即喜、怒、忧、思、悲、恐、惊七种情志变化。七情所感，脏气内伤，生涎结饮，随气上逆，可令人眩晕，如宋代陈言在《三因极一病证方论·眩晕证治》中曰：“喜怒忧思，致脏气不行，郁而生涎，涎结为饮，随气上厥，伏留阳经，亦使人眩晕呕吐，眉目疼痛，眼不得开。”长期而持久的情志刺激，可使人体代谢功能紊乱，脏腑阴阳平衡失调，从而导致高血压的发生。情志刺激对脏腑功能的影响很大，从高血压的发病来说，以肝、心、脾功能失调最多见。如思虑劳神过度，导致心脾两虚，出现神志异常和脾失健运的症状；恼怒伤肝，肝失疏泄，血随气逆而引起头痛、眩晕，甚则中风；肝郁日久化火，肝火可夹痰、夹风上扰清窍，这些均可导致高血压的发生。

现代医学研究表明，交感神经活性亢进在高血压发病过程中有着重要的作用，长期的精神紧张、焦虑、烦躁等可导致反复出现应激状态及对应激状态反应增强，使大脑皮质下神经中枢功能紊乱，故使交感神经和副交感神经之间平衡失调，交感神经兴奋增加，其末梢释放儿茶酚胺增多，引起小动脉和静脉收缩，心排血量增多，引起血压升高。

D. 年迈体衰气血瘀滞

a. 从气虚血瘀论治原发性高血压的理论溯源：随着年龄的不断增长，机体各脏器逐渐虚损而出现正气虚弱现象。《黄帝内经》认为人到中年已开始显露气虚征象，即“年四十而阴气自半也”，“上气不足”则发为眩晕。景岳提出“非风眩晕，掉摇惑乱者，总由气虚于上而然”。可见，气虚为中老年人发为眩晕的主要病理基础。同时，气虚推动无力，血行迟缓则形成血瘀。故气虚往往导致血瘀，而瘀血内阻，脑失濡养，便发眩晕。明代虞抟提出“血瘀致眩”。明代杨仁斋《仁斋直指方论》曰“瘀滞不行，皆能眩晕”，清代潘楫《医灯续焰》认为“眩晕者……有因于死血者……诸阳上注于头，诸经上注于目，血死则脉凝泣，脉凝泣则上注之薄矣，薄则上虚而眩晕生焉”。另外，气能生血，气虚则血生化无源而衰少；阴血虚不能制阳，阳升无制而化风，上扰清窍则眩晕，即“无风不作眩”。同时，风邪上扰，气机升降

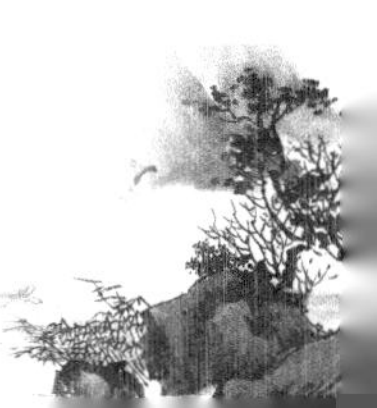

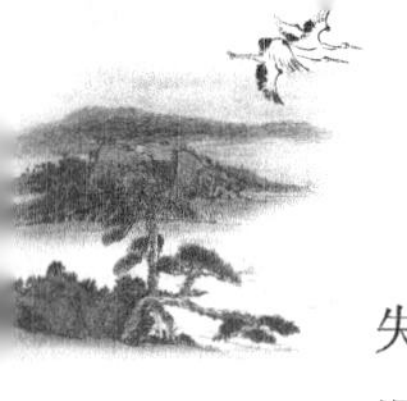

失常，导致“清气不升，浊阴不降”，脑失清气的濡养也可导致眩晕。再者，气虚水湿运行不利可成痰，血瘀津凝也可成痰，痰浊阻于中焦，清阳不升，即“无痰不作眩”。另外，痰为阴性有形之物，滞留体内影响血液运行，又可产生瘀血。

总之，本病总属本虚标实，气虚为本，血瘀、痰浊及风邪为标，其中以瘀血最为重要。气虚为因，血瘀是果，然血瘀日久亦可耗伤正气而加重气虚。如《医学真传·气血》言：“人之一身，皆气血之所循行，气非血不和，血非气不运。”

b. 原发性高血压气滞血瘀证实质的研究：近年来，心功能、超氧化物歧化酶（SOD）活性、血液流变学、微循环等检测手段在中医理论和临床研究中的运用日益广泛，这为揭示原发性高血压气虚血瘀症的病理本质提供了有效手段。目前研究结果表明，高血压气虚血瘀证具有以下特点。①心功能减退：气与心功能密切相关，气包含和代表了一部分心血管的功能。王崇行将老年对照组与成年组、老年高血压组与老年对照组超声心动图参数进行比较，结果显示增龄和高血压对心脏功能有明显影响，说明气虚证普遍存在于老年人及高血压患者中。②自由基代谢失衡：就能量代谢方面而论，细胞内 ATP 产生不足，是产生气虚证的内在物质基础。而 ATP 合成率降低又与自由基代谢密切相关。自由基代谢失衡可能是气虚证产生的机制之一。心气虚患者红细胞内 SOD 活性显著降低，血清内脂质过氧化物含量显著升高，可将 SOD 及 LPO 作为高血压肾气虚的客观依据。血瘀证的“黏、浓、凝、聚”等病理改变与自由基的增多及其引起的损伤有关。而且高血压患者 LPO 显著高于正常对照组，而血浆和红细胞 SOD 及 SOD/LPO 明显低于对照组，从而间接说明高血压与气滞血瘀证密切相关。③血液流变学异常：对高血压患者血液流变学的检查结果显示，高切变率下全血黏度、全血还原黏度、血细胞、血小板电泳时间均较正常组高，差异显著或非常显著，全血黏度与舒张压呈正相关。增龄和高血压对红细胞变形性、血黏度有明显影响。将体外血栓形成的测定作为高血压血瘀征象的客观检查和疗效判定指标。以上说明，高血压患者血液有“黏、聚”的倾向，符合祖国医学“血瘀”证血液生理、生化的改变。④凝血—纤溶指标异常：老年高血压患者疗程前后凝血—纤溶指标检测显示，老年高血压血瘀证者组织性纤溶酶原活化物（t-PA）活力趋向降低，纤溶酶原活化物抑制剂（PAI）活力趋向于增高，抗凝血酶-Ⅲ（AT-Ⅲ）浓度趋向于降低。以上说明，高血压血瘀证与微血栓形成在病理生理方面存在着一些共性。⑤微循环功能障碍：高血压患者微循环状况可表现为以下几方面，管襻数目减少、模糊；管襻痉挛或麻痹；襻顶瘀血；微血流停滞或瘀血；血色暗红；红细胞聚集；管襻周围渗血，认为微循环积分与舒张压呈正相关。表明高血压对微循环有明显影响。“久病入络为血瘀”“血凝于脉为泣”。

E. 内伤因素脾虚不运：脾虚在高血压的发生、发展过程中起着重要作用。临床上高血压患者常见头晕目眩，活动后加重，遇劳即发，神疲乏力等脾虚之症。

脾位于中焦，在膈之下。其生理功能主要为主运化、升清和统摄血液；与胃相表里，共为气血生化之源、后天之本，且共为气机升降之枢纽。脾的功能正常则水

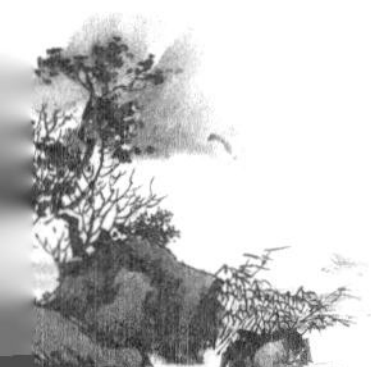

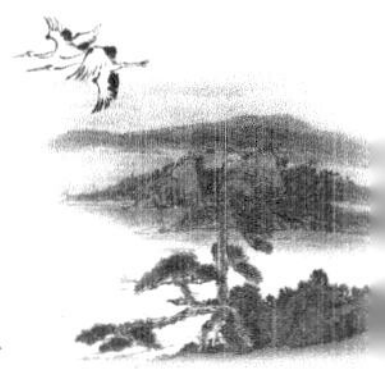

谷得以运化、输布、濡养全身，水液得以正常布散，血液得以运行脉中。反之，脾虚，脾气不能升清、帅血以上荣，则脑窍空虚而失于聪明，易发为眩晕；加以阴虚血少，不能下濡肝木，血虚而生风，是为肝木虚摇动风。脾虚则气血生化不足，气机调畅失司，体内精微物质不得布散濡养全身，水湿不化则聚而成痰，痰浊壅滞阻碍血行，久之痰瘀互结，便产生一系列虚实夹杂的病证，或外溢肌腠而为水肿，引起高血压，主要可分为脾虚肝郁、脾肾虚寒、脾虚痰阻等证型。

a. 脾虚肝郁：肝脏作为高血压主要病变脏腑，与脾脏关系最为密切。五行中，肝为刚脏属木，脾为阴脏属土，两者之间存在“木克土”的关系，克制之中又存在相互为用，即肝木必得脾土供给血液濡养，方遂其条达之性，即所谓“土旺荣木”；脾土必得肝木疏泄，方不呆滞而运化正常。若饮食不节，饥饱失宜损伤脾脏或忧伤劳倦、思虑过度伤脾，导致脾虚，则会出现一方面脾阳不振，脾的运化功能失调，水液代谢失常，导致水湿内停，土壅木郁，肝失条达而成高血压；另一方面脾阴不足，阴血亏虚，不能濡养肝脏，导致肝气横逆而致高血压。若情志失调，心情不畅，恼怒或精神紧张等伤肝，导致肝之阴阳失其常度，出现肝阳过亢，肝木过度地克制脾土，日久损伤脾脏导致脾虚，则也可形成肝郁脾虚之高血压。

b. 脾肾虚寒：肾为先天之本，脾为后天之本，两者关系密切，尤其肾阳与脾阳关系更为紧密。肾阳又称元阳，温养五脏六腑。脾脏的正常运行亦需肾阳的温煦；同时肾脏的功能正常又有赖于脾阳的协助和制约。肾阳虚，则一定伴有脾阳虚；脾阳虚，进一步发展也会出现肾阳虚。脾肾阳虚，下元虚冷，中元不足，土虚不能荣木，阴风萌动，乘巅为痛为晕，而发为脾肾虚寒之高血压。

c. 脾虚痰阻：脾主运化水液，即脾在人体水液代谢过程中起着推动和调节作用。脾运化水液功能的正常既能使全身各组织器官得到水液的充分滋养，又能防止水液在体内潴留。脾虚运化功能失司，水液代谢失常，导致水液停滞体内，产生湿、痰、饮等病理产物。痰浊内蕴，阻滞气机，使清阳不升，浊阴不降，浸淫脑窍而发为本病。若痰浊停留体内日久化热，痰热上犯，蒙蔽清窍亦可发为本病。

饮食不节、过度进食肥甘厚味，或过度饮酒，可损伤脾胃，引起脾胃气机升降失常，脾不运化，则聚湿生痰，蕴久化热，痰热上扰，痰浊犯于头则眩晕、昏沉；或嗜食咸味，过量食盐，可使血脉凝滞，耗伤肾阴，致肾阴亏虚，肝失所养，肝阳上亢，亦可导致眩晕；或饮食过饱，则食物摄入过量，超过脾胃消化、吸收和运化能力，久之则损伤脾胃，脾失健运，湿浊内蕴，导致血压升高，表现为头痛、眩晕等症。现代医学认为，高脂饮食导致血脂升高，临床检查可见甘油三酯（TG）、总胆固醇（TC）升高，高密度脂蛋白胆固醇（HDL－C）降低，久之可导致血管硬化，形成高血压。

《黄帝内经》中亦有“久卧伤气，久坐伤肉”之说，过度安逸，缺乏运动和锻炼可使人体气血运行不畅，脾胃功能减弱，痰瘀湿浊内生，郁久化火，痰火上扰，可导致血压升高；劳动过度伤脾气，而聚湿生痰，上扰清窍，导致血压升高；劳神过

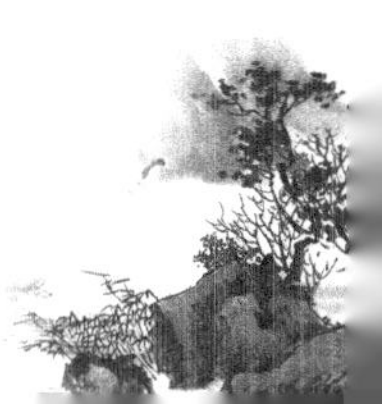

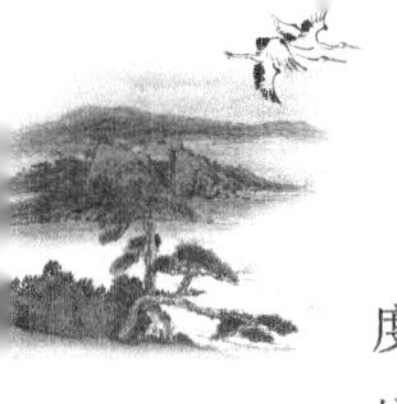

度则暗耗阴血，房劳过度则耗伤肾阳，均可导致肝肾阴虚，肝阳上亢，引起血压增高。

F. 外感六淫血脉涩滞：“天人相应”是源自我国古代哲学的重要思想，也是中医基础理论中的重中之重。中医学认为人身体内部的变化与自然界息息相关，并且遵循着一定的自然法则。《素问·宝命全形论》指出：“人以天地之气生，四时之法成。”主要体现于人体的时间之序与自然之序相一致，且具有周期节律的震荡性特征。《素问·脏气法时论》通篇讨论脏气与四时之间的关系，详细论述了五脏疾病在四季的发生发展规律。根据统计对高血压患者的兼夹证进行分析，发现夹痰患者比例由春到冬逐渐降低，痰湿出现与季节的变化具有一定的关系。中医学认为春生发，冬封藏，人体顺应四时而动需要有一个过程，春季阳气始生，运化痰湿之力稍逊，加之饮食不节，故兼夹痰湿在春季较多而逐渐减少。

四季变化对高血压患者的血压有明显影响。中老年高血压患者与健康中老年人的血压呈现季节性变化的规律。气象因素与高血压的发生、发展有密切关系。现有研究证实，气温变化是血压季节性变化的主要影响因素。气温每降低1℃，收缩压便升高1.3mmHg，舒张压升高0.6mmHg，冬春季血压要比夏季高12.0/6.0mmHg。正常人与高血压患者的血压同样有季节性变化，高血压患者血压变化幅度比健康人更大，中老年高血压患者的血压随季节变化，以夏季与冬季之间较为明显，冬季的收缩压与脉压要高于夏季，而健康中老年人的血压随季节变化发生波动的幅度不如高血压患者明显，主要表现为舒张压冬季高于夏季。

冬季血压升高的原因可能是人体在外界干冷的环境下受到明显影响：①寒冷天气激活交感神经兴奋，儿茶酚胺分泌增多，心率增快及外周组织血管收缩，血管阻力增加，血压升高；②冷刺激激活RAAS系统，引起血管收缩，血压上升；③冬季皮肤血管收缩，出汗减少，血钠升高引起容量负荷增加，血压升高。众所周知，RAAS系统是体内重要的神经内分泌系统，在调节水电解质平衡、血容量、血管张力和血压方面具有重要作用，是高血压形成的关键因素。AngⅡ作为RAAS系统重要的效应物质，作用于AngⅡ受体（ATR）刺激肾上腺皮质球状带细胞分泌醛固酮，产生保水保钠的效果；同时AngⅡ可使小动脉平滑肌收缩，以上两种机制均会使血压升高，共同参与高血压的发生与维持。另外，AngⅡ还可通过氧化激活和炎症反应诱导高血压的发生。AngⅡ在高血压的形成和发展中具有至关重要的作用，而高血压的季节变化与AngⅡ的相关性研究相对较少。通过观察老年高血压患者在冬季和夏季血压的变化，发现老年高血压患者冬季平均收缩压、平均舒张压、平均脉压均高于夏季。

充分考虑自然环境对血压季节性变化的影响因素，调整高血压的处理措施具有重要临床意义。在夏季，轻度高血压患者的血压会自动降至正常范围，可暂时减用降压药，且逐步减少剂量比较安全。高血压患者在冬季温差较大时，要严格进行血压的监测，及时发现血压的变化，调整抗高血压药物的服用情况（选择增加剂量、

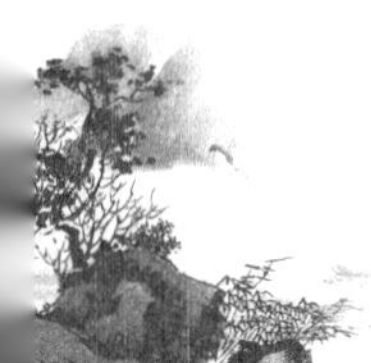

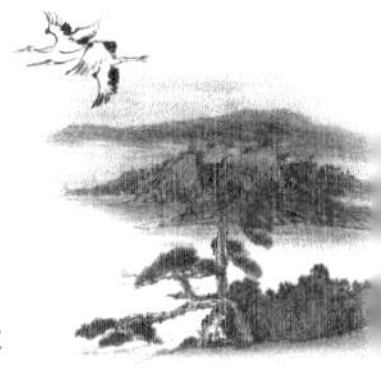

增加不同类型的药物使血压值稳定在正常水平）以便更好地控制血压。不同季节采用不同的用药方案，能减少血压季节性过高和过低的不良影响。对高血压患者应根据季节的变化、自身血压的情况，调整用药，控制血压。

长期高血压可引发全身小动脉中层平滑肌细胞增殖和纤维化，从而影响重要脏器的结构和功能。血压的季节性变化可增加心血管事件的风险，高血压患者冬季血压增高，易导致心脑血管痉挛，促发脑出血。应针对季节性变化规律采取防治措施；宣传“平衡饮食、适量运动、戒烟限酒、心理平衡，控制体重”的健康理念；对高血压患者进行有效和可行的生活干预，以社区为基础的高血压综合干预，加强健康教育，在季节变化时，仍然能够有效地控制高血压，降低脑出血、脑梗死等严重并发症的发病率和死亡率，以便提高高血压患者的生存质量。

（二）对高血压发病机制的认识

《黄帝内经》称“诸风掉眩，皆属于肝”，《备急千金要方》指出“肝厥头痛，肝火厥逆，上亢头脑也”，《医学三字经》指出“丹溪宗河间之说，谓无痰不眩，无火不晕”。现代观点认为，高血压的病理变化规律早期以阳亢或阴虚为主，后期阴损及阳，则多见阴阳两虚或气阴两虚。本病的发生与肝肾关系密切，病位在肝，病根在五脏，脏腑病症之间具有相互传变、交叉错杂的特点。有学者提出独到见解，认为五脏皆可“升压”，非独肝也，而痰、瘀为两大致病因子。他认为，高血压以眩晕、头痛为主症，以血压升高为标志，其发病首责之肝。无论肝阳之亢、肝阴之虚，皆可致血压上升，甚或化风扰脑，酿成中风急症。

基于临床总结，诸多学者主张以虚实为纲，分析高血压不同的病因病机，实者责之肝，虚者责之肾，确立相应的治疗大法。也有学者认为，气血失调是引起高血压的最直接原因，病理机制为气血逆乱。血在气的推动下循于脉道，环周不息，当气血两者保持平衡状态时，人体脏腑组织的生理功能就能维持正常；相反，当这种动态平衡遭到破坏时，可出现气血逆乱。还有学者认为，病邪入脑是高血压的基本病机，因脑为元神之府，只需清气熏养，不容阴浊之气来犯，若有邪犯，则疾病顿发。著名学者陈亦人教授认为，高血压的基本病机为气血失和、阴阳失调。病分虚实，虚者为肝肾阴虚、肾精不足、脾气亏损、肾阳失煦等；实者有痰浊、瘀血、气滞、肝火等失调，严重者可发展为气血逆乱。吴华堂等认为，本病为先天禀赋异常、饮食不节、情志失调、年老脏腑功能衰退及环境因素等导致脏腑气血阴阳失调，或形成风、火、痰、瘀等病理性因素扰乱血脉，导致气血运行乖戾而成。

大多数学者认为，高血压在中医发病机制上以肝肾阴虚而致肝阳上亢为本，痰瘀互结为标，以心、肾、脑及血管病变等并发症为形态学改变，在中医病因学属痰或瘀的致病特征范畴。因此，高血压与其并发症的病机相合则为“肝肾阴虚、痰瘀相兼”。

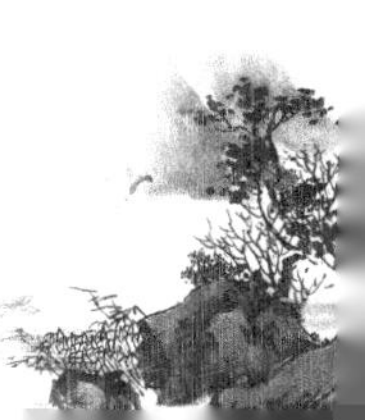

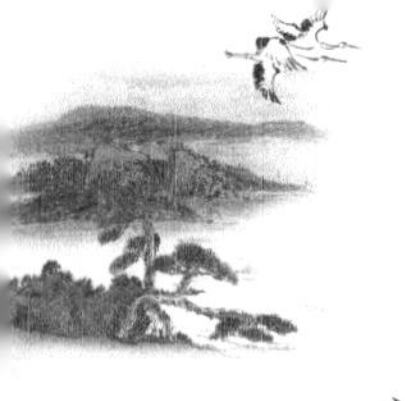

1. 肝肾阴虚是高血压发病的核心病机　肝藏血，主疏泄，在五行属木；主升，主动，正常情况下调节着人体气机的升降出入，使气血和调，经络通利，脏腑组织器官活动也就正常和调。若长期情志不畅导致肝失疏泄，气逆于上，血随气升，充塞清窍则头昏目胀，眩晕而痛，面红耳赤，心烦易怒，即《素问·调经论》所说的"血有余则怒"。病程日久则化火伤阴，阴不制阳，肝阳独亢于上，升腾无制则化风而发为高血压。主要表现：眩晕欲仆，头摇而痛，项强肢颤，语言謇涩，手足麻木，步履不正，甚则昏不知人，口眼㖞斜，半身不遂，舌强不语。

肾主水，司膀胱之开阖，为一身阳气之根本，内寓真阴真阳，为先天之本，肾之气阳充足则气化功能正常，通过三焦将肾中精气输送至全身，濡养和温煦各个脏腑、组织，使机体得以正常。若先天禀赋不足或后天失养，或劳倦损伤肾阴肾阳则发病，肾阳不足则气化失司，水液代谢失常，蓄积体内，则"水泛为痰"（《证治汇补·痰症》）或外溢肌肤而为水肿，发为高血压。表现为头身困重，眩晕耳鸣，面色灰滞，伴心悸、气促，或全身浮肿，按之没指。肾阴虚则肾阳相对亢盛，阳盛则热，热之极便是火，火热之邪上扰则心脉流动薄疾而发为高血压。又因阴虚则水不涵木，肝阳独亢，亦可发为高血压。主要表现为头晕耳鸣，烦热性急，腰膝酸软，盗汗，脉细数等。

《黄帝内经》有"诸风掉眩，皆属于肝"，《备急千金要方》也指出"肝厥头痛，肝为厥逆，上亢头脑也""其痛必至巅顶，以肝之脉与督脉会于巅，故肝厥头痛必多眩晕"，认为肝是高血压的发病枢纽。《灵枢·海论》述"髓海不足，则脑转耳鸣，胫酸眩冒，目无所见"，可见本病与肾虚也有一定关系。缘于高血压患者发病前常有恼怒忧思等不良情绪，使肝失条达，郁而化火伤阴，阴不制阳而成阴虚阳亢之证，出现眩晕、头痛、面红、脉弦诸症；部分有家族史之患者多有先天肾精不足，肝肾同源，易致肝肾阴虚，水不涵木，而成阴虚阳亢，此为"肝肾阴阳失调"。

从中西医结合角度来讲，中医学认为，人动则血运于诸经，人静则血归于肝脏。肝藏血之功能失常会影响血量之调节，而血压高低与全身血容量有密切联系；恼怒、忧思、焦虑常使肝失条达，久之化火伤阴而致阳亢。曾有人对肝阳上亢证患者进行心理调查，发现其情绪障碍以焦虑为主，而现代医学证明人在长期精神紧张、压力、焦虑下会引起高血压；交感神经活动增强也是高血压发病机制中的重要环节，而现代藏象研究揭示肝阳上亢证的病理生理基础就是外周交感—肾上腺髓质功能偏亢，并认为这是肝阳上亢证之本质。高血压属于多基因遗传病，其遗传因素与中医的先天之本——肾有一定联系；另外，肾主水，肾虚可致主水功能失常，而现代医学认为肾脏的利尿、利钠功能及肾素分泌与血压的长期调节有关。因此，高血压的基本病机可以概括为"肝肾阴虚，肝阳上亢"。

总之，本病因情志、饮食及劳欲等因素相互作用所致，以肝阳上亢为主，久延伤阴，形成肝肾阴虚和血瘀。基本病机应为阴虚阳亢、肝肾不足、血脉瘀阻；素体阳盛，肝阴不足，加之忧郁恼怒，气郁化火，风阳升动，上扰清窍。

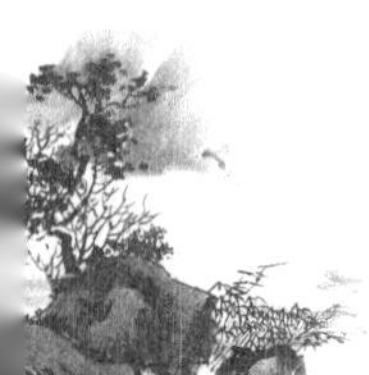

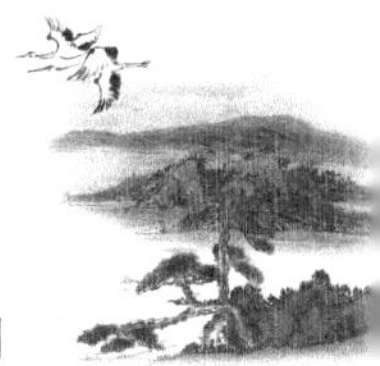

2. 痰瘀阻滞是高血压发病的重要环节　痰浊上蒙引起的高血压比较常见，隋朝《诸病源候论》中指出："鬲者，谓痰水在于胸鬲之上，又犯大寒，使阳气不行，另痰水结聚不散，而阴气逆上，上与风痰相结，上冲于头，即令头痛。"

痰是既是一种病理产物，也是致病因素。中医学将痰分为有形之痰和无形之痰。有形之痰源于脾，贮于肺，经呼吸道排出体外。无形之痰是停滞在脏腑经络等组织中未被排出的痰液，高血压与无形之痰关系密切。痰的来源有内源性和外源性两种，外源性的是饮食不节，嗜食肥甘厚味之品，生湿成痰，与高脂饮食导致血脂升高理论相吻合，内源性的是脏腑功能失调，水谷运化输布失常而滋生，即体内脂质代谢异常所致。临床检查血脂异常：甘油三酯、总胆固醇升高，高密度脂蛋白胆固醇降低，久之血管硬化，导致高血压。血中脂质与痰属同一源，多因水谷精微不化所致。现代医学所言脂质属中医学中的无形之痰，是导致高血压的重要因素之一。痰之为病，无处不到，变化多端。朱丹溪从痰论之，"无痰不作眩"，痰浊上犯于头则眩晕；痰阻于心，心血不畅，则胸闷心悸；流窜经络则肢体麻木，或半身不遂。张锡纯善用中西合璧，认为本病的主要病机为"气血上逆"。

血瘀致眩中医古籍早有记载。虞抟倡有"血瘀致眩"的观点。杨仁斋《仁斋直指方论》则曰"瘀滞不行，皆能眩晕"，《医宗金鉴》也认为"产后瘀血停滞，神迷眩晕，非纯用甘温破血行血之剂，不能攻逐荡平也"，认为血瘀是导致本病的主要原因。叶天士认为"久发频发之恙，必伤及络，络乃聚血之所，久病必瘀闭"，正所谓"久病入络""久病入血"。王肯堂在论头痛时也指出"瘀塞其经络，郁而成热则脉满，满则痛"。归纳起来大体有以下几种原因：①气滞致瘀：血液在脉中循环周流，除与心主血脉的功能有关外，还赖气的温煦推动。气为血帅，气行则血行，气滞则血滞，故肝郁气滞，疏泄失常，则瘀血既成。②气虚致瘀：多由年高脏器虚衰，气血亏虚，或思虑劳伤过度，或久病伤气而致气虚。气虚不能帅血，则鼓动无力，可致血液缓慢、涩滞沉积，而在经脉中形成瘀。即王清任所说"元气既虚，必不能达于血管，血管无气，必停留而瘀"。③痰浊致瘀：平素饮食不节，摄入肥甘厚味太多，损伤脾胃，或劳倦伤脾，以致脾阳不振，脾运失职，水湿内停，聚集成痰，或肾虚不能化气行水，水泛为痰，痰阻血络，气血运行不畅而成痰浊夹瘀。④肝热致瘀：高血压患者素来性情急躁，日久肝郁化热，血受热煎熬凝聚，而成热瘀互结，血脉郁滞而导致瘀血。与《医林改错》"血受热则煎熬为块"的理论是一致的。⑤阳亢致瘀：高血压阳亢证是在阴亏的基础上派生的，阴虚则津亏液少，势必不能载血循经畅行，加之阳亢燥热内灼，煎熬营血，血行涩滞，导致血瘀。故《读医随笔》说"阴虚必血滞"。⑥阳虚致瘀：多因久病不愈，阴阳俱虚，阴损及阳，阳虚则阴寒内盛，阴寒凝滞而引起瘀血，此与《医林改错》"血受寒，则凝结成块"的理论相吻合。

最新研究表明，痰、瘀是高血压发病中不可忽视的因素。实践提示，高血压早期多为肝肾阴虚、肝阳上亢型，而年龄较大、病程较长的高血压患者，由于增龄和疾病因素，往往表现有夹血瘀夹痰湿征象，尤以气虚（主要为心气虚、血瘀型）为

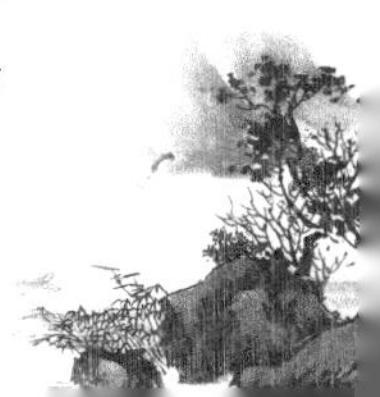

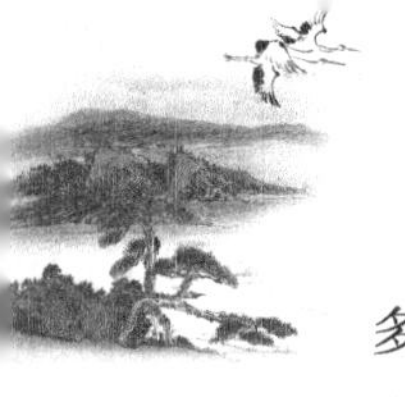

多见。辨证论治是中医治疗学的一大特色，我们以往就已发现中医辨证分型与机体病理生理变化具有内在规律性联系。观察心气虚血瘀型高血压患者的病理生理改变，提示随着年龄的增长会导致心脏功能的减退、血液黏度增加、外周血管阻力增加和血流动力学异常，而心气虚血瘀型高血压患者与同年龄老年高血压患者相比，则有进一步的功能减退。中医学认为，气有推动作用，心主血脉，心气不足，则推动乏力，易致气滞血瘀，而产生病理产物。高血压辨证病位多在肝，中医学认为，肝主疏泄功能之一是调畅气机，使气机通利，气行则血行，又主藏血，调节全身之气血。情志失调致肝的疏泄失常，气郁日久伤血可致血瘀；气滞则水行不畅，致水湿潴留，聚而生痰。肝主疏泄功能之二是促进脾之运化，若疏泄失常，脾不运化，或饮食伤脾，脾虚水湿不运，聚湿成痰。如肝的疏泄功能失常，肝郁化火，灼伤阴液，致肝肾阴虚，无以濡养血脉，可内生瘀血和痰浊。瘀血为血运异常的病理产物，痰湿是津液代谢异常的病理产物，两者既为病理因素又为致病因素，致气血升降出入无常。而气滞又可致痰湿内阻或血行不畅，故在病理上痰瘀多相关。瘀血与痰浊互结，阻滞血脉使血液运行不畅致眩晕、头痛等，引发高血压。

现代中医研究认为，造成瘀血的重要原因之一是血液处于浓、黏、凝、聚状态，而血液黏稠度高会使外周阻力增加而导致血压上升。邓铁涛教授认为，动脉粥样硬化与中医痰证有关，而动脉粥样硬化正是高血压常见的血管并发症之一。现代医学研究认为，血管内皮细胞损伤、血液流变学异常和微循环障碍、红细胞变形能力减弱、血小板功能异常为高血压血瘀证的病理基础。且痰浊证的特征是血脂代谢紊乱，纤维蛋白原增加、血尿酸升高、高血脂和高血黏度与中医学的痰浊、瘀血密切相关。从临床上看，高血压中风后或高血压心脏病、高血压肾病都是“血瘀”的病理及转归。高脂血症、高血压、脑动脉粥样硬化等无不以痰瘀、血瘀为基本病理因素。因而，高血压的主要病机之一是痰瘀互结。痰瘀互结作为高血压的病因和重要的病理机制之一，活血化瘀可降低血压，减轻心脏负荷，改善血液流变、心功能，并可逆转高血压性左心室肥厚。即使痰瘀互结症状不明显，也应防患于未然，疏其血气，令其条达，以致和谐。因此，治疗时对其“标”——“痰瘀互结”也应兼顾。

从症状上看，高血压患者常出现头晕、头痛、颈椎不适、心绞痛、腰酸、肢麻、失眠、舌苔暗紫、脉涩或细或弦等症状，中医学认为，这些症状均与血瘀有关。现今的临床研究发现，高血压患者临床各型中大多夹有血瘀证。通过对高血压患者检查甲襞微循环状态，记录清晰度、管襻数、血流速度、血液颜色、乳头等发现肝火亢盛型、阴虚阳亢型、痰浊壅盛型、气血瘀滞型的微循环的障碍程度逐渐加重。

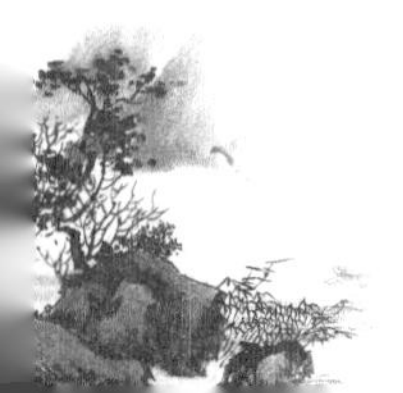

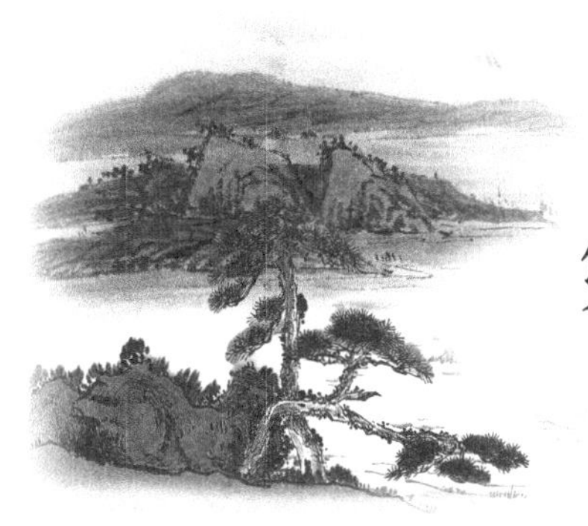

第二章 高血压的临床特点

第一节 高血压的流行病学现状

一、高血压的流行现状与趋势

高血压的临床流行现状实际上是非常严峻的。目前来说，高血压不但是国内也是全球疾病负担中最重要的一个危险因素。我国有三亿的高血压患者，这部分高血压实际上是真真实实存在的，但是由于诊断的手段问题，没有被确诊，称之为隐匿性高血压。还有将近四亿的高血压前期人群。这四亿的高血压前期人群的患者10年之后有50%会进展成为高血压。所以有四亿的高血压后备军。最终我们所熟知的，导致了70%的脑卒中、50%的心肌梗死，还有50%的心力衰竭，20%的肾衰竭。所以说心脑血管疾病层次也达到了42%以上。

2023年，《中国高血压临床实践指南》将国人的高血压标准下调，我们之前的高血压标准是收缩压≥140mmHg和或舒张压≥90mmHg。现在下调至血压≥130/80mmHg。新标准调整以后，我国高血压患者数量将大大增加。

根据有关部门统计数据显示，国内2022年高血压患病人数已达2.45亿之多。成年人中患高血压的人群占27.9%，这就说明，国内每10个成年人中就将近有3个人患有高血压。按照新的标准估算，高血压数量将接近5亿，1/3的国人都将成

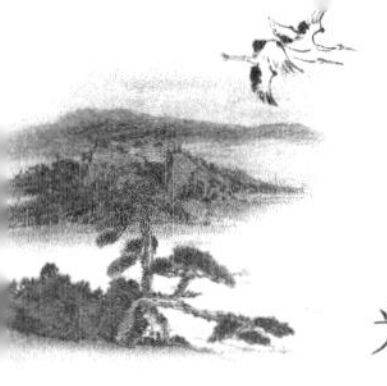

为高血压患者。

需要加强高血压防控的重点人群是男性、中青年、农村和少数民族人群（基于患病率对比）。

高血压开始盯上年轻人，近年来，我国高血压发病率逐渐呈现出年轻化趋势。当代年轻人饮食、作息习惯不健康，工作压力导致精神常处于紧绷状态，交感神经容易过度激活，易产生心率加快、血压升高，会增加心血管事件（冠心病、心力衰竭和卒中等）的发生率。

二、高血压的危险因素

（一）遗传因素

高血压具有明显的家族聚集性。父母均有高血压，子女发病概率高达46%。约60%的高血压患者有高血压家族史。高血压遗传可能存在主要基因显性遗传和多基因关联遗传两种方式。

（二）环境因素

1. 饮食　不同地区人群血压水平和高血压患病率与钠盐平均摄入量显著正相关，钾摄入量与血压负相关。北方人比南方人更容易高血压，高血压的发病率远远高于南方人。高盐饮食也是其重要的影响因素。高蛋白摄入属于升压因素。饮食中饱和脂肪酸或饱和脂肪酸/多不饱和脂肪酸比值较高也属于升压因素。饮酒量与血压水平线性相关，尤其与收缩压相关性更强。

2. 种族　高血压的患病率，在不同的种族人群之中，是出现明显的差异的。黑人的高血压发病年龄就比较早，血压和白人相比更加地难以控制，且出现高血压的并发症的比例也是高于白人的。在我国，哈萨克族人的高血压发生率，远远高于汉族和其他的民族。

3. 精神应激　从事精神紧张度高的职业发生高血压的可能性较大，此类高血压患者经休息后症状和血压可获得一定改善。

4. 吸烟　可使交感神经末梢释放去甲肾上腺素而使血压增高，同时可以通过氧化应激损害一氧化氮介导的血管舒张，引起血压升高。

5. 过量饮酒　饮酒可以使心跳加快、心脏负担加重、心肌耗氧量增加、血流加快、血压波动较大、容易发生心绞痛、心肌梗死和脑出血。

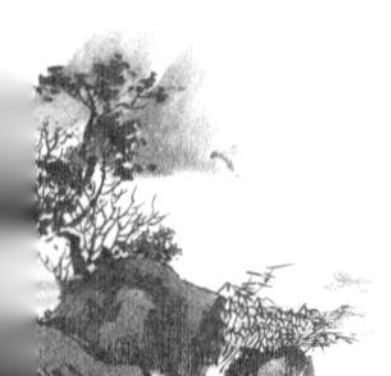

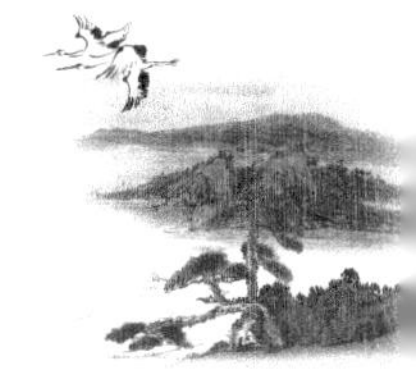

（三）其他因素

1. 体重　体重增加是血压升高的重要危险因素。

2. 药物　避孕药、麻黄碱、肾上腺皮质激素、非甾体类抗炎药、甘草等可使血压升高。

3. 睡眠呼吸暂停低通气综合征引起身体缺氧，外周动脉反射性收缩引起血压升高。

4. 噪音　经过既往的研究，噪音是可以通过听觉的感受器及传入神经，传入大脑皮层自主神经中枢的。长期的噪音刺激，可引起人体自主神经调节功能的紊乱，导致噪声暴露者的血压升高。也有研究表明，长期居住在嘈杂环境中的人，更易患上高血压。并且随着对噪音接触时间的延长，和噪音强度的提高，高血压的患病率也是有明显地升高的趋势的。

5. 缺乏运动　现代人往往 24 小时都处在一种“静止”状态，缺乏运动，加之精神紧张，社会压力大，都是导致高血压病发生的重要因素。

6. 年龄因素　随着年龄的增加，血压也会随之增加。

三、高血压的危险分层

高血压病危险程度可分为 4 层，主要有低危、中危、高危、极高危，主要与危险因素的多少有关。影响高血压患者心血管预后的重要因素见表 2－1。

1. 低危　若收缩压维持在 140～159mmHg，舒张压处于 90～99mmHg，且无其他危险因素，则为低危。

2. 中危　收缩压为 140～159mmHg，舒张压为 90～99mmHg，存在年龄、吸烟、冠心病家族史、靶器官受损等危险因素 1～2 个，则为中危。

3. 高危　若收缩压＞159mmHg，舒张压＞99mmHg，具有上述危险因素的 3 个以上，则属于高危。

4. 极高危　若高血压患者合并糖尿病、冠心病等基础疾病，多为极高危。

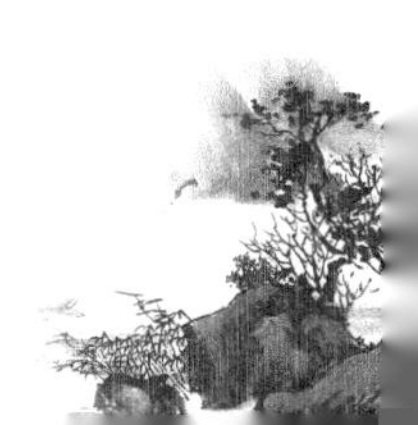

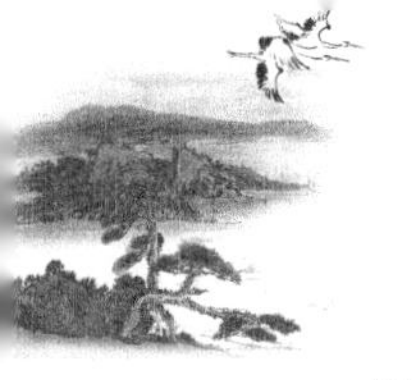

表 2-1　影响高血压患者心血管预后的重要因素

心血管危险因素	靶器官损害	伴发临床疾病
高血压（1～3 级） 男性>55 岁；女性>65 岁 吸烟或被动吸烟 糖耐量受损（2 小时血糖 7.8 ～ 11.0mmol/L）和（或）空腹血糖异常(6.1～6.9mmol/L) 血脂异常：TC ≥ 5.2mmol/L（200mg/dl）或 LDL - C≥3.4mmol/L (130mg/dl) 或 HDL - C< 1.0mmol/L (40mg/dl) 早发心血管病家族史 （一级亲属发病年龄<50 岁） 腹型肥胖：（腰围男性）90≥cm，女性≥85cm）：或肥胖［BMI≥（28kg/m^2）］ 高同型半胱氨酸血症>15μmol/L	左心室肥厚 心电图：Sokolow - Lyon 电压>3.8mV 或 Cornell 乘积>244mV/ms 超声心动图 LVMI 男 ≥ 115g/m^2，女 ≥ 95g/m^2 颈动脉超声 IMT ≥ 0.9mm 或动脉粥样斑块 颈—股动脉脉搏波速度≥12m/s（选择使用） 踝/臂血压指数<0.9（选择使用） 估算的肾小球滤过率降低［30 ～ 59ml/（min · 1.73m^2）］；或血清肌酐轻度升高：男性 115 ～ 133μmol/L（1.2～1.4mg/dl） 微量白蛋白尿：30～300mg/24 小时或白蛋白/肌酐比：≥ 30mg/g (3.5mg/mmol)	脑血管病 脑出血 缺血性脑卒中 短暂性脑缺血发作 心脏疾病 心肌梗死史 心绞痛 冠状动脉血供重建 慢性心力衰竭 心房颤动 肾疾病 糖尿病肾病 肾功能受损 包括肾小球滤过率<30ml/(min·1.73m^2) 血肌酐升高：男性≥133μmol/L（1.5mg/dl），女性≥124μmol/L（1.4mg/dl）。蛋白尿（≥300mg/24 小时） 外周血管疾病 视网膜病变 出血或渗出， 视盘水肿 糖尿病 新诊断：空腹血糖≥7.0mmol/L（126mg/dl）>餐后血糖≥11.1mmol/L（200mg/dl） 已治疗但未控制：（HbAlc）≥6.5%

注：TC. 总胆固醇；LDL - C. 低密度脂蛋白胆固醇；HDL - C. 高密度脂蛋白胆固醇；LVMI. 左心室重量指数；IMT. 颈动脉内膜中层厚度；BMI. 体质指数；HbAlc. 糖化血红蛋白

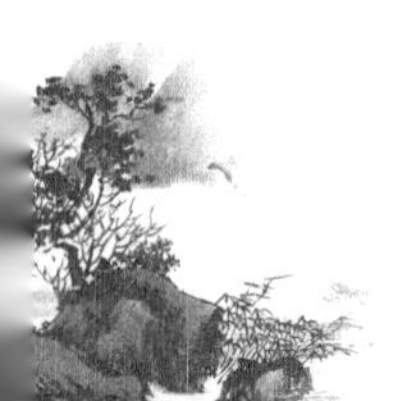

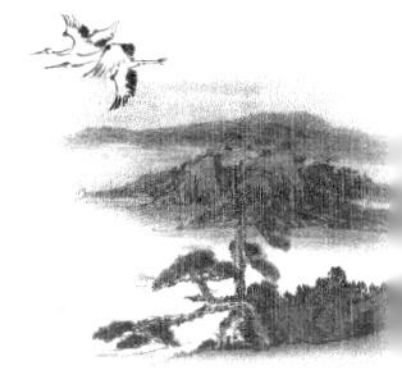

第二节　高血压的病因病机及发病机制

一、高血压的病因病机

（一）病因

中医认为，高血压的发病由多种因素导致，主要因素如下。

1. 体质因素　中医体质是指机体在气血、阴阳、经络、脏腑等基础上表现出盛衰差异而形成的独有特性。人的体质主要受父母遗传因素的影响，父母有高血压病史者更易患高血压病。

2. 年老体衰　年老以后，五脏六腑之精亏虚，一身之气血不足，脉道不通利，气血阻滞于脉道之内，造成身体阴阳不和。年老精血不足，肝肾阴虚，引起肝阳上亢，而易诱发高血压病。

3. 饮食不节　饥饱失常，或饮食偏嗜，如偏嗜肥腻、辛辣、黏食、酒食、咸食等，均会影响脾胃正常的运化功能。脾胃运化失常则气血生化乏源，以致气血亏虚，各脏腑功能失调；嗜食肥甘厚味者，易生痰湿；嗜辛辣酒食者，易变成痰火。此类皆会诱发高血压。

4. 情志因素　七情是指喜、怒、忧、思、悲、恐、惊七种情志。七情分属五脏，以喜、怒、思、悲、恐为代表，称为五志，“五志过极皆可化火”。五志之中，怒与高血压的发生有直接的关系，“怒极伤肝”，使肝阳上亢，易诱发高血压。

5. 劳逸失度　久坐、久视、多思、过劳、过逸皆会耗伤气血，使机体阴阳失调。气虚则清阳不升，血虚则清窍失养，从而引发高血压。

（二）病机

高血压的病机主要分为虚、实两方面。实证主要责之风、火、痰、瘀。内脏功能失调，肝风内动而发病；素体阳甚，暴躁易怒，气郁化火而发病；厥阴风火上逆作痛；或是饮食不节，嗜食肥甘厚味，损伤脾胃，健运失司，水谷精微不化，聚湿生痰，痰湿壅盛，阻于清窍，发为眩晕，正所谓“无痰不作眩”；痰湿壅盛，碍血运行，则痰瘀互结，痹阻清窍，而至眩晕。虚证主要由于气、血、精不足，又与肝、脾、肾等脏腑密切相关。久病、过劳、年老、体虚等，致使气血不足，则脑窍失养；

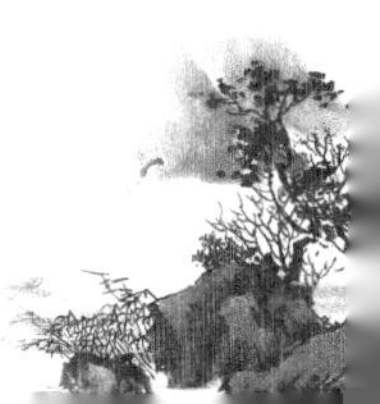

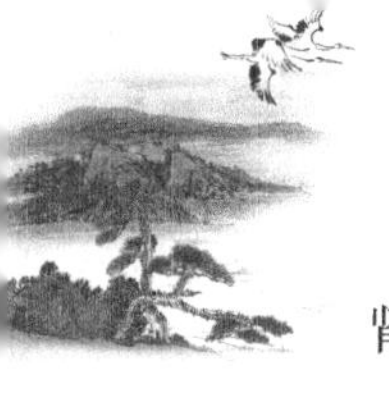

肾精亏虚，则髓海不足，脑窍无以充盈，而表现出头晕目眩的症状。总体来讲，中医认为高血压的发病其标在肝，其本在肾，影响及心。

二、高血压的发病机制

(一) 遗传因素在原发性高血压中的作用

研究表明，遗传因素可以解释30%～50%的血压变异，遗传亲缘关系越近，血压的相似性越大。对于遗传相似性100%的单卵双胞胎而言，收缩压相关系数为0.5～0.8；对于双卵双胞胎而言，该系数为0.19～0.46，而对于遗传相似性大约50%的非孪生同胞而言，收缩压相关系数平均为0.23。生物学子女中血压值的相关性也好于收养的子女。

考虑到多个神经、激素、肾和血管机制参与血压调节的复杂性，确定能够解释大部分血压变化的突变基因是比较困难的。此外，血压遗传变异并不仅仅是由单个基因变异所造成（迄今为止，发现的增加肾钠重吸收及血压的单基因疾病仅占高血压患者的不到1%），而且遗传差异的多态性、基因之间复杂的相互作用，以及遗传与环境因素之间的相互作用也会造成血压的遗传变异，这使得问题变得更加复杂化。大规模的全基因组关联研究（GWAS）对数十万常见遗传变异进行了基因分型，并分析了与高血压的相关性，但是在识别造成高血压的基因方面成果有限。国际高血压联盟全基因组关联研究通过对200 000例欧洲个体进行的分析发现了16个新的与高血压相关的功能性遗传变异。在这些基因组中，有6个已经明确可以调节血压，而其他基因突变则提示存在新的途径。然而，所发现的全部遗传变异也只能解释很小一部分血压变化和高血压风险。有学者认为，高血压是多个能够升高血压的突变基因的累加结果。每种基因突变对血压的影响不大，但是在一定的环境条件下，这些基因一起作用便可以导致显著的高血压。

(二) 超重和肥胖在原发性高血压中的作用

研究证实，体重指数（BMI）与血压之间呈线性关系，而65%～78%的高血压风险来自超重和肥胖。临床研究还表明，维持BMI<25（kg/m^2）可以有效预防高血压，而减重可以降低大部分高血压患者的血压。肥胖或超重引起高血压的可能机制包括以下几种。

1. 血流动力学改变　肥胖会伴随有细胞外液量增加，而且许多组织的血流会增多，继而增加静脉回流和心排血量。肥胖者组织（如肾、骨骼肌和心脏）中的血流是增加的，即便是组织重量恢复正常之后。然而，尽管静息血流更多，但是内皮功

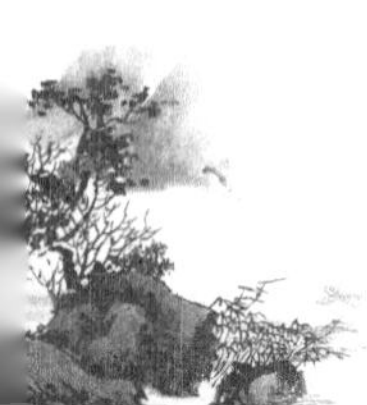

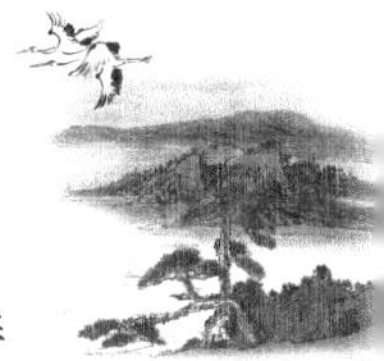

能不全、动脉僵硬及组织内血流储备减少等因素会限制运动引发的血管扩张。肥胖者血管功能不全的机制尚不完全清楚，但是很有可能涉及血压升高，炎症，高血糖，脂肪酸过多非β氧化代谢造成的“脂毒性”，氧化应激及多个神经激素系统的激活等因素。过多的内脏脂肪也是一个能够通过氧化应激、炎症、内皮功能不全、血管僵硬等一系列过程最终导致动脉硬化的危险因素。

2. 肾脏钠重吸收增加　肾钠重吸收增加以肾-压力利钠作用降低在肥胖或超重造成的血压升高中发挥了主要的作用。其可能机制包括：①内脏、腹膜后及肾窦脂肪增多对肾的挤压：在内脏性肥胖患者中，腹内压随着矢状腹径的增加可升高至35～40mmHg。如此高的压力可以压迫肾静脉、淋巴管、输尿管和肾实质。腹膜后和肾窦脂肪的增多均会伴随有高血压，并增加肥胖者发生 CKD 的风险；②RAAS 激活：肥胖者尤其是内脏性肥胖者通常会出现血浆肾素活性（PRA），血管紧张素原、ACE 活性、Ang Ⅱ及醛固酮的轻中度升高。脂肪细胞还能够合成血管紧张素原，但是迄今为止尚无研究直接证实脂肪细胞来源的血管紧张素原或 Ang Ⅱ在肥胖者血压调节中发挥重要作用；③SNS 激活及肾交感神经活性（RSNA）的升高：在动物和人体中进行的研究均提示 SNS 活性增加能够造成肥胖型高血压。研究表明，给予肾上腺素能阻滞药或可乐定能够避免大部分肥胖动物出现由肥胖造成的血压升高。同时，肾上腺素能阻断降低肥胖高血压患者动态血压的幅度显著高于消瘦的高血压患者。此外，肾去交感神经（RDN）可显著减轻存在难治性高血压的肥胖动物和肥胖患者的钠潴留和高血压。

3. 盐敏感性　由于摄入过多的盐会增加高血压的风险，因此限制盐的摄入是预防心血管和肾病的一个重要策略。年龄的增加或各种可能导致肾功能不全的病理生理状况均可以造成盐敏感性的增加。此外，一些可以增加肾小管钠重吸收的基因突变或神经激素变化也可以增加血压的盐敏感性。尽管盐敏感性存在多种原因，但是所有存在盐诱发的长期血压升高的个体均表现出肾-压力利钠作用降低的特点，同时以升高血压为代价来维持盐的平衡。动物和临床研究均表明，有几种类型的肾疾病能够增加血压的盐敏感性：①能够造成功能性肾单位丢失或肾小球毛细血管滤过系数降低的肾损伤；②肾小球阻力的不均匀增加；③无法适当调节 RAAS；④能够直接或间接增加肾对 NaCl 的重吸收（尤其是在远曲小管和集合管）的获得性或遗传性疾病。

（1）肾单位丢失和肾损伤增加盐敏感性：尽管通过手术去除多达70％的肾质量一般不会造成显著的高血压，但却会大幅促进高血压的盐敏感性。部分肾梗死、小管间质性炎症、肾免疫细胞浸润、免疫球蛋白 A（IgA）肾病、肾积水及其他多种类型的肾损伤也可以增加血压的盐敏感性。在慢性肾病患者中，血压的盐敏感性会随着肌酐清除率的降低而成倍增加。因此，与衰老、糖尿病、高血压相关的获得性肾损伤和各种类型的急慢性肾损伤通常也会增加血压的盐敏感性。

（2）内皮素与盐敏感性：内皮素-1（ET-1）的肾活性尤其是在集合管（CDs）

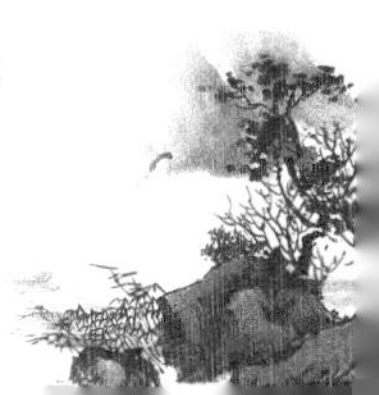

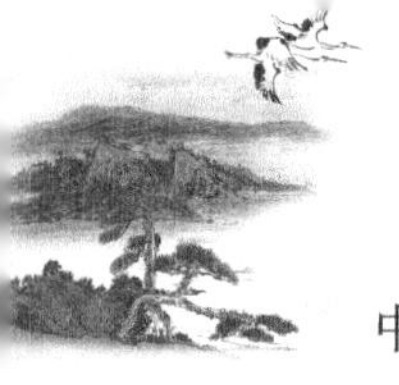

中的作用对于血压的长期调节和盐敏感性而言非常重要。盐/容量负荷能够刺激 CD 合成 ET-1，而局部释放的 ET-1 会激活 ETB 受体并抑制钠的重吸收。此外，CD 中 ETB 受体的特异性缺失也会增加血压的盐敏感性。CD 中 ET-1 合成的缺失或 ETA/B 受体的特异性缺失会造成比单一的 ETB 受体缺失时更大幅度的盐依赖性血压升高。尽管 ET-1 是一种强效的缩血管物质，而且可能会刺激 SNS 活性并调节血管外的钠储存，但是尚不清楚这些作用最终是否会影响肾-压力利钠作用、盐敏感性及长期的血压调节。然而可以明确的是，ET-1 在肾（尤其是 CD）中的活性在防止盐敏感性高血压中发挥了重要的作用。

（3）无法有效调节肾素-血管紧张素-醛固酮系统：RAAS 系统可以确保在摄盐量大幅度波动时维持钠平衡且仅有小幅的血压改变。然而，RAAS 系统过度激活或活性降低会增加血压的盐敏感性。局灶性的肾硬化或肾小球入球血管的收缩（如肾梗死时）会造成缺血肾单位内肾素分泌增多及灌注过多肾单位内肾素释放减少。因此，缺血及灌注过多肾单位在高盐摄入期间均无法充分地抑制肾素分泌，由此形成盐敏感性血压。使用血管紧张素转换酶抑制药（ACEIs）、Ang Ⅱ受体阻断药（ARBs）或盐皮质激素受体（MR）拮抗药也会使血压对盐摄入的变化更为敏感。因此，这些降压药物在盐摄入量正常或减少时的效果通常要大大好于盐摄入量增多时。

（4）盐敏感性高血压的遗传因素：迄今为止，发现的几乎所有的单基因高血压均有共同的肾 NaCl 重吸收增多及盐敏感性高血压的表型。尽管这些疾病占高血压人群的不到 1%，但是这些患者进一步提供了肾远曲小管和集合管 NaCl 重吸收过多引起的盐敏感性高血压的例子，如假性醛固酮减少症Ⅱ型（Gordon 综合征）、Liddlc 综合征、表现性盐皮质激素增多症（AME），糖皮质激素可抑制性醛固酮增多症（GRA）、先天性肾上腺异常增生、糖皮质激素无法治疗的家族性醛固酮增多症及妊娠合并高血压等。

4. 肾素-血管紧张素-醛固酮系统　RAAS 系统是人体内最强效的钠平衡和高血压调节系统之一，其中在钠排泄和长期血压调节方面最重要的是 Ang Ⅱ和醛固酮。

（1）Ang Ⅱ的作用：Ang Ⅱ具有强效的血管收缩作用，有助于在循环障碍和（或）容量衰竭的情况下维持血压。Ang Ⅱ主要作用于两种受体。激活 AT1 受体可导致血管收缩、肾 NaCl 转运增多及醛固醇的释放，上述作用均可最终造成水盐潴留。具体作用包括：①增加 NaCl 的重吸收并刺激肾上腺释放醛固酮而造成水盐潴留；②收缩肾小球小动脉，从而降低肾血流和管周毛细血管静水压，同时升高滤过分数和管周的胶体渗透压；③肾脏髓质血流或 Ang Ⅱ对直小管的直接作用可以促进亨利襻和 CDs 对钠的重吸收；④通过肾小管腔和基侧膜的作用直接刺激钠的重吸收；⑤增加 Na^+-H^+ 交换蛋白和 Na^+-K^+-ATP 酶的活性刺激近曲小管钠重吸收；⑥刺激亨利襻内 Na^+-K^+-$2Cl^-$ 转运蛋白及远端肾单位和集合管内的多种离子转运蛋白以增加 NaCl 的重吸收。AT2 受体与 AT1 受体的功能相反，可抑制细胞增殖、

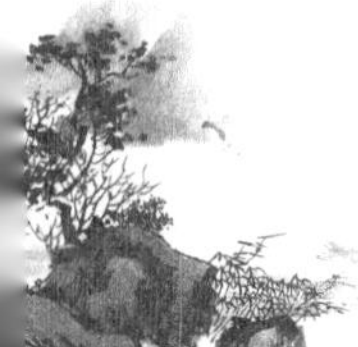

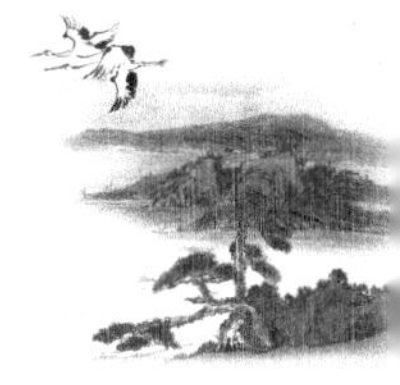

促进细胞分化并造成血管舒张和尿钠增多。

(2) 醛固酮的作用：醛固酮主要在细胞外 Ang Ⅱ和钾浓度升高时分泌，但是其他几个与体液容量变化和应激相关的因素也可以影响醛固酮分泌。在人体中，大约90%的盐皮质激素活性来自醛固酮。醛固酮刺激远曲小管、皮质集合小管和 CDs 内主细胞的 MR 以增加钠重吸收及钾的排泄。醛固酮对肾压力利钠作用的影响与 Ang Ⅱ是相似的。当摄盐量减少时，醛固酮会释放以增加肾钠重吸收，由此减少钠丢失并防止血压大幅度降低。摄入高盐时，醛固酮会被抑制，减少钠潴留并降低升高的血压。过多的醛固酮通过刺激肾钠重吸收而降低压力利钠作用并使得血压对盐更加敏感。

5. 交感神经系统　SNS 尤其肾交感神经在血压的长期控制及高血压的发病中发挥了关键的作用。肾加管、球旁器及肾小管都接受广泛的神经支配，这些神经的过度激活可以促进钠潴留、肾素分泌增多。以及肾-压力利钠作用减弱。尽管大部分高血压类型中的 SNS 激活通常都不足以减少肾血流和 GFR，但是即便是轻度的 SNS 激活也可以增加肾素释放并增加肾单位各部位（包括近曲小管、亨利襻，远曲小管和集合管）对钠的重吸收。因此，肾神经能够解释 SNS 与体液量控制和长期血压调节之间的关联。

研究表明，过度的交感神经激活在许多高血压患者的发病中发挥了关键的作用，尤其是那些内脏性肥胖者。除了肥胖之外，其他许多因素也被认为可以造成高血压患者的 SNS 激活，如压力感受器功能障碍和化学感受器对 SNS 的激活。

(1) 动脉压力感受器：动脉压力反射系统在即刻血压调节中的作用已经非常清楚，但其在长期血压控制中的重要性仍有争议。然而，动物研究表明，压力感受器区神经会加重由长期高盐饮食所引起的血压升高。其他研究也表明，高血压患者的压力感受器并不是完全重新设定，因此会对血压的升高产生缓冲作用。此外，有证据表明。与压力反射受损相关的较大的血压波动最终会造成肾损伤，而后者会加重其他高血压危险因素的影响。例如，压力感受器去神经动物存在显著的肾小球损伤及心脏肥大。因此，动脉压力感受器很有可能在防止心脏、血管和肾在血压波动较大时发生损伤中发挥了重要的作用。

(2) 外周化学感受器：颈动脉体是化学感受器，能够在低氧血症时通过反射增加通气和 SNS 活性。这些化学感受器可以与动脉压力感受器发生相互作用，即化学感受器刺激能够降低压力感受器敏感性，而颈动脉体抑制和（或）切除能够改善压力反射功能。在自发性高血压大鼠（SHR）和原发性高血压患者中进行的研究表明，外周化学感受器活性的持续增加可造成包括肾交感神经活性（RSNA）在内的 SNS 活性的持续升高及高血压。

6. 血管活性物质

(1) ET：ET 包括三种多肽，其中 ET-1 在心血管系统中占大多数，而且是已知在人体中最强效的缩血管物质。ET-1 的作用取决于其激活的受体：激活 ET A

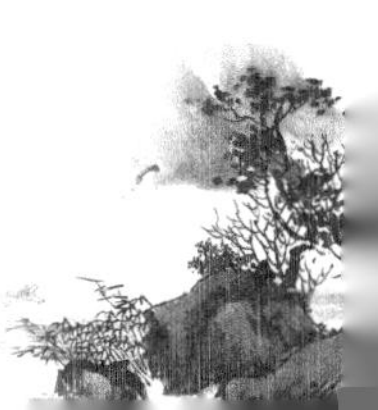

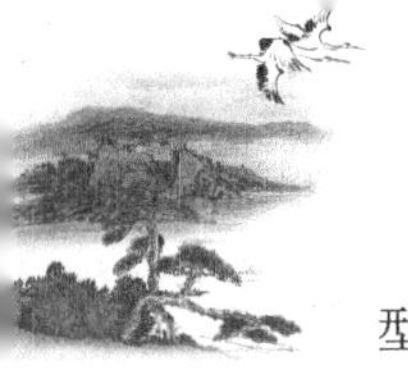

型（ETA）受体可以通过血管收缩、降低肾-压力利钠作用及对 VSMCs 的增殖作用而表现出一种升压效应；激活 ET B 型（ETB）受体可以通过内皮依赖的血管舒张而表现出降压作用，而这种舒张作用很可能是通过释放一氧化氮（NO）和前列腺素来介导的。除此之外，ET－1 还可以促进肾细胞增殖，同时，ET－1 过表达会造成肾小球硬化和间质纤维化。ET－1 还在介导肺内血管重塑、血管收缩和细胞增殖方面发挥了重要的作用，因此是肺动脉高压的一个治疗靶点。

（2）一氧化氮（NO）：NO 是由健康的内皮细胞在多种化学或物理刺激的情况下释放出的一种亲脂性气体，也是强效的血管舒张药。NO 可激活可溶性的鸟苷酸环化酶，后者能够催化 cGTP 转变为 cGMP。NO 还在降低 ET－1 的血管收缩活性方面发挥了重要的作用。同时，NOS 的抑制会增强 ET－I 的血管收缩作用。NO 在肾血流和血压的长期调节中发挥了必要的作用。肾内 NO 合成会降低肾血管阻力，增加尿钠排泄并有助于缓冲由缩血管物质导致的肾髓质血流减少和组织缺氧。长期抑制 NOS 可通过几种机制造成持续的高血压及肾-压力利钠作用的降低，其中包括对血流动力学和肾小管的作用。L－精氨酸合成减少及氧化应激增加造成的 NO 缺乏会最终导致难治性高血压。

7. 氧化应激　活性氧（ROS）不平衡而造成的氧化应激是心血管疾病的一个危险因素。实验证据表明，ROS 在高血压中发挥了重要的作用。常见的 ROS 包括超氧化物、过氧化氢和过氧硝酸盐等。尽管这些自由基对于维持正常细胞信号转导和内环境稳定而言有重要作用，但是当 ROS 浓度超过人体的抗氧化能力时会对细胞和组织产生损伤。

ROS 还可以调节几种血管转录因子和其他几个能够调节细胞生长、迁移和炎症的血管信号转导通路。此外，ROS 还参与调节血管平滑肌细胞钙浓度和血管收缩。在 SHR 体内，H_2O_2 会促进型钙通道的激活并增加钙内流，但是超氧化物会阻断这些作用，提示 ROS 对钙通道的激活存在差异性。

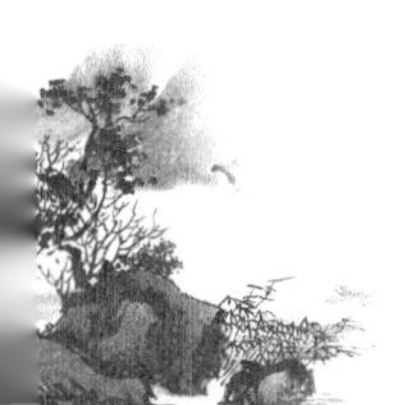

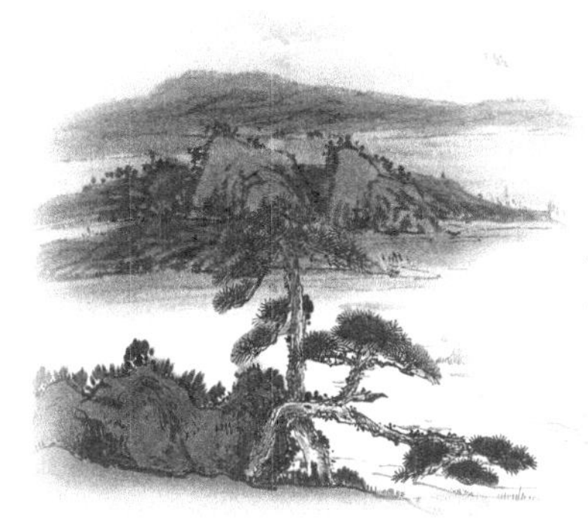

第三章 高血压的中西医结合治疗

第一节 高血压的临床表现和检查方法

一、高血压的临床表现

（一）无症状

高血压早期或者相当一部分高血压 1 级、2 级甚至个别 3 级的患者无症状或症状不明显，常被称为“无声的杀手”。

（二）典型症状

原发性高血压的临床表现常见为头痛、头晕、烦躁不安、心悸等。仅仅会在劳累、精神紧张、情绪波动后发生血压升高，并在休息后恢复正常。随着病程延长，血压明显地持续升高，逐渐会出现各种症状。此时被称为缓进型高血压病。缓进型高血压病常见的临床症状有头晕、头痛、注意力不集中、记忆力减退、肢体麻木、夜尿增多、心悸、胸闷、乏力等。高血压的症状与血压水平有一定关联，多数症状在紧张或劳累后可加重，清晨活动后血压可迅速升高，出现清晨高血压，导致心脑血管事件多发生在清晨。当血压突然升高到一定程度时甚至会出现剧烈头痛、呕吐、

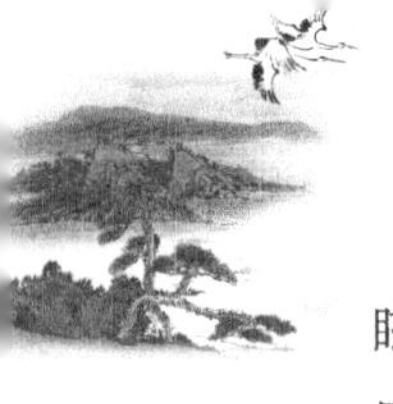

眩晕、心悸等症状，严重时会发生神志不清、抽搐，这就属于急进型高血压和高血压危重症，多会在短期内发生严重的心、脑、肾等器官的损害和病变，如脑卒中、心肌梗死、肾衰竭、主动脉夹层、肺水肿、子痫等，症状与血压升高的水平并无一致的关系。

继发性高血压的临床表现主要是有关原发病的症状和体征，高血压仅是其症状之一。继发性高血压患者的血压升高可具有其自身特点，如主动脉缩窄所致的血压升高可仅限于上肢；嗜铬细胞瘤引起的血压增高呈阵发性；妊娠期高血压疾病由妊娠诱发，主要症状为头晕、头痛、蛋白尿、水肿，严重者可发生抽搐、昏迷甚至死亡；婴幼儿高血压可表现为烦躁、过于兴奋、夜间尖声哭叫、生长发育迟缓等；颈型高血压表现为肩颈部疼痛、上肢麻木不适；肾性高血压可出现腰背或肋腹部疼痛。

高血压引起的头痛。其部位可以是全头部或局部的自觉疼痛，但多在额部两旁的太阳穴和后脑勺。其疼痛性质以持续性钝痛、搏动性胀痛，甚至有炸裂样剧痛等特征为主，有时还会感到恶心。

高血压引起的眩晕。有时虽为轻度眩晕，却失去平衡感，一般女性比男性较多。这种症状若发生在老年人身上并频频出现时，就要特别加以注意，因为这种症状可能是脑卒中的前兆。

高血压引起的失眠。失眠多为入睡困难或早醒、睡眠浅、做噩梦、易惊醒。这些表现与大脑皮质功能紊乱及自主神经功能失调有关。

高血压引起的耳鸣。或脑动脉硬化引起的耳鸣，往往发生于双耳，并且耳鸣相对严重，持续时间较长。其他疾病如中耳炎、贫血、睡眠不足、过度疲劳等导致的耳鸣，多数为单耳耳鸣。

高血压引起心悸、气促。原因为高血压日久或血压急剧升高后引起的心肌肥大，使心脏的功能下降引起，活动后心悸、气促加重。

高血压引起的四肢麻木。能引起四肢麻木的，并不只是高血压，颈椎病、腰椎病、糖尿病、贫血、周围神经病等很多疾病都可以引起四肢麻木。因高血压引起的四肢麻木并不是单纯的四肢麻木，严重时可出现某一部分的运动障碍、轻微的感觉障碍，但绝非暂时性的。

（三）伴随症状

高血压患者由于动脉压持续性升高，引发全身小动脉硬化，从而影响组织器官的血液供应，容易形成并发症，造成各种严重的后果。在高血压的各种并发症中，以心、脑、肾的损害最为显著。所以高血压除了典型症状外，往往有伴随症状的出现。①左心室肥厚、心脏扩大、心绞痛、心律失常，甚至心力衰竭、心肌梗死等表现。合并主动脉夹层时，大多数患者突发胸背部疼痛，A 型多见在前胸和肩胛间区，B 型多在背部、腹部。疼痛剧烈难以忍受，起病后即达高峰，呈刀割样或撕裂

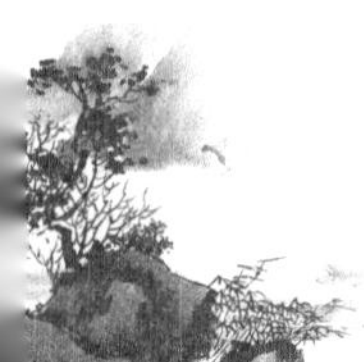

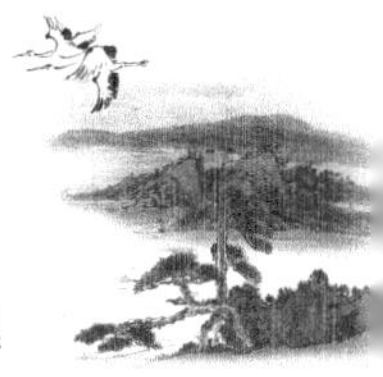

样。少数起病缓慢者疼痛可不显著。②短暂性脑缺血发作、脑卒中、记忆力及理解力下降、痴呆等。③高脂血症、高尿酸血症或痛风等。④腰膝酸痛、足肿等。⑤视力下降、视物模糊等。⑥咳喘、肺水肿等。

二、高血压的检查方法

(一) 体格检查

仔细的体格检查有助于发现继发性高血压线索和靶器官损害情况。具体包括测量血压、脉率，体质指数（BMI）、腰围、臀围，观察是否有库欣综合征面容、神经纤维瘤性皮肤斑、甲状腺功能亢进性突眼征或下肢水肿；触诊甲状腺，全面的心肺检查，检查腹部有无肾脏增大（多囊肾）或肿块，检查四肢动脉搏动和神经系统体征。叩诊心脏是否增大、身体是否有叩击痛等。听诊颈动脉、胸主动脉、心脏各听诊区、腹部动脉和股动脉有无杂音。

体质指数，也称为体重指数，是国际上常用的衡量人体胖瘦程度以及是否健康的一个标准。体质指数适合 18～65 岁的人使用。研究表明，大多数个体的体质指数与身体脂肪的百分含量有明显的相关性，能较好地反映机体的肥胖程度。同时，BMI 的计算方法简单，能消除不同身高对体重的影响，以便于人群或个体间比较。目前世界卫生组织也用 BMI 对是否肥胖或超重进行判定。体质指数是基于身高和体重而计算出的指标，用体重（千克为单位）除以身高（米为单位）的平方得出的数字，即 BMI＝体重/身高的平方（kg/m^2）。亚裔成年人 18.5～23.9 正常，小于 18.5 过轻，24～27.9 超重，大于 28 肥胖。根据美国有关医学统计，BMI＜16 和 BMI＞30 的人群死亡率最高，死亡率最低的人群为 BMI 在 20～22 者。

(二) 血压测量和动态血压监测

1. 诊室血压测量　诊室血压测量（OBPM）指在诊室或医院内，由经过专业培训的医师、护士或技术人员采用台式水银血压计、自动或半自动血压计测量上臂肱动脉血压。由经过训练的医护人员采用经过认证的血压计和袖带柯氏音测量的血压值是目前 OBPM 的标准值。OBPM 是目前最常用的血压测量方法，也是目前高血压诊断和降压疗效评估的标准方法。

(1) 人工血压测量技术：为了获得可比性强的血压测量值，血压测量的方法和环境应尽可能保持一致。以下为血压测量技术要点。

1) 被测量者在血压测量前应保持坐位休息至少 5 分钟，在测量前 30 分钟内禁止吸烟和饮咖啡，排空膀胱。

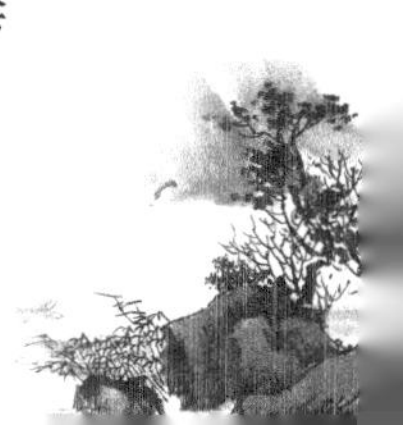

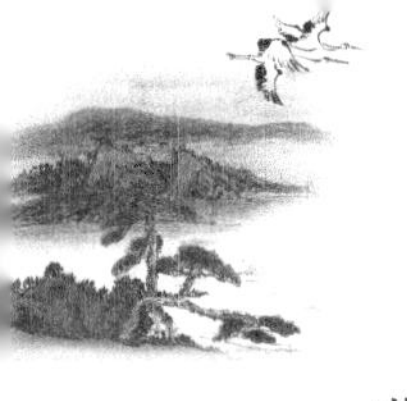

2）被测量者取坐位，最好坐靠背椅；裸露右上臂，肘部置于与心脏同一水平。若疑有外周血管病，首次就诊时应测双臂血压。特殊情况下测量血压时可以取卧位或站立位；老年人、糖尿病患者及常出现直立性低血压情况者，应测立位血压。立位血压测量应在卧位改为站立位 2 分钟后。不论被测者体位如何，血压计应放在与心脏平齐的位置。

3）使用大小合适的袖带，袖带内气囊至少应包裹 80％上臂，大多数人的臂围 25～35cm，宜使用宽 13～15cm、长 30～35cm 规格的气囊袖带，肥胖者或臂围大者应使用大规格袖带，儿童用较小袖带。

4）将袖带紧贴缚在被测者上臂，袖带下缘应在肘弯上 2.5cm。将听诊器的探头置于肘窝肱动脉处。

5）最好选择符合计量标准的水银柱式血压计进行测量。若使用机械式血压表或符合国际标准（BHS 和 AAMI）的电子血压计，需与水银柱式血压计同时测值校正。

6）测量时快速充气，气囊内压力应达到桡动脉搏动消失并再升高 30mmHg（4.0kPa），然后以恒定速率（2～3mmHg/秒）缓慢放气。心率较慢时放气速率也较慢。获取舒张压读数后快速放气至 0。

7）在放气过程中仔细听取柯氏音，观察柯氏音第Ⅰ时相与第Ⅴ时相水银柱凸面的垂直高度。收缩压读数取柯氏音第Ⅰ时相，舒张压读数取柯氏音第Ⅴ时相（消失音）。儿童、妊娠妇女、严重贫血、主动脉瓣关闭不全或柯氏音不消失者，以柯氏音第Ⅳ时相（变音）定为舒张压。

8）血压单位用毫米汞柱（mmHg）。毫米汞柱与千帕（kPa）的换算关系，1mmHg＝0.133kPa。

9）应相隔 1～2 分钟重复测量，取 2 次读数的平均值记录。如果 2 次测量的收缩压或舒张压读数相差＞5mmHg，则相隔 2 分钟后再次测量，然后取 3 次读数的平均值。

（2）环境和其他影响血压测量的因素：机体的神经和内分泌系统共同参与了血压的产生和维持，因此机体血压水平会受到诸多因素的影响，如呼吸、情绪、运动、进食、吸烟、饮酒、体温和膀胱充盈情况等。此外，年龄、性别和昼夜节律也会影响血压水平。因此，测量血压时应注意这些内在和外在因素的影响。

（3）袖带的选择：测量血压时应选择合适宽度和长度的袖带，袖带过窄或过短会导致血压测量值偏高；袖带过宽或过长会导致血压测量值偏低。应根据被测量者的臂围选择合适的袖带。臂围 22～26cm 袖带尺寸为 12×22cm，臂围 27～34cm 袖带尺寸为 16×30cm，臂围 35～44cm 袖带尺寸为 16×36cm，臂围 45～52cm 袖带尺寸为 16×42cm。

（4）测量血压设备的选择：当前有多种人工和电子血压测量设备可供选择。但每种设备的有效性和准确性必须定期进行校准。

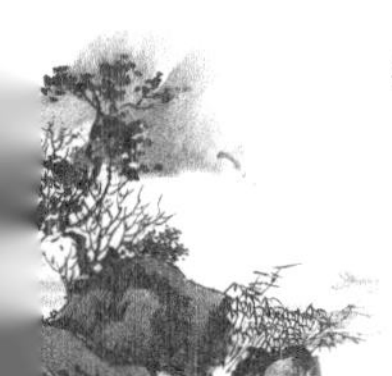

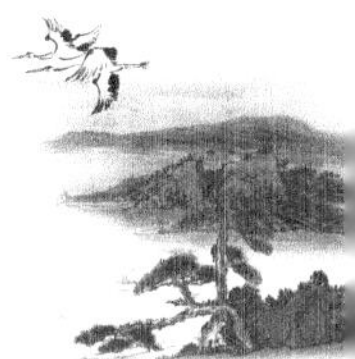

水银血压计在20世纪的临床工作中应用广泛。水银血压计的测量值稳定可靠，并可以为间接血压测量提供参考标准。由于水银对人和环境的毒性问题，当前水银血压计多被电子血压计取代，但水银血压计仍被用于电子血压计的校验和准确性评价。

目前大城市医院和社区卫生中心广泛使用的血压测量设备多为电子血压计。电子血压计是利用现代电子技术与血压间接测量原理进行血压测量的医疗设备。电子血压计有臂式、腕式、手表式之分。原理有听诊法和示波法两种。

（5）OBPM的优缺点：OBPM在过去100多年里一直是高血压诊断和管理的基石，也是高血压临床研究的基础。最近的高血压预后研究（如SPRINT研究和HOPE-3研究中患者的血压值）也都来自OBPM。较高的OBPM值可以预测不良心血管事件的发生。单一的诊室血压测量值并不能代替患者的真实血压值。患者对测量过程和环境（白大衣高血压）的精神反应可能会导致血压值的测量错误。而且OBPM无法测量患者日常活动和睡觉时的血压。

（6）OBPM的注意事项：未经专门训练人员与受过专门训练的医护人员对同一个患者进行血压测量，收缩压的测量差异可接近20mmHg。常见的测量误区包括：被测量者双腿交叉，后背或手臂无支撑，测量过程中说话，测量次数不够。常见测量错误对血压值的影响见表3-1。

表3-1　住院常见血压测量错误及影响

常见错误	对血压测量值的影响
只进行一次读数	平均+8mmHg
手臂与心脏不在同一水平	约1.6mmHg差异
测量时说话	升高20%（收缩压/舒张压）
卧位或半卧位测量	约8mmHg差异
袖带尺寸不合适	高估血压10～15mmHg
双腿交叉	平均高2～8mmHg（收缩压）

住院患者在进行血压测量时，由于测量方式的不正确，会影响血压测量值的准确性。常见的测量误区包括：使用未经校准的测量血压设备，只进行一次血压测量，患者测量前未经充分休息，患者测量姿势错误（手臂与心脏不在同一水平，背部无支撑，腿部交叉，卧位或半卧位测量），袖带位置放置错误或尺寸不合适，测量时与患者交谈。

2. 家庭血压测量　家庭血压测量（HBPM）指受试者自己或由家庭成员协助在医疗单位以外的场所测量血压，可以反映清醒日常生活状态下的血压水平。HBPM在国际上越来越受到重视，在欧美发达国家高血压患者中应用率达到50%以上，有的国家和地区甚至达到75%，而我国的情况有待于进一步调查。

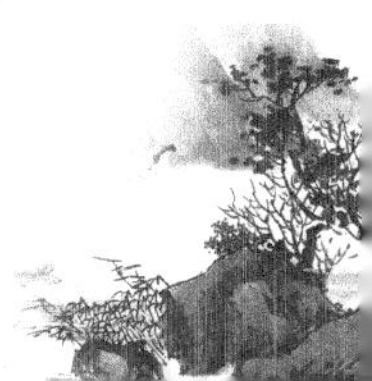

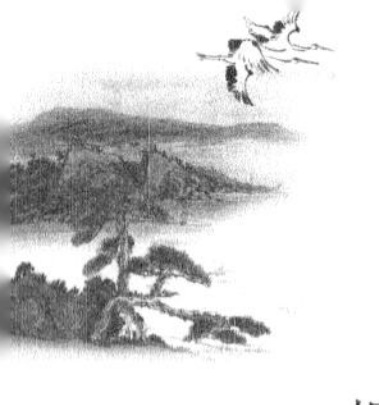

（1）测量血压技术：为了更好地利用 HBPM 指导临床实践，HBPM 需要采用规范正确的方法实施。欧洲高血压学会（ESH）指南对 HBPM 测量方法和注意事项进行了规范。HBPM 测量注意事项如下：周围环境安静，适宜进行血压测量；休息至少 5 分钟，30 分钟内无吸烟和咖啡摄入；坐位，坐靠背椅，伸出上臂支撑于桌上；正确放置袖带位置；保持静止、放松状态，双腿不得交叉，不进行交谈 1～2 分钟进行重复读数；正确记录血压测量值。

多次测量获得的血压平均值较 OBPM 更为稳定和可靠。我国家庭血压监测专家共识中建议：家庭血压监测时，应每日早（起床后）、晚（上床睡觉前）各测量 2～3 次，间隔 1 分钟。初诊患者，治疗早期或虽经治疗但血压尚未达标或不稳定患者，应在就诊前连续测量 5～7 天；血压控制良好时，每周测量 1 天。推荐使用上臂式全自动电子血压计测量血压，不推荐使用腕式、手指式血压计和台式水银血压计。

（2）HBPM 的优缺点：医师在场可能会使患者的血压有不同程度的升高，因此患者独自进行血压测量可能会使血压数值更准确。HBPM 在一天当中可进行数次血压测量，间隔数天、周和月进行多次血压测量成为可能。HBPM 测得的血压值有较好的可重复性，升高的 HBPM 血压值能够预测心血管病发病率，心源性、非心源性和全因死亡，预测价值比 OBPM 更好。HBPM 的花费较低，使得患者自己能够参与到高血压管理工作中，从而提高患者的治疗依从性。当前的全自动电子血压计多具备存储功能，能够准确记录患者的血压值而避免患者报告偏倚的发生。

HBPM 也存在一些问题，如需对患者进行测量培训。部分患者可能会根据自测血压情况自行改变降压治疗方案或停止治疗。目前尚不能确定 HBPM 血压值的正常水平和治疗目标血压值。最大的问题是 HBPM 无法对夜间血压值进行监测。

3. 动态血压测量　动态血压测量（ABPM）是指通过血压测量仪自动定时测量生活状态下的血压值，能较客观地反映受试者 24 小时内的实际血压水平和变异情况。

（1）测量血压技术：ABPM 的基本要求包括：①推荐使用经过国际标准［英国高血压协会（BHS）、美国医疗促进学会（AAMI 或 ESH）］认证合格的动态血压计；②由医务人员或技术人员按照规程为患者安装佩戴动态血压计；③向患者说明和演示动态血压测量方法及注意事项；④设定定时测量，白天每 15～30 分钟一次，夜间睡眠时每 30～60 分钟一次；⑤充气时尽量保持静止，停止交谈，尤其是佩戴袖带的上肢，保持上肢在心脏水平。

（2）ABPM 的优缺点：ABPM 能够获得比 OBPM 更多和更可靠的血压测量值，通过对患者 24 小时（甚至 72 小时内）血压连续测量，可全面了解患者白天日常活动时和夜间休息时的整体血压水平和波动情况。既往研究表明，ABPM 获得的血压值比 OBPM 对患者预后有更好的预测价值。尤其夜间血压水平可能是最好的不良预后预测指标。ABPM 对隐匿性高血压具有诊断价值。此外，ABPM 能够减少血压的误诊率，帮助鉴别白大衣高血压。因此，各国指南均推荐 OBPM 值高的患者进行

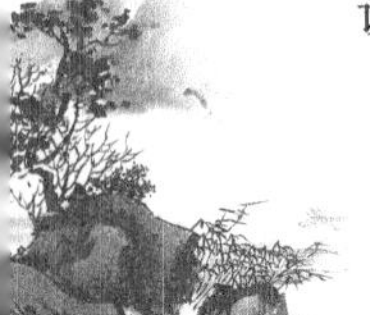

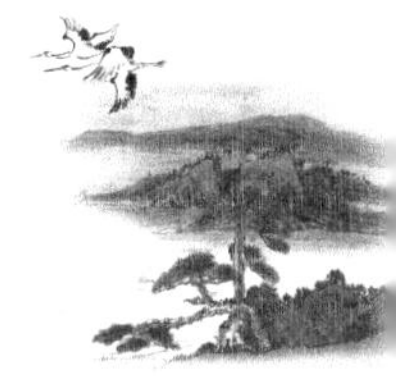

ABPM，在开始高血压药物治疗前应行 ABPM 检查。

ABPM 的缺点是普及尚不全面，基层医院多缺乏 ABPM 设备。ABPM 会对患者造成一定的不适感，尤其在夜间睡眠时袖带反复充气会影响患者睡眠。当前使用的 ABPM 多基于示波法原理，因此对于患有心律失常的患者，ABPM 的测量值可能并不准确。其他的缺点包括：每次测得的血压读数可能欠准确，尤其在活动时；睡眠质量影响夜间血压读数；每小时血压均值的重复性较差；需要更多与预后关系的证据，需要降压治疗循证证据；费用较高，很难长期频繁使用。

4. 特殊人群、特殊状态下的血压测量

（1）少年儿童的血压测量：根据中国血压测量指南，通常推荐使用传统的袖带血压测量方法，成人测量血压的一般要求同样适用于少儿。采用标准的临床医用血压计测量，柯氏音第 1 音作为收缩压。儿童舒张压读数取柯氏音第Ⅳ时相（K4）还是第Ⅴ时相（K5），国内外尚不统一。成人取 K5 为舒张压，考虑到我国儿科教学和临床一直采用 K4 为舒张压，以及相当比例的儿童柯氏音不消失的状况，建议实际测量中同时记录 K4 和 K5。也有认为没有消失音的用 K4，有消失音的用 K5。

目前国际上统一采用 P_{90}、P_{95} 和 P_{99} 作为诊断“正常高值血压”“高血压”和“严重高血压”的标准。对个体而言，只有经过 3 次及以上不同时机测量的血压水平 $\geq P_{95}$ 方可诊断为高血压；随后要进行高血压程度的分级：①高血压 1 级 $P_{95} \sim P_{95} +$ 5mmHg；②高血压 2 级 $\geq P_{99} +$ 5mmHg。儿童中“白大衣性高血压”现象较为常见，可通过 ABPM 或 HBPM 予以鉴别。目前国际上多采用美国心肺中心推荐的方法测量儿童血压。

（2）老年人的血压测量：老年人中单纯收缩期高血压、白大衣性高血压、直立性低血压和餐后低血压有更高的发生比例，同时老年人血压的变异较大，因此 ABPM 和 HBPM 在老年患者中尤为重要。老年人血压测量时还需注意以下几种情况：①自主神经功能衰退：可能显示出明显的血压变异性并在 ABPM 中间段有低血压现象，应注意识别这类低血压现象。②假性高血压：假性高血压是动脉顺应性下降及动脉僵硬度增高的结果，周围肌性动脉由于动脉粥样硬化进展，袖带内必须有更高的压力去压迫动脉，从而表现为袖带测压和直接测量血压之间有很大的差异性。③直立性低血压：常见于立位时出现明显血压下降，因此初次测量血压及调整用药后，应注意立位血压的测量。

（3）合并心律失常患者的血压测量：高血压患者常见的心律失常主要包括心动过缓、心动过速和异位节律（房颤及期前收缩等）。传统的血压测量是根据袖带压力下降时外周血管听诊血管搏动音的变化来判断的，这种血压测量的方法在心律失常患者可能会产生一定的误差。因而，心律失常患者在血压测量时注意以下几个方面：①对于严重心动过缓患者（心室率<40 次/分），测量血压时放气速度要比正常心率时减慢，通常放气速度应为每次心搏水银柱下降不超过 2mmHg，这样可以避免放气过快导致的收缩压偏低和舒张压偏高的现象。②对于心脏节律不齐，特别是房颤

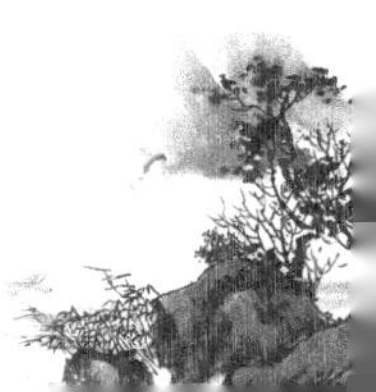

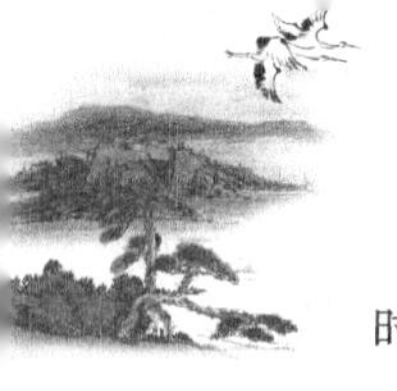

时由于心室律绝对不齐，RR间期差异很大，血压测量充其量只能获得较为粗糙的数值，这种情况下只有通过重复测量克服心律变异较大带来的问题。而对于心动过缓又伴有严重节律失常者，血压测量时上述两个方面均应注意。③直接动脉血压连续监测能提高血压测量的准确性和可靠性，因为示波监测是通过对连续波形变化的分析来测量血压。可以克服心律失常患者手动测量血压带来的问题，但这种血压测量技术因为是有创技术，不适宜于门诊患者的应用。

（4）肥胖患者的血压测量：肥胖患者通常臂围较粗，用适合臂围大小的袖带测量血压尤为重要。肥胖患者进行血压测量时，除了需要注意患者的体位、手臂的位置、心理情绪、袖带和听诊器的位置等因素外，还要特别注意袖带的大小是否合适。准确的血压测量需要根据不同的臂围选用不同的袖带（常需成年人大号袖带，甚至用大腿袖带）。但在实践中仅有成人标准袖带，缺少成年人大号袖带。而血压测量的误差，恰恰是由于袖带应用不规范造成。①异常肥胖患者上臂粗而且短，对极少数患者臂围＞50cm，BHS推荐使用较长的袖带（16cm×42cm）。②在使用大腿袖带也不合适时，可将合适的袖带包在前臂，使之位于心脏水平，听诊桡动脉搏动音以确定血压，或者用一个验证合格的腕部血压计。测定桡动脉压力方法还有听诊桡动脉柯氏音，但这种方法可高估舒张压。使用成人标准袖带测量臂围较粗患者的血压，可造成舒张压过高。

（5）妊娠期女性的血压测量：正常妊娠早中期间，收缩压和舒张压较孕前下降5～10mmHg，晚期逐渐恢复到孕前水平。在妊娠中有＞10％的孕妇患有临床相关性高血压。大多数产科医师达成的共识是：女性妊娠期间，血压测量以收缩压为准，柯氏音第1音（第Ⅰ时相柯氏音）为收缩压。而舒张压受妊娠的影响变异较大，妊娠者的舒张压仍以完全消失音（第Ⅴ时相柯氏音）确定，特殊时可以变音（第Ⅳ时相柯氏音）确定。在怀孕期间主要用ABPM来识别白大衣性高血压，在孕妇中的发生率大约30％。但ABPM可能预测先兆子痫的证据还未被完全确定。推荐妊娠妇女进行HBPM，无高血压的每月测量1次，一般高血压的每周测量2～3次，严重高血压的至少每日早晚各测量1次。

（三）实验室检查

1. 血液检查

（1）血脂：包括总胆固醇、低密度脂蛋白胆固醇、高密度脂蛋白胆固醇、甘油三酯，高血压患者往往与高脂血症同时存在。

（2）血糖：查血糖的时候要注意空腹血糖、餐后两小时血糖、糖化血红蛋白，因为糖化血红蛋白反映近2～3个月的血糖水平。高血压患者常常出现糖代谢紊乱，由于室温和放置时间对糖化血红蛋白的检测影响较小，而且糖化血红蛋白的检测采血的时间不需要固定，检测更加方便，同时也避免了对患者多次抽血，减轻了患者

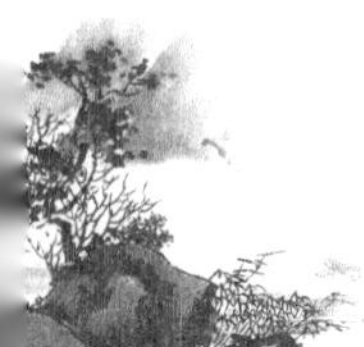

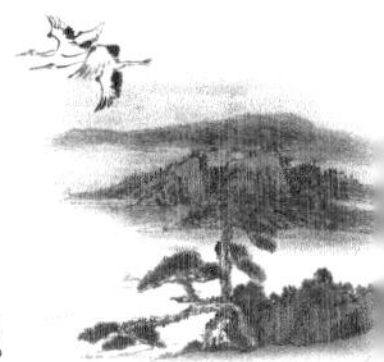

的痛苦。糖化血红蛋白的测定能够指导以高血压为首发症状的糖尿病，高血压的患者可以根据自身的情况，定期对糖化血红蛋白进行检测，可以更加有效地控制和预防糖尿病。高血压的患者发生糖尿病的概率是正常人的一倍，所以高血压患者查血糖非常重要。

(3) 肾功能：特别是查肌酐、尿素氮、肾小球滤过率，评估肾脏功能最关键的是肾小球滤过率。因为长期高血压往往会使肾功能受损，从而影响到肾脏功能，也有患者是因肾脏疾病、肾功能不佳引起的高血压。

(4) 同型半胱氨酸和C反应蛋白：现在有研究证实高血压的患者往往同型半胱氨酸、C反应蛋白较高，与高血压的发生有密切关系，甚至现在已经有一种高血压称为高同型半胱氨酸血症型高血压。同型半胱氨酸是体内一种含硫基的氨基酸，也是蛋氨酸代谢的产物，同型半胱氨酸增高和体内的一些物质缺乏有关，可能最重要的物质就是叶酸。叶酸缺乏，可能会引起同型半胱氨酸增高。我们国家有1.2亿高血压人群，其中有一大部分人群都伴有同型半胱氨酸增高，临床把它称为H型高血压。

(5) 其他：检查与内分泌异常有关的指标，比如化验时需要注意检查血钾水平、肾素水平、醛固酮水平以及皮质醇水平等，还需要检查甲状腺功能，因为甲状腺功能异常也会影响到血压。高血压对甲状腺的影响并不十分明显，但是甲状腺疾病会引起血压增高。众所周知，甲状腺激素对心血管系统影响很大，甲减和甲亢的临床表现包括血压、心排血量、心肌收缩力和周围血管阻力的变化，甲减常合并舒张期血压的升高，而甲亢往往合并收缩期高血压和平均压的降低。

2. 尿液检测

(1) 尿常规：主要包括尿比重、尿蛋白、尿潜血、尿红细胞计数等，正常情况下尿比重和尿红细胞计数应该在标准值范围，而尿蛋白、尿潜血应为阴性，一些高血压患者在疾病发生发展过程中会出现上述指标的改变，主要包括以下几方面。

1) 尿比重与高血压肾脏损害的关系：尿比重是指在4℃条件下尿液与同体积纯水的重量之比，取决于尿中溶解物质的浓度，与固体总量成正比。尿比重是评估肾脏浓缩和稀释功能的指标，通常在1.015～1.025。尿比重过低反映远端肾小管浓缩功能障碍，见于高血压肾损害、慢性肾衰、药物性肾损害、急性肾小管坏死等。如果患者的高血压病史5～10年以上，出现夜尿增多、尿比重下降等肾小管浓缩功能障碍的表现，要想到高血压肾损害。而尿比重升高常见于急性肾小球肾炎、心力衰竭、高热、脱水、糖尿病、糖尿病酮症、妊娠中毒症等，也可见于尿中含葡萄糖和碘造影剂时。

2) 尿蛋白和高血压的关系：肾实质性高血压是最常见的继发性高血压，其发生主要是因肾单位大量丢失，导致水钠潴留和细胞外液容量增加，及肾脏RAS激活与排钠激素减少，一般此类患者多为肾小球性或混合性蛋白尿，24小时尿蛋白定量＞1g，其对应尿蛋白在2＋以上，可伴有血尿，且多数患者在血压升高时伴有蛋白尿/

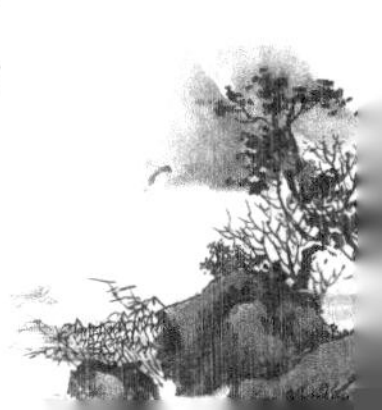

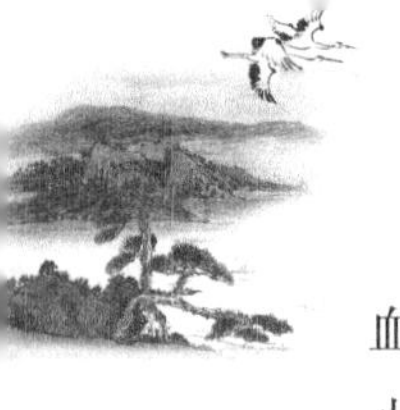

血尿。而高血压肾脏损害多见于高血压病程较长、血压长期控制不佳的患者，其24小时尿蛋白定量多＜1g，对应的尿蛋白为±或1＋，且血尿罕见。

3）尿潜血和尿红细胞计数：尿的颜色受多因素影响，但真性血尿时会出现尿潜血和尿红细胞均阳性，若相差镜检尿红细胞形态提示多为芽孢、畸状则提示红细胞来源为肾脏，见于急慢性肾小球肾炎、肾动脉狭窄等，为最常见继发性高血压。需要注意的是，恶性高血压可在短时间内出现大量蛋白尿、血尿和眼底改变。

（2）尿微量白蛋白

1）24小时尿蛋白定量：一般来讲，高血压肾损害时24小时尿蛋白定量＜1g；而肾性高血压、恶性高血压时24小时尿总蛋白定量多＞1g甚至出现大量蛋白尿（＞3.5g）。因为尿常规主要检测白蛋白的含量，而24小时尿总蛋白定量不同分子量的蛋白，所以如果尿常规总蛋白定性仅弱阳性，而24小时尿总蛋白定量较多，两者不相符时需要排查异常蛋白排泄如浆细胞病、冷球蛋白血症、淀粉样变性病等。

2）晨尿微量白蛋白（MAU）和晨尿白蛋白/肌酐（ACR）：微量白蛋白尿的出现时间在尿蛋白定性阳性出现之前，是肾脏疾病早期诊断指标之一，此时肾损害尚在可逆期。

MAU升高常见于原发性肾病、糖尿病肾病、高血压肾损害、狼疮肾炎等，其升高程度与肾小球受损程度相关。高血压是MAU升高的常见原因，有30%～40%的高血压患者MAU水平会升高；MAU升高与高血压持续的时间及严重程度相关，血压控制不佳的高血压患者MAU升高更加常见。另外MAU升高还与心脑血管疾病风险、代谢综合征的发生密切相关。

尿微量白蛋白/肌酐比值（ACR）即分别检测尿液中微量白蛋白和肌酐含量，计算两者比值来反映白蛋白的排泄情况，对诊断早期肾损害有重要意义，如肾小球肾炎、糖尿病肾病、高血压肾损害。ACR在30～300mg/g为微量蛋白尿，＞300mg/g为大量蛋白尿，因操作简单，不受尿量影响，不需留取24小时尿，晨尿ACR在2012年K/DOQI指南推荐用于高危人群筛查。

（3）24小时尿钠：正确留取方法是：准备尿桶，内加入约4g硼酸作为防腐剂，早晨8：00去厕所排空膀胱，以后每次尿液全部尿入尿桶中，第二天早晨8：00再向尿桶内排尿一次，搅匀后取标本送检，用量杯测量尿桶内的尿量（ml，24小时尿量需＞500ml），一般100mmol/L尿钠相当于摄盐5.85g，亦可根据结果计算钠盐摄入量（g）＝2.54×23×尿钠含量（mmol/L）/1000。

（4）24小时尿钾：与钠代谢不同，人体内钾代谢特点是“多吃多排、少吃少排、不吃也排”，钾还有扩张血管、利钠利水、抑制肾素分泌等作用；WHO对成人钾摄入的推荐量是大于3.5g/d（相当于氯化钾6.7g/d），适用于高血压患者及非高血压人群，包括孕妇和哺乳期妇女，但不包括肾功能不全者。每日补充60mmol/L的钾可以使收缩压下降4.4mmHg，舒张压下降2.4mmHg。24小时尿钾留取方法同前，其计算方法为：钾摄入量（g）＝39×尿钾含量（mmol/L）/1000。

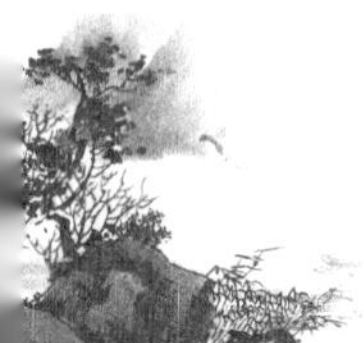

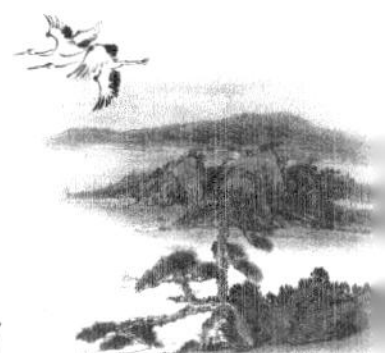

（5）24 小时尿尿酸：在生理状态下，体内尿酸池为 1200mg，每日产生尿酸约 750mg，排出约 800～1000mg，其中 30%从肠道和胆道排泄，70%经肾脏排泄。人体每日尿酸的产生和排泄基本上保持动态平衡，凡是影响血清尿酸生成和排泄的因素均可导致血清尿酸水平增高。区分尿酸排泄减少抑或尿酸生成增多，对高尿酸血症和痛风的临床分型和指导用药十分重要。

临床工作中大多以 24 小时尿尿酸定量法来加以区分，在摄取低嘌呤饮食 5 天后 24 小时尿尿酸排泄少于 600mg（3.6mmol）则定义为尿酸排泄减少型，24 小时尿尿酸排泄超过 800mg（4.8mmol）定为尿酸产生过多型。也有学者建议采用尿酸排泄分数来分型，计算尿酸排泄分数（FEUA）：FEUA＝（血肌酐 X24 小时尿尿酸）/（血尿酸 X24 小时尿肌酐），以百分数表示。

（6）24 小时尿皮质醇：正常人血皮质醇 90%以上与蛋白质结合成大分子物质，不能透过肾小球，仅少数游离皮质醇可通过肾小球随尿排出。当血总皮质醇浓度增高超过结合蛋白质饱和限度时，血游离的皮质醇浓度明显升高，尿游离皮质醇浓度也随之大为增加，成为反映血皮质醇变化的敏感指标。尿游离皮质醇水平变化的临床意义同血皮质醇。因其不受血中类固醇结合球蛋白含量的影响，能更准确反映实际的肾上腺皮质功能状态。

24 小时尿皮质醇异常应怀疑以下疾病。①增高：见于皮质醇增多症、甲状腺功能亢进、先天性肾上腺增生症、部分单纯肥胖者；②降低：见于肾上腺皮质功能减退症、垂体前叶功能减退症、甲状腺功能减退、恶病质及肝硬化等。

所有高血压患者均需定期行尿常规、尿 ACR 检测，不仅能排查常见的继发性高血压，还能为高血压早期肾损害提供预警的线索；高血压患者可进行 24 小时尿蛋白定量、24 小时尿尿酸测定、24 小时尿钠/尿钾测定、24 小时尿微量蛋白和 24 小时尿皮质醇测定。

（四）影像学检查

对高血压患者进行影像学检查的主要目的是明确是否存在继发性高血压，以及评估患者是否存在高血压靶器官损伤及损伤严重程度。继发性高血压常见于肾动脉狭窄、嗜铬细胞瘤、副神经节瘤所引起的高血压，确诊或排除上述疾病需结合患者病情特征及相应的影像学检查，包括肾血管超声、肾上腺或腹部的超声、CT 和 MRI 检查。

高血压靶器官损伤是由于血压升高导致的动脉血管或靶器官（心脏、血管、脑、眼和肾）结构和（或）功能改变，是临床前期或无症状性心血管疾病的标志之一。高血压靶器官损伤最常见于严重或病程较长的高血压患者中，部分轻度高血压患者也可能存在靶器官损伤。随着影像学检查的普及，高血压靶器官损伤在无症状高血压患者中越来越多见。当患者出现靶器官损伤时，心血管风险随即增加，损伤累及

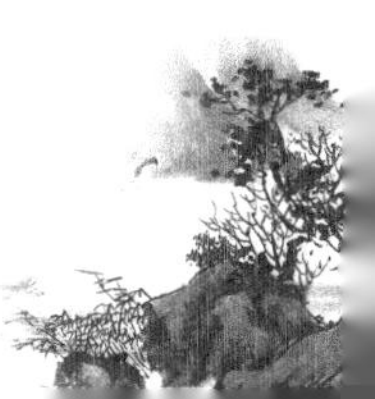

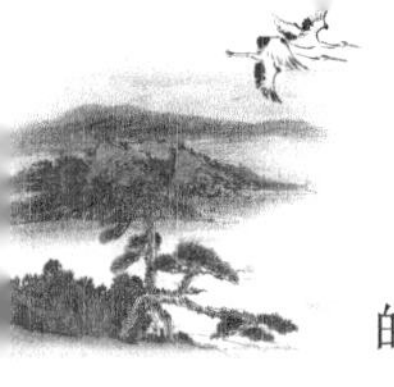

的靶器官越多，心血管风险越高。部分靶器官损伤可被降压治疗逆转，尤其是早期的靶器官损伤。对病程较长的高血压患者来说，即便血压水平控制良好，靶器官损伤也几乎不能被逆转。对于这部分患者，降压治疗依然十分重要，因其可以阻止靶器官损伤进一步加重并能减少心血管风险。新近多个指南中均推荐，对所有高血压患者均需进行最基本的靶器官损伤评估，对部分靶器官损伤可能影响治疗方案选择的患者，需要进行更为详细全面的评估。高血压患者常见影像学检查及部分靶器官损伤相应检查评估方法如下。

1. 靶器官损伤基本筛查项目

（1）12 导联心电图：筛查左室肥厚及其他心脏结构异常，明确心率和心脏节律。

（2）尿白蛋白/肌酐：白蛋白排泄增加提示可能存在肾脏病变。

（3）血肌酐和肾小球滤过率：明确是否有肾脏病变。

（4）眼底检查：明确是否有高血压性视网膜病变，高血压 2 级和 3 级患者，此项检查尤为重要。

2. 靶器官损伤进一步检查

（1）超声心动图：心脏是高血压损伤的主要靶器官之一，准确地评价心脏的结构与功能，能够更好地评价高血压对心血管系统带来的危害，从而更好地指导高血压的诊断与治疗，甚至为以后提供更加可靠的信息。超声心动图是评价动态心脏影像信息的一种方法，可了解患者有无隐性心力衰竭以及心脏结构和功能改变等。

（2）冠状动脉 CTA（CT 血管造影）：高血压是导致冠状动脉疾病的高危因素，高血压患者有必要定期通过冠状动脉 CTA 检查来观察冠状动脉的情况。冠状动脉 CTA 是应用静脉注射造影剂，通过 CT 对冠状动脉血管成像，是目前诊断冠状动脉疾病的主要无创影像学工具，具有安全、准确、无创的优点。

（3）脑部磁共振：高血压可促进脑动脉粥样硬化的发生和发展，可能导致脑供血不足或脑梗死。另外，在高血压长期作用下，脑小动脉持久收缩，会导致血管壁变硬变脆，受到高压血流的长期冲击，管壁扩张变薄，特别是在分叉处易破裂，易导致脑出血。磁共振成像（MRI）检查是脑血管病的非损伤性诊断手段，不仅可以早期确诊，而且能够精确了解出血的部位、出血量、波及范围、有无脑室穿破以及血肿周围脑组织情况。MRI 磁敏感成像对脑微出血的检出较 CT 有明显优势，且无电离辐射，可根据医师建议定期进行检查。

（4）颈动脉超声：颈动脉超声检查有助于确定缺血性脑血管病患者颈动脉粥样斑块的性质和稳定性，确定颈动脉粥样硬化及颈动脉狭窄的程度，尤其在显示动脉壁结构的变化上有优势，为动脉粥样硬化的早期预防和治疗提供客观的依据，积极治疗动脉粥样硬化及颈动脉狭窄对预防缺血性脑卒中具有重要意义。

（5）泌尿系超声：评估肾大小和结构，排除泌尿道梗阻所致的 CKD 及高血压。

（6）腹主动脉超声：明确是否存在腹主动脉瘤。

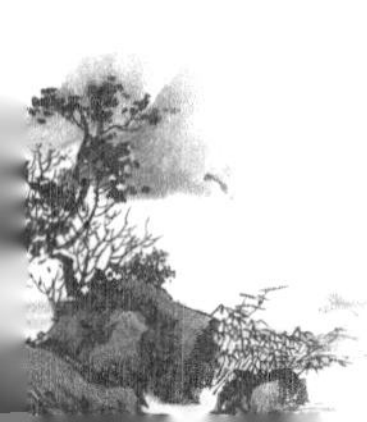

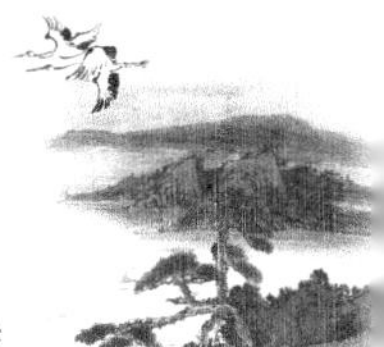

(7) 肾脏超声：长期高血压会导致肾脏发生器质性的病变，肾小动脉会发生持续痉挛，严重时可导致肾衰竭、尿毒症的发生，是高血压并发症之一。定期进行肾脏B超检查能准确地测定肾脏的大小、位置和形态，同时还可观察到肾脏的被膜、实质、肾盂等组织结构的层次等。

(8) 肾上腺超声：明确是否有肾上腺腺瘤或嗜铬细胞瘤（进一步检查需行CT或MRI）。

(9) 脉搏波传导速度：提示动脉僵硬程度和可能的动脉粥样硬化。

(10) 踝臂指数：筛查下肢动脉疾病。

(11) 认知功能评估：对可疑认知功能受损的患者进行评估。

(12) 脑部影像学：明确是否存在缺血或出血性脑损伤，对既往有脑血管病史和认知功能下降的患者尤为重要。

第二节　高血压的中西医结合治疗进展

一、高血压的中医药临床研究进展

(一) 概述

在中医学中，高血压病属于“头痛”“眩晕”“风眩”“耳鸣”范畴，中医药在其治疗方面积累了大量经验，不仅能够平稳降血压，还能改善症状，提高生活质量，逆转危险因素，保护靶器官，甚至可使部分患者达到减量或停用西药的疗效。

2022年，由《中成药治疗优势病种临床应用指南》标准化项目组发布的《中成药治疗原发性高血压临床应用指南（2021年）》，推荐运用7种中成药，并对其推荐等级进行分类，其中松龄血脉康胶囊、天麻钩藤颗粒均可联合西药降血压，在缓解患者临床症状、提高降压效果、降低血压水平方面起到辅助作用。另外，强力定眩片、清脑降压胶囊、清肝降压胶囊、牛黄降压丸、复方罗布麻颗粒也可单独或联合西药降血压。

临界性高血压病是指SBP在120～139mmHg（1mmHg＝0.133kPa）和/或DBP在80～89mmHg。美国预防、检测、评估与治疗高血压联合委员会第7次报告（JNC-7）将该阶段定义为高血压病前期。2022年，由中华中医药学会发布的《临

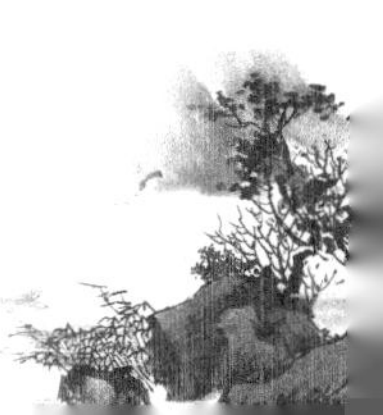

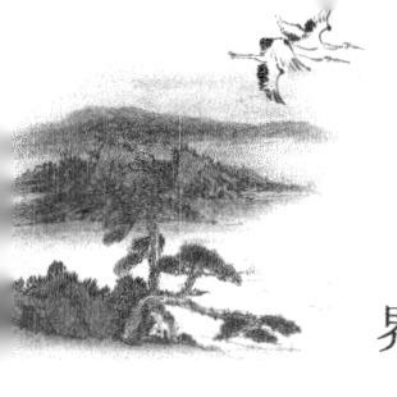

界性高血压中医诊疗指南》，将临界性高血压病归属于“头痛”“眩晕”“风眩”范畴，在病机上包括痰湿内阻证、肝阳上亢证、肝郁气滞证、痰瘀互结证、肝肾亏虚证，并相应推荐半夏白术天麻汤、天麻钩藤饮、柴胡疏肝散、半夏白术天麻汤合桃红四物汤、左归饮等经典名方，强力定眩片、松龄血脉康、全天麻胶囊等中成药，中药代茶饮以及针刺、灸法等。

在高血压病的中医诊疗共识方面，2019 年，由中华中医药学会心血管病分会发布的《高血压中医诊疗专家共识》，以传统中医理论与现代循证医学理念为指导，通过文献回顾，历经数次专家论证而成。鉴于降血压西药的早期干预与广泛运用，高血压病自然进程发生改变，其病机规律也发生了变化。还指出，高血压病存在火证、饮证、虚证三大核心病机，分别推荐了天麻钩藤饮、半夏白术天麻汤、六味地黄丸等经典名方进行治疗，并对相应证型中成药选择进行推荐。在非药物疗法方面，推荐针刺、艾灸、拔罐、推拿、足浴等中医外治法，及太极拳、八段锦等传统疗法。

2020 年，由中华医学会发布的《中医治未病·高血压伴发焦虑专家共识》，指出焦虑障碍与高血压病之间存在密切关系，焦虑既是高血压病发病的危险因素，又在预后与转归过程中起重要作用。共识将患者中医辨证分为肝火亢盛、阴虚阳亢、痰湿壅盛、肝郁脾虚四种证型，并推荐龙胆泻肝汤、天麻钩藤饮、半夏白术天麻汤、逍遥散 4 种方药（包括药味加减）及中成药治疗。

（二）临床研究

近年来，随着大量高质量随机对照试验（RCT）的发表，越来越多的临床证据表明，中医药在治疗隐匿性高血压病、轻中度高血压病、高血压病合并危险因素、高血压病合并靶器官损害等方面具有一定疗效。

1. 隐匿性高血压病　是 2002 年由托马斯·皮克教授提出，是血压异常变化的一种特殊类型，主要表现为诊室测血压＜140/90mmHg，24 小时动态血压监测或家庭自测血压提示日间平均血压＞135/85mmHg。近年来，天麻钩藤饮治疗隐匿性高血压病的临床证据备受关注，其出自近代医家胡光慈《杂病证治新义》，可用于治疗高血压病中医证型属肝阳上亢患者。

2. 轻中度高血压病　轻中度高血压病即Ⅰ、Ⅱ级高血压病。在 2019 年《高血压中医诊疗专家共识》中指出，肝阳上亢是高血压病主要的三大中医证型之一，平肝潜阳是其关键治则治法。松龄血脉康胶囊由鲜松叶、葛根、珍珠层粉组成，有平肝潜阳、镇心安神、活血化瘀之效，临床可用于肝阳上亢证的高血压病、高脂血症等心血管疾病患者。针灸是以针刺入人体穴位达到治病的目的，在我国已有近千年的运用经验。研究表明，针灸降血压作用迅速，且持续性较好。

3. 高血压病合并危险因素　高血压病危险因素包括遗传因素、年龄（男性＞65 岁，女性＞55 岁）、吸烟、长期饮酒、高盐饮食、血糖及血脂异常、肥胖等。多项

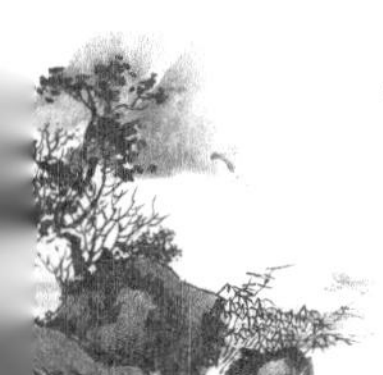

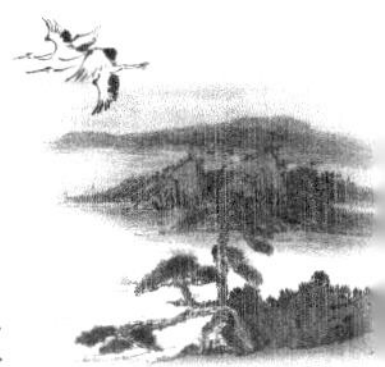

研究证实，中医药在治疗高血压病方面，兼具逆转危险因素的多靶点、整体调节效应。防风通圣散出自金代医家刘完素的《宣明论》，具有疏风退热、泻火通便、解酒、解利诸邪所伤、宣通气血、上下分消、表里兼治功效。临床常用于高血压病、头面部疖肿、肥胖症、习惯性便秘的治疗。

4. 高血压病合并靶器官损害　心脏和血管是高血压病损害的主要靶器官，长期高血压病可导致左心室肥厚和扩大，并促进动脉粥样硬化的产生和发展，最终导致心、脑、肾等重要靶器官缺血。中医药不仅可以有效降血压，还可以保护高血压病导致的靶器官损害。血脂康胶囊主要成分为红曲，红曲作为具有替代他汀药用价值的草药典型代表，已逐渐被公认为高血压病管理中的辅助治疗用药。

高血压病合并脑出血是临床常见急性脑血管病，是我国脑血管病中病死率最高的疾病之一。近年来，运用活血化瘀中药治疗脑出血已逐渐成为临床共识。

肾动脉粥样硬化是高血压病最常见的病理改变之一，可导致高血压病肾病。小檗碱是清热解毒中药黄连的重要成分，具有降血压、降血糖、改善肾功能损伤的作用。

（三）实验研究

近些年，中医药治疗高血压病机制研究取得较大进展，其作用机制主要涉及阻断肾素-血管紧张素-醛固酮系统（RAAS），抑制交感神经活性，改善血管内皮功能，改善血管重构，改善胰岛素抵抗，阻滞钙离子（Ca^{2+}），调节肠道微生物等。

1. 阻断RAAS　经典的RAAS包括肾小球入球动脉的球旁细胞分泌肾素，激活从肝脏产生的血管紧张素原，生成血管紧张素Ⅰ，经肺循环的转换酶生成血管紧张素Ⅱ（AngⅡ）RAAS的主要效应物质，作用于血管紧张素Ⅱ受体Ⅰ（AT1R），使小动脉平滑肌收缩，刺激肾上腺分泌醛固酮，从而使去甲肾上腺素分泌增加，引起血压升高。六味地黄丸出自宋代医家钱乙的《小儿药证直诀》，具有滋阴补肾功效，临床常用于高血压病伴肾阴亏虚证的治疗。

2. 抑制交感神经活性　交感神经高兴奋性可导致容积负荷增加，引起RAAS异常激活，最终导致血压升高，促进心血管并发症的发生。此外，交感神经兴奋直接作用于肾脏，导致血压升高。黄芪为豆科植物蒙古黄芪或膜荚黄芪的干燥根，临床可用于高血压病、高脂血症、糖尿病的治疗。丹参为唇形科植物丹参的干燥根及根茎，味苦，性微寒，归心、肝经，有活血祛瘀、通经止痛、清心除烦等功效，临床可用于高血压病、高脂血症、脑梗死的治疗。

3. 改善血管内皮功能　血管内皮细胞具有调节血管收缩功能、血流稳定性和血管重构的作用，血压升高可明显损害血管内皮及其功能，内皮功能障碍也是高血压病导致靶器官损害及其并发症的重要原因，因此对早期血管内皮功能障碍进行干预可以延缓和控制高血压病的发生。

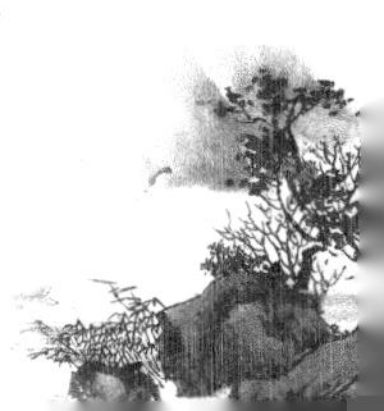

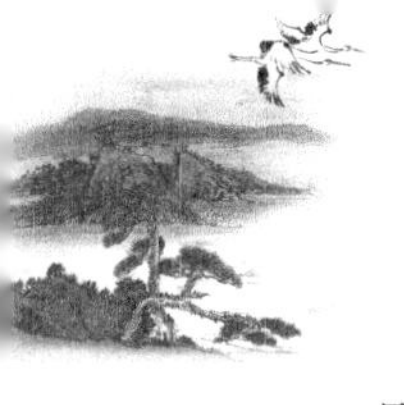

4. 抑制血管重构　血管重构既是高血压病的病理变化，又是高血压病持续和加剧的结构基础。血压升高使血管内皮受到损伤，其受损越严重则变异性越大。高血压病最先影响的组织是动脉血管，血压升高时血管的结构和功能会发生变化，即血管重构。研究表明中医药可通过抑制血管重构达到降血压的目的。

5. 改善胰岛素抵抗　高血压病患者的胰岛素水平明显高于正常人群，胰岛素抵抗已成为高血压病的重要危险因素，大量研究证明中药可改善胰岛素抵抗。如选择一些具有清热降浊的中药来帮助调节体内的代谢功能。

6. 阻滞钙离子（Ca^{2+}）通道　阻滞 Ca^{2+} 通道是调节血压最重要的机制之一，因此，钙通道阻滞剂是高血压病最常用的药物。血管平滑肌的血管舒张主要由 2 种不同的 Ca^{2+} 内流途径调控，包括 ROCC、VDCC。这些通道可以被 ROCC 上的 PE 和 VDCC 上的 KCl 激活。我国药理工作者对中药中具有 Ca^{2+} 通道阻滞作用的成分进行了卓有成效的研究，证明了粉防己碱、蝙蝠葛碱、甲基莲心碱、三七皂苷等都具有不同程度的 Ca^{2+} 通道阻滞作用。已证明三七皂苷 Rd 通过阻滞 ROCC/SOCC 的 Ca^{2+} 内流来抑制高血压发展过程中的脑血管重构，减轻神经元的凋亡与坏死，展现了 ROCC/SOCC 的 Ca^{2+} 内流阻滞药对心脑血管疾病治疗的前景。

7. 调节肠道微生物　越来越多的研究表明，肠道微生物群与高血压病之间存在密切联系。肠道微生物组被认为是人类第二基因组，且认为其与慢性疾病，特别是高血压病的发生发展密切相关。杜仲为杜仲科植物杜仲的干燥树皮，临床可用于高血压病、骨质疏松症的治疗。蒺藜为蒺藜科植物蒺藜的干燥成熟果实，临床可用于高血压病的治疗。杜仲与蒺藜联用可通过靶向脂质和类黄酮代谢来调节血压，因此具有降血压作用。

8. 改善靶器官损害　慢性升高的动脉血压会增加靶器官的压力负荷，高血压病触发的血管重塑和内皮功能异常，直接影响心、脑、肾等器官的灌注，导致靶器官损害。研究发现，中医药可用于治疗高血压病合并的靶器官损害。

（四）经典名方

经典名方指至今仍广泛应用、疗效确切、具有明显特色与优势的古代中医典籍所记载的方剂。在高血压病的中医治疗中，经典名方具有组方严谨、降血压疗效确切、临床可重复、安全性较好等优势。在中医药治疗高血压病的标准/指南/共识中，主要也是对经方名方治疗高血压病进行推荐。针对高血压病中医证型肝阳上亢证者，临床推荐运用天麻钩藤饮。

（五）中成药

临床降血压的中成药种类繁多，约有 86 种用于高血压病的治疗，其中包括松龄血脉康胶囊、清肝降压胶囊等。松龄血脉康胶囊用于治疗高血压病伴肝阳上亢证，

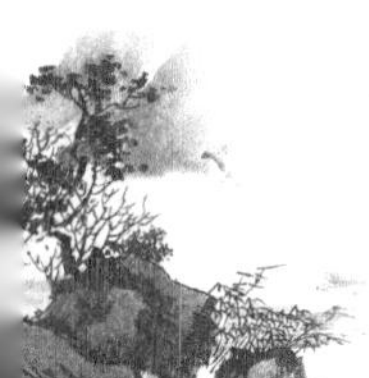

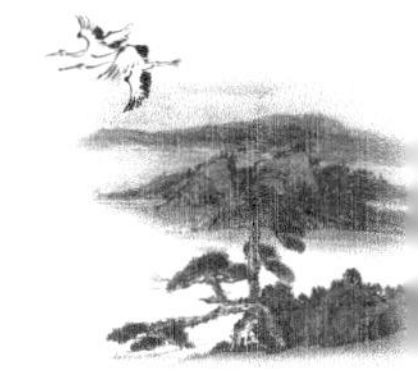

清肝降压胶囊可用于治疗高血压病中医证型属肝肾阴虚证者。

（六）膳食补充剂

膳食补充剂近年来逐渐成为研究热点，多项系统评价表明大蒜、红曲及银杏叶片可作为膳食补充剂辅助治疗高血压病。大蒜为半年生草本植物，百合科葱属，以鳞茎入药，大蒜素是其有效成分，具有降血压作用。

（七）外治疗法

针刺疗法因其非口服药物疗法，备受高血压病患者欢迎。近年来，针刺治疗高血压病的临床研究与系统评价取得大量循证依据。

艾灸指将艾叶制成的艾灸材料，点燃后产生的艾热刺激人体体表穴位或特定部位以达到防病治病的目的。

太极拳是基于太极阴阳理念，用意念统领全身，通过入静放松、以意导气的反复练习，达到修身养性、强身健体、益寿延年的目的。

目前，随着对中医药的认识与研究不断深入，中医药治疗高血压病的标准/指南/共识、高质量循证证据及机制研究的不断挖掘，临床应用中医治疗高血压病已得到越来越多的认可。研究发现，中医药不仅能改善高血压病相关头痛、头晕等临床症状，更能平稳降血压，改善危险因素，保护靶器官损害，且能减少不良反应发生，在部分高血压病人群中，甚至可以达到停减降血压西药的疗效，这与现代医学的“平稳、缓和降血压”“降血压联合降血脂”“单片复方制剂”等治疗高血压病理念不谋而合。

首先，在中医诊疗的指南/标准/共识等方面，不仅对高血压病的中医学病因病机认识及诊疗方案治疗高血压病及其并发症提供了参考与借鉴。尤其是在中医学病机认识与方药推荐方面，《高血压中医诊疗专家共识》等研究删繁就简，将高血压病病机简化为火证、饮证与虚证三大核心病机，并相应推荐天麻钩藤饮、半夏白术天麻汤、六味地黄丸等经典名方，与既往对高血压病的认识保持一致。在中成药的运用方面，《中成药治疗原发性高血压临床应用指南（2021年）》就每种中成药的适应证、安全性及临床循证证据，进一步规范了中成药降血压的临床使用，对推广中成药治疗高血压病具有积极意义。然而，部分标准/指南/共识对其形成过程并没有详细描述，且存在循证医学专家参与不足，临床研究方法学有待提升等问题，可能也与业内对中医药循证医学理念认识的逐渐深入有关。

其次，在临床研究方面，随着大量高质量RCT在较高影响力的英文期刊的发表，不仅证明了中医药能有效降血压，还在隐匿性高血压病、轻中度高血压病、高血压病合并危险因素、高血压病合并靶器官损害等方面提供中医药循证依据。近年来，大量临床研究极为关注方法学质量，包括临床方案的设计、随机产生与隐藏、

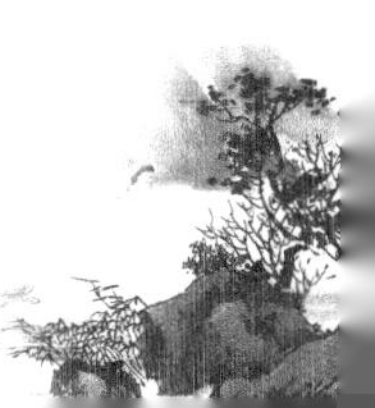

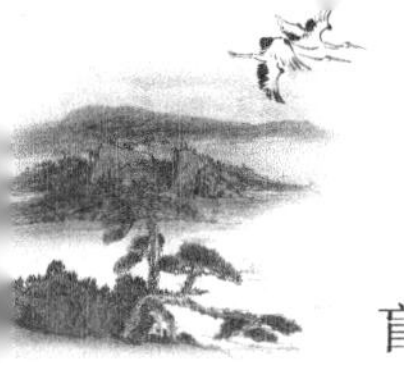

盲法设置、样本量计算、远期随访等。

最后，在实验研究方面，相关机制研究不断深入。通过多项实验证实，中医药经典名方、中成药等可通过阻断 RAAS 系统、抑制交感神经活性、改善血管内皮功能、改善心血管重构、改善胰岛素抵抗、阻滞 Ca^{2+}、调节肠道微生物、改善靶器官损害等方面改善高血压病，具有多环节、多靶点、整体调节的优势，但同时因中药成分复杂，以多成分、低活性特征为主，缺少具有较高活性成分的单药物、单靶点评价，对于中药降血压的有效成分研究亟待深入。

二、高血压的中西医结合治疗优势及新技术

(一) 中西医结合治疗高血压的优势

1. 治疗效果好　中西医结合治疗的效果相比于单纯中医治疗或者单纯西医治疗的效果好，由于目前高血压症状的发展，在进行西医治疗时，单一用药已无法达到良好的效果，往往需要联合用药。而由于高血压疾病治疗的进程较长，患者需要长期服药，患者的服药依从性会慢慢地降低，而中医可以帮助调整患者的中枢神经系统，提高患者治疗的信心，从而帮助提高患者的服药依从性，而且运用中医也能够有效地改善患者的症状，帮助其降低血压。因此中医西医结合，可以帮助患者进行长期地调治，帮助患者更好地控制血压。

2. 临床达标快　中西医结合治疗可以让两者之间取其所长，更快地达到临床目标。西医联合用药能够有效且快速地帮助患者降低血压，但是目前其只停留在对症治疗上。而中医治疗则更注重帮助高血压患者进行整体调治，将两者结合起来，不仅可以帮助患者降低血压，还可以帮助患者提高生活质量，保护靶器官，改善高血压症状等。

(1) 帮助患者提高生活质量：中医上认为高血压患者不仅会有阴虚阳亢，还多见痰浊之征象，而不良生活方式是生痰之因，因此将中西医结合治疗高血压，会要求患者改正不良的生活习惯。中医治疗禁止患者食用过多油腻的食物，肥胖的高血压患者需要积极地减重。中医认为长期嗜食肥甘厚味、嗜食烟酒是患者出现痰浊的主要原因，因此要求患者戒烟限酒，同时尽量多进食一些清淡易消化的食物，若其进食的食物未能被消化，极易形成痰湿，长此以往将郁而化热，导致患者出现痰浊之征象。中医认为人体从食物中吸收的营养能够进入到全身肌肉四肢，使其健壮丰满，强劲有力。适量的运动有助于全身气血流通，帮助其更好地消化食物，而缺乏体力锻炼，将会导致人体气血运行不畅，肝失疏泄，脾运不健，聚湿生痰，更易导致高血压患者的血压不断攀升，会增加患者患冠心病以及脑卒中的概率。因此中西

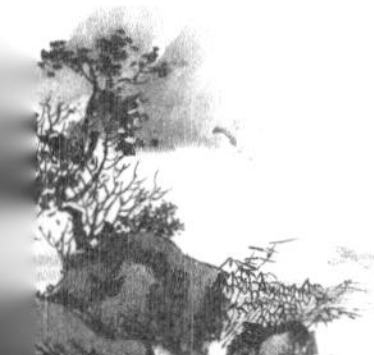

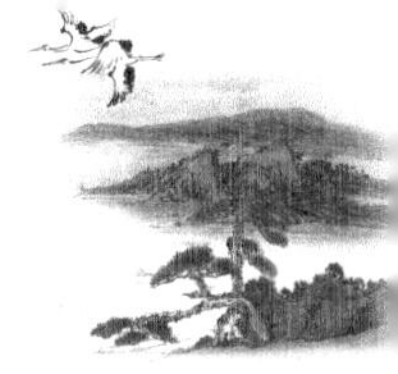

医治疗，可以帮助患者改正不良的生活习惯，提高生活质量。

（2）改善高血压患者头痛、眩晕等症状：高血压的主要症状有眩晕，头痛，心悸，乏力，失眠等，一般高血压患者在服用西药治疗后，会降低血压，但是这些高血压症状却不能得到有效的缓解，这将会对患者的心理产生影响，从而导致其血压出现进一步增高，但是在服用中药后，不仅能够帮助其平稳降压，还能够帮助其缓解这些高血压症状，同时中西医联合治疗，还可以利用中药缓解西药带来的一些不良反应，进行中西医结合治疗，可以帮助患者进行良好的心理护理，避免其出现情志郁结的情况。中医认为，情志失调是患者患上高血压的一个重要因素，过度恼怒，长期忧思，恐惧紧张会导致人体出现阴阳失调，气血逆乱的情况。因此中西医结合治疗后，不仅可以利用西医帮助降低患者的血压，还可以利用中药帮助患者保持心情的平静以及心情的愉悦，可以避免患者因为剧烈的情绪波动出现血压持续升高的情况，帮助患者控制血压。

（3）保护靶器官：西医虽然对于高血压急症的作用较为迅速，能够快速的降低血压，但是其副作用较大，且较易伤害到患者的靶器官，但是若能够将中西医结合用药，可以有效地延缓原发性高血压患者出现靶器官损害，同时能够有效地延缓病情的发展，而且中医的副作用较小，和西医合用后能够起到减量减毒增效的作用，从而可以避免患者出现其他的一些病症。

3. 有效防治并发症　中西医结合治疗可以有效地预防和治疗高血压带来的并发症，相比于高血压病症自身带来的伤害来说，其会导致的并发症将会给患者的身体带来更大的伤害。而中西医结合治疗能够有效地预防高血压患者出现并发症。中医治疗虽然在降低血压方面与西医有所差距，但是由于其更加注重对患者整体进行调治，因此其在预防动脉粥样硬化，延缓或治疗并发症，保护肾功能等方面有着优势，因此两者结合治疗，可以取西医降血压的优势，中医治疗并发症的优势，提高整体的治疗效果，最大限度地帮助患者获益，帮助高血压患者病情恢复。

总之，西医与中医均有其各自的优势以及缺点，西医能够快速降低血压，但是却不能良好的改善高血压症状，且具有较大的副作用，而中医虽然能够改善高血压症状，副作用较小，但是其降压的速度相比于西医较为缓慢，不能用于治疗高血压急症的患者。而将两者结合运用，可以取其所长，补其所短，从而能够增加治疗高血压的效果，同时帮助提高高血压患者的生活质量，减少并发症的发生，帮助患者更好地控制病情，因此日常治疗中应发挥中西医治疗的优势，为患者进行良好的治疗。

（二）中西医结合治疗高血压的新技术

现代治疗高血压可以从改善生活习惯、基因治疗、高血压疫苗、雷帕特降压仪、颈动脉窦刺激器、肾交感神经射频消融术几个方面着手。

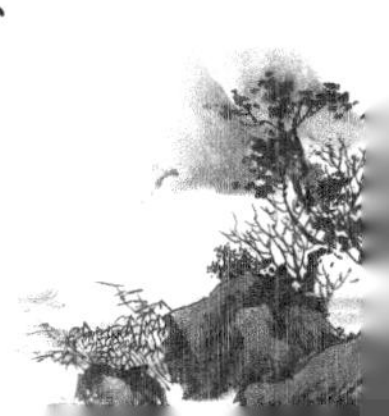

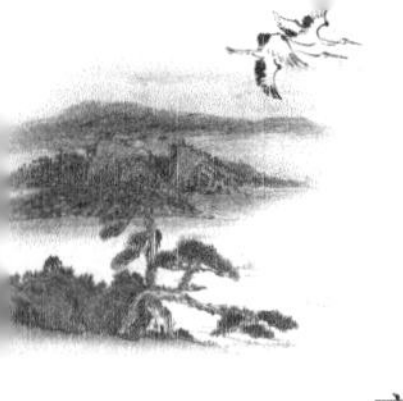

1. 改善生活习惯　可以避免患者的不良生活习惯影响病情。实践证明，有很多高血压患者，生活中不注意饮食平衡，不注意运动，起居时间不规律，最终加重了病情，因此，对于高血压患者，改善其自身的生活习惯是根本因素，只有患者养成良好的生活习惯，才能有效地控制病情。

2. 基因治疗　可以将正常基因插入染色质基因，进而可以置换患者体内的致病基因，基因治疗与药物治疗比较，具有效果稳定、特异性强、毒副反应小、持续时间长等优点，目前基因治疗高血压的方式主要两种形式：增加血管物质生成，即正义插入使血管舒张；阻断血管物质生成，即反义抑制血管收缩。

3. 高血压疫苗　在高血压的控制中具有重要意义，实践证实，高血压疫苗是防治高血压的有效手段之一，从前，高血压疫苗由于其安全性、有效性得不到保障，曾一度被人们忽视，不过随着科学技术的进步，目前高血压疫苗在安全性和有效性方面都得到了提升，完全可以用于高血压的防治。

4. 雷帕特降压仪　可以防止人体的交感神经过度激活，进而减慢高血压患者的呼吸频率，使潮气量大幅度增加，促进患者的心肺感受功能，调节患者的神经张力，加强患者迷走神经的活性，最终起到舒张血管，降低血压的效果。

5. 颈动脉窦刺激器　可以迅速地调节患者血压，避免患者的血压上升过度，或者下降过度，颈动脉窦刺激器可以持续对患者的颈动脉实施减压反射，能够有效地实现持久降压的目的。

6. 肾交感神经射频消融术　可以阻断高血压患者的肾交感神经，从而降低患者血压，并且，由于人体的肾交感神经传导纤维位于肾动脉壁的浅表位置，对患者实施肾交感神经射频消融术不会对患者腹部、盆腔、下肢的神经传导系统造成损伤。

在人体中，交感神经和迷走神经存在着相互制衡的关系，它们共同构成了自主神经系统，其中，交感神经系统又是由交感干、中枢部、神经节、神经丛组织组成的，其主要作用就是调节心血管和脏器的运作，对于心血管而言，交感神经可以增强心脏收缩功能，调节血压和心率，促进人体儿茶酚胺的分泌，收缩肾动脉，人体的肾交感神经主要包括传入神经和传出神经，去肾交感神经治疗法可以控制醛固酮的激活，控制去甲肾上腺素的释放，控制肾脏钠水，控制肾动脉收缩，从而调节血压。

外治法治疗高血压，关键就在于治疗部位的选择、治疗药物的选择，以及药物特性和原理的运用。外治法治疗高血压，一定要选择合理的部位，如果是穴位敷药治疗，可以采用神阙、涌泉、太冲、三阴交等部位。如果是针灸治疗，则可以选择翳风、百会、太冲、足三里、内关等部位。如果是穴位割治，可以选择胸 3、4、5 夹脊穴、膈俞、心俞、厥阴俞、肩井、天宗等部位。如果是穴位注射治疗，可以选取曲池、足三里等部位。如果是拔罐法治疗，可以选择大椎、肾俞、心俞为主治部位，选择内关、丰隆、足三里、涌泉、三阴交为辅治部位。如果是穴位磁疗，可以选择太阳、内关等部位。如果是耳穴治疗，除辨证外，可选择耳后降压沟等部位。如果是激光针照射治疗，可以选择颈动脉窦部位进行治疗。至于药物的选择，不容

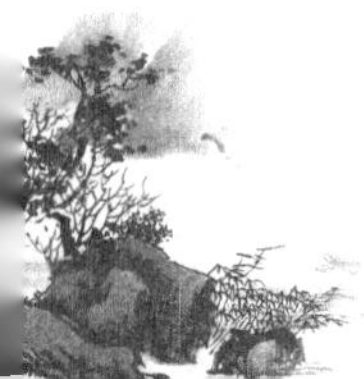

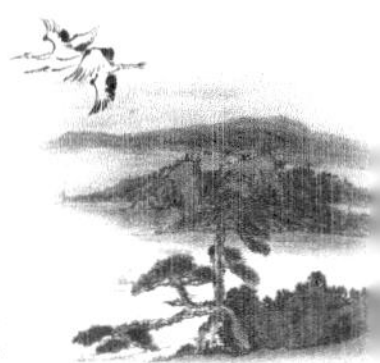

置疑，必须慎重选择，可采用外敷降压膏，其药物成分只有细辛、肉桂、冰片、沉香、车前子等，治疗高血压效果显著。药物特性和原理的运用方面，中医理论讲求“外治之理即内治之理”，就是要根据不同患者的具体特点，选择适合病情的药物进行治疗，如果患者属于肝阳上亢，可以选用钩藤、天麻、生石决明。如果患者属于气血亏虚，可以选用白术、人参、当归。如果患者属于痰浊中阻，可以选择苍术、半夏、白芥子。现代医学角度来看，如果是外敷治疗，一定要保证药物的角质层屏障功能较低，同时保证药物的渗透功能良好，并且要选择皮肤微循环充足、皮下脂肪少的穴位。无论是传统中医治疗方法还是现代医学的治疗方法，都必须掌握药物特性和原理的运用，进而才能促进药物的吸收效果，充分地激发经络功能、调节经络失衡、达到治疗高血压的目的。

有学者对老年原发性高血压病进行了流行病学研究，指出中医药治疗法在老年高血压的治疗中具有良好的临床效果。老年高血压病是高血压病中的常见类型，其具有特殊的病理特点，主要表现为收缩压升高，同时多数患者伴有不同程度的心、脑、肾器官损伤，部分患者还会出现压力感受器功能衰弱，一旦治疗不及时，病情会进一步恶化，危害老年人的身体健康，从中医角度来讲，老年高血压主要就是由于阴虚阳亢引起的，采用中医治疗法治疗，可以有效改善老年患者的头痛、头晕、耳鸣等相关症状，周晓妍、汪元元、王保和对老年高血压患者的中医治疗效果进行了研究，再次证实了这一观点，说明中医药治疗法在老年高血压的治疗中具有良好的临床效果，可以推广应用。

非药物疗法治疗高血压可以采用中医推拿疗法、中医针灸疗法、运动疗法、心理疗法、生物反馈疗法、芳香疗法进行治疗。推拿按摩疗法能够刺激患者肌肉以及皮肤组织的感应器，并带动中枢神经系统，促动心血管反射，改善心血管的异常波动，最终降低患者的血压。针灸疗法能够促使患者体内的经络通畅、气血调和，进而调节并稳定血压，达到治疗高血压的目的。运动治疗法能大幅度减少去甲肾上腺素的影响，使患者的交感神经活动趋于稳定，降低患者的体液量、循环血量、心搏出量，以此来实现降压效果，其次，合理的运动锻炼还能够增强患者自身的免疫功能，进而促进高血压的治疗效果。无论是高血压还是其他疾病，心理疗法都是一种有效的治疗措施，患者的心态往往都是消极、恐慌、焦虑，这样一来就会严重影响病情，干扰治疗效果，心理疗法就是要改善患者的心理状态，促使患者乐观地面对疾病，缓解患者的紧张心理，这样不仅可以促进高血压的康复效果，而且可以在很大程度上改善患者的生活质量。生物反馈疗法就是让患者在一定程度内通过主观的意识来支配脏器活动，改善脏器的异常现象。芳香疗法则主要就是从人体生理机能方面来进行降压，在高血压的治疗中，也具有良好的效果。

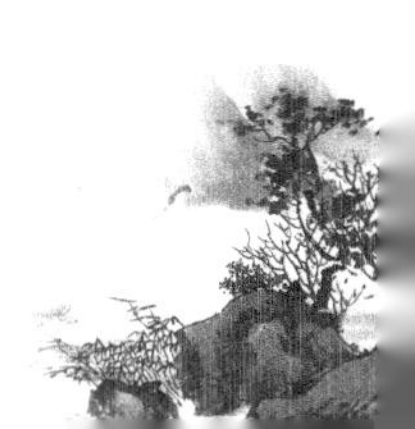

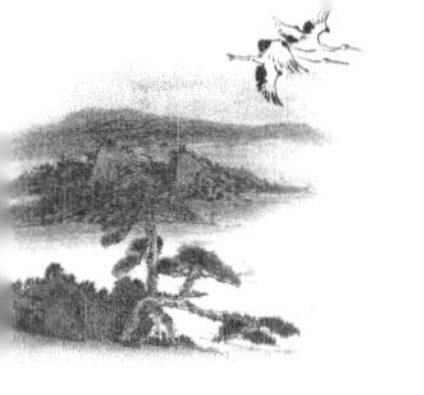

第三节 高血压的中西医结合治疗管理

一、一般高血压的中西医结合治疗管理

（一）西医药物治疗

国家心血管病中心制定的《中国高血压防治指南》指出高血压的药物治疗不仅要根据患者的血压水平，而且要特别关注患者是否有心、脑、肾等脏器的损害，以及并发症如糖尿病、高脂血症等。

如果伴有糖尿病和心、脑、肾等脏器的损害，无论血压在什么水平都应及时服药治疗。

中重度高血压患者，不管是否有脏器损伤或有并发症等其他危险因素，都应及时服用降压药物。

部分轻度高血压患者，无心、脑、肾损害及糖尿病等，可采取非药物治疗。如果有1个以上除糖尿病以外的危险因素，如吸烟、血脂异常、有心血管疾病的家族史等，采用非药物治疗控制血压不理想时，应及时采用药物治疗。

1. 药物治疗原则

（1）建立健康的生活方式：药物治疗之前应该建立健康的生活方式。如低盐低脂饮食、进行适当的体育运动、减肥、戒烟酒等。

（2）小剂量开始：采用最小的剂量达到疗效并且使不良反应降到最小值。如有效，可以根据患者年龄和反应逐步递增剂量以获得最佳的疗效。

（3）选择长效制剂：为了有效防止靶器官的损伤，降低患者药物依赖性，要求24小时内血压控制在目标范围内，并能防止从夜间较低血压到清晨血压突然升高而导致猝死、脑卒中和心脏病发作。最好选择一天一次用药，使药效达24小时。

（4）联合用药：降压的效果好而且不良反应低，先用小剂量的单药治疗，未达到药效可考虑多种降压药物联合治疗。2级以上原发性高血压常需多种降压药联合治疗。

（5）终身服药：一旦确诊为高血压，就要坚持终身应用降压药物，如需更改药物应遵循医嘱。

（6）定期随访：需对高血压患者定期随访，建立健康档案。

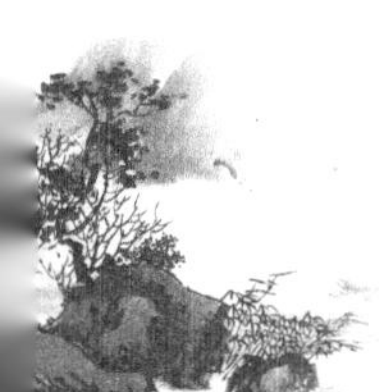

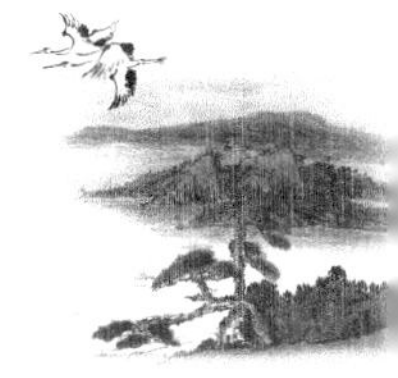

2. 降压药的选择原则

（1）原发性高血压需长期使用降压药物，因此宜选用降压作用缓和、持久、副作用少的药物，方便患者服用。

（2）从小剂量开始，逐渐增加用量。以降压为目的，尽可能用小剂量以减少副作用。

（3）使用可引起明显直立位低血压的降压药物时尤其要注意，坐位起立或平卧起立时，动作应尽量缓慢。

（4）临床上常应用降压药物联合治疗。

（5）对于血压增高多年的患者，不宜降压太快，否则会导致心、脑、肾血液供应不足而引起相关疾病。

（6）发生高血压危象或高血压脑病时采用紧急降压方法。首选钙离子拮抗剂，再根据不同诱因，选择不同的降压药。

3. 选择降压药的注意事项　目前治疗高血压的药物种类有很多，无论选用何种药物，其治疗目的都是为了控制血压在标准范围内，预防或减少脏器的损伤。降压药应根据治疗对象个体的差异来选择。

（1）患者是否存在心、脑血管病危险因素。

（2）患者是否已有靶器官损伤和心血管疾病、肾病等，或其他受降压影响的疾病。

（3）与其他药物之间是否可能发生相互作用，产生不良反应。

（4）选用的药物是否已经减少患者的高血压相关的心血管疾病。

（5）患者所在地区降压药供应和价格情况，以及患者的支付能力。

4. 目前治疗高血压药物

（1）钙通道阻滞剂：钙拮抗剂又称钙通道阻滞药（Calcium Channel Blocker，CCB），是指具有选择性地拮抗钙离子通道的作用，阻滞 Ca^{2+} 经细胞膜上的钙离子选择性通道进入细胞内，而减少细胞内 Ca^{2+} 与肌钙蛋白的相互作用，使血管（主要是动脉血管）平滑肌舒张或心肌细胞收缩力减弱，从而产生降血压效应的药物。

分类：①二氢吡啶类（如硝苯地平等）：主要作用是舒张外周血管和冠状动脉，不阻滞房室结，不治疗心律失常，其有力的血管扩张效果可使心率反射性增快。②非二氢吡啶类（苯基烷胺类，如维拉帕米；苯二氮䓬类，如地尔硫䓬）：有中度舒张外周动脉的作用，直接阻滞房室结，减慢房室传导，有负性肌力和减慢心率作用，可治疗快速型心律失常。

适应证和禁忌证：①适应证：二氢吡啶类适用于老年高血压、周围血管病、妊娠、单纯收缩期高血压、心绞痛、动脉粥样硬化患者；非二氢吡啶类适用于室上性心动过速患者。②禁忌证：二氢吡啶类不适用于快速型心律失常、充血性心力衰竭患者，副作用为反射性心动过速、头痛、面红、便秘等；非二氢吡啶类不适用于三度房室传导阻滞、充血性心力衰竭患者，副作用有降低心率、抑制心肌收缩力等。

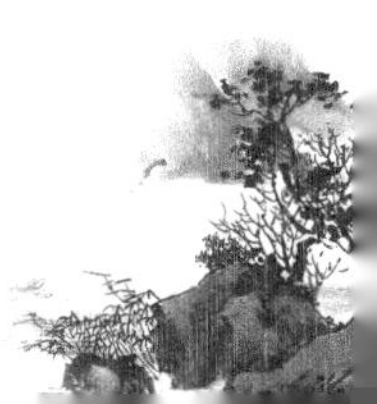

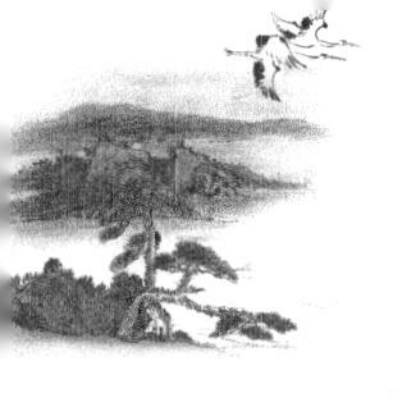

（2）血管紧张素转换酶抑制剂（ACEI）：通过竞争性地抑制血管紧张素转换酶（ACE），抑制血管紧张素Ⅰ转换为血管紧张素Ⅱ，并且减少缓激肽的灭活，从而产生降压效应。大量循证医学证据充分证明ACEI不但能使血管扩张而降压，还能保护心、脑、肾等靶器官，适用于心力衰竭、心肌梗死后、高危冠心病、糖尿病、慢性肾病和预防脑卒中再发等。

分类：根据其与ACE分子表面锌原子相结合的活性基团分成三类：羧基类：如卡托普利、依那普利等，它们可以与ACE分子表面的锌原子结合，抑制其活性；磷酸基类：如福辛普利等，也可以与ACE分子表面的锌原子结合，抑制其活性；肽类：如地拉普利等，它们可以与ACE分子表面的肽键结合，抑制其活性。

适应证和禁忌证：①适应证：适用于大多数高血压患者，主要适用于充血性心力衰竭、心肌梗死后、脑血管病后、左室功能不全、肾病、蛋白尿患者。②禁忌证：不适用于妊娠、高血钾、双侧肾动脉狭窄患者。

副作用：包括最常见的干咳、首剂低血压反应和高钾血症，最严重而罕见的副作用为血管神经性水肿。

（3）血管紧张素Ⅱ受体拮抗剂：在ACEI类药物母核的基础上，对其化合物结构合成、衍生、修饰，不断增强其降血压疗效，延长作用时间，减少毒副反应，进一步推动了这类药物的发展进程，从而形成了ARB类药物（血管紧张素Ⅱ受体拮抗剂），又称之为“沙坦类”的系列化学药物。沙坦类药物是抗高血压一线治疗用药，具有全新的降压机理，降压平稳、疗效好、作用时间长、患者耐受性好。

分类：ARB按其作用受体亚型可分为：①选择性AT1受体拮抗剂（AT1BA）；②选择性AT2受体拮抗剂（AT2RA）；③AT1、AT2双重（平衡型）受体拮抗剂。ARB目前只有AT1RA进入临床应用。AT1RA可分为3大类：①二苯四咪唑类，包括氯沙坦、厄贝沙坦、坎地沙坦；②非二苯四咪唑类，包括爱普沙坦、替米沙坦；③非杂环类，包括缬沙坦。

适应证和禁忌证：①适应证：适用于伴左心室肥厚、心力衰竭、糖尿病肾病、微量白蛋白尿及不能耐受ACEI的患者。②禁忌证：不能用于妊娠、高血钾、双侧肾动脉狭窄患者。

（4）利尿剂：利尿剂是一类具有利尿作用得药物。其降压机制包括两个方面，一是通过其利尿和排钠作用，减少血容量，使心排血量降低而降压；另一个更重要的机制是通过使血管平滑肌钠离子含量降低，减弱小动脉平滑肌对加压物质的反应，从而使血管扩张而降压。

分类：①按作用强度分类：可分为强效利尿剂、中效利尿剂、弱效利尿剂。强效利尿剂的代表是呋塞米，中效利尿剂的代表是氢氯噻嗪和氯噻酮，常用的弱效利尿剂有螺内酯、氨苯蝶啶、阿米洛利、吲达帕胺等。②按作用部位分类：髓襻利尿剂，包括呋塞米、依他尼酸、布美他尼等。噻嗪类利尿剂，包括氢氯噻嗪，氯噻酮、美托拉宗、吲达帕胺等；保钾利尿剂，包括氨苯蝶啶、螺内酯、阿米洛利等。在各

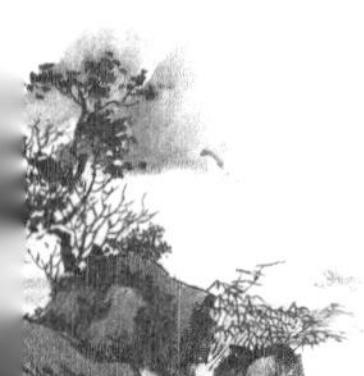

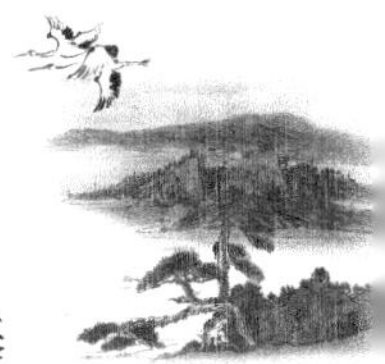

种利尿剂中，由于噻嗪类药物（主要是氢氯噻嗪）疗效确切，价格低廉，其作为基础降压药治疗轻度高血压，特别适用于轻、中度高血压患者，老年人单纯收缩期高血压，肥胖及高血压合并心力衰竭的患者。

适应证和禁忌证：①适应证：大多数高血压患者均适用利尿剂。主要适应证包括伴有充血性心力衰竭的高血压、老年高血压、单纯收缩期高血压，其中呋塞米适用于肾功能不全者，螺内酯适用于心肌梗死后患者。②禁忌证：噻嗪类利尿剂不能用于痛风患者，对妊娠妇女也不适用；螺内酯不适用于肾衰竭、高血钾患者。小剂量使用通常安全有效，长期大剂量使用可导致低钾血症、胰岛素抵抗及脂质代谢紊乱。

（5）受体阻滞剂

1）β受体阻滞剂：通过与细胞膜上β肾上腺素受体的某些亚型（β_1、β_2、β_3）竞争性结合，可逆性阻断多个器官中β肾上腺素能受体激活产生的作用，对机体代谢产生相应的生物学效应。β受体阻滞剂既是抗高血压药物，又是抗心绞痛药物。因此，β受体阻滞剂在高血压合并冠心病的治疗过程中尤为重要，是高血压合并冠心病患者的首选用药。

分类：根据药物对不同受体的选择性分为3类：非选择性β受体阻滞剂、选择性β受体阻滞剂、兼有α_1阻滞作用的β受体阻滞剂。

适应证：对大多数高血压患者是适用的，主要适应证包括心绞痛、心肌梗死后、快速性心律失常、充血性心力衰竭、妊娠等；不能用于二至三度房室传导阻滞、哮喘后阻塞性肺疾病，对周围血管病、糖耐量减低或经常运动者（运动员）也不适用。

副作用：疲劳、肢体寒冷，多见于非选择性β受体阻滞剂，还可引起糖代谢、脂质代谢紊乱。对哮喘患者可能诱发支气管痉挛，也可有胃肠不适、眼睛闪烁及视觉盲点等。

2）α受体阻滞剂：去甲肾上腺素与α受体结合，引起血管平滑肌收缩，导致血压升高。能够阻滞肾上腺能递质与α受体相结合，从而取消其效应的药物称为α受体阻滞剂。该药的最大优点是没有明显的代谢作用，而且对于血脂有良好影响。它能降低总胆固醇与低密度脂蛋白、甘油三酯，增加高密度脂蛋白，所以，适用于合并糖尿病、周围血管病、哮喘及高脂血症的高血压患者。

分类：非选择性的α受体阻滞剂、选择性α受体阻滞剂、选择性的长效α受体阻滞剂等。

适应证：主要适用于伴有前列腺增生或高血脂的高血压患者；禁忌证：α受体阻滞剂不能用于有直立性低血压的患者，对充血性心力衰竭患者也不宜使用。

副作用：直立性低血压，尤多见于老年单纯性收缩期高血压、脑血管病患者，故应用过程中应监测立位血压。

（6）降压药物联合应用：单药不能很好地控制血压时，可以考虑联合用药。联合用药的优势在于：可以增加疗效，有效控制血压；降低单药降压时的不良反应；

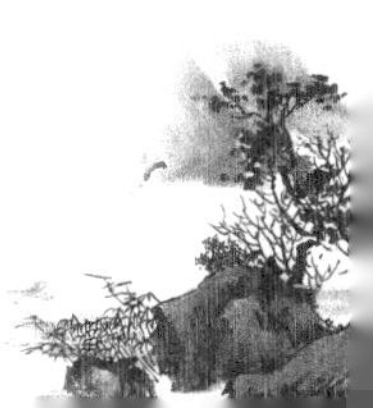

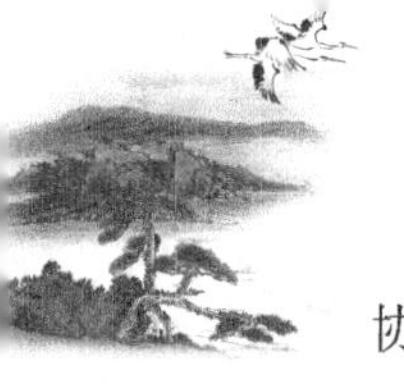

协调保护靶器官；单片复方制剂可以简化治疗，提高患者的依从性。

1）联合用药选药和运用原则：联合应用的药物要有协同作用，应为两种不同降压机制的药物，尽量能相互抵消或减少各自单用的副作用，即降压药联合应用的核心原则：增强疗效、减少不良反应。如ACEI与噻嗪类利尿剂合用，前者可减轻后者引起的低钾血症和对抗后者引起的交感激活，后者带来的血容量相对减少可增强前者的降压作用。ACEI与CCB合用可通过不同的机制降低外周血管阻力而增强降压作用，而且可明显减少单用CCB引起的水肿，适用于中、重度高血压。

联合用药有利于改善损害的靶器官、心血管病和糖尿病，但在用药时要考虑某种疾病的禁忌。高血压患者常常合并冠心病等其他危险因素，如吸烟、血脂异常、糖尿病和肥胖等，是否兼顾治疗这些危险因素也严重影响高血压的预后，因此必须同时控制这些危险因素。此外，高血压患者50%以上合并其他各种内科疾病，或者高血压本身已经导致靶器官损害，在选择降压药时必须考虑这些因素。综合干预，降低心血管病的总体危险。

添加另一类药进行联合应用，应从小剂量开始，逐渐增加到正常量，避免高剂量引起的不良反应。所有降压药都有一定的不良反应，若通过不断增加一种药物的剂量来增加疗效，其代价可能是增加该药物的不良反应。降压药联合用药应采取小剂量联合，多数降压药用一个剂型剂量，少数必要情况下可用两个或三个剂型剂量。

量加倍和药加种序贯原则，当单一运用降压药未达到降低血压水平时，可加大一倍剂量，或者加入第二种药；若还未达到效果，第二种药的剂量加大一倍，或者加第三种药；若血压还未降到目标水平，应分析原因采取相应的治疗方法或调整降压药的种类。降压药的启用应该根据血压水平即高血压级别从1～3种药开始，然后再根据疗效进行药物种类和剂量的“微调”。一个具体的高血压患者究竟需几种降压药才能达到血压控制的目标水平，多取决于高血压的程度。高血压急症还需静脉使用降压药。

2）联合用药常用方案和配伍禁忌：①常用方案为ACEI＋利尿剂、ACEI＋CCB、ARB＋利尿剂、ARB＋CCB、β受体阻滞剂＋利尿剂、β受体阻滞剂＋二氢吡啶类钙通道阻滞剂，β受体阻滞剂＋α_1受体阻滞剂也是可用方案之一。②同类药物不能联合应用。如美托洛尔和比索洛尔同属β受体阻滞剂，不能联用。但在确实必要的情况下，硝苯地平可与维拉帕米联用，这是一个例外。不过临床上不要泛用这种联合，因为有效的优秀的降压药不少，这种联合并非优秀的联合方式。不同作用机制的利尿剂可以联合。③降压机制相似的降压药不宜做首先联合。④β受体阻滞剂不宜与下列药物合用。与可乐定合用会加重心动过缓，突然停用可乐定则可能导致β受体阻滞剂诱发的反跳性高血压，甚至心脑血管意外；与胍乙啶合用因两者都能降低心排血量，可诱发心衰和直立性低血压；与哌唑嗪合用容易出现哌唑嗪首剂反应，故在高血压开始治疗时两者不宜联合应用。与维拉帕米、硫氮酮合用会加重心动过缓、心脏传导阻滞和心衰，甚至导致心脏停搏。

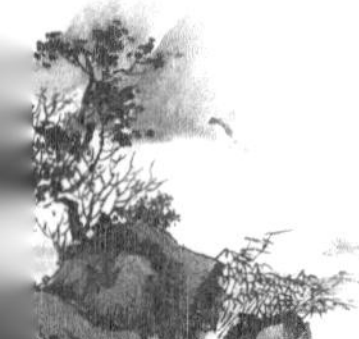

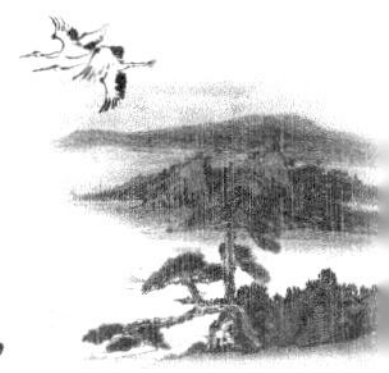

（7）其他：除上述药物以外，还有一些抗氧化剂，如四甲基哌啶、白藜芦醇等，以及他汀类药物等也可用于治疗高血压。

（二）中医药物治疗

1. 概述　中医药具有悠久的历史，是世界医学领域中的一个重要组成部分，中医学中并无“高血压”的概念及病名，根据其临床表现，将其归属于“眩晕”“头痛”等病证范畴。早在《黄帝内经》就有对“眩晕”病因病机的阐述，《素问》中有“诸风掉眩，皆属于肝”“木郁之发……甚则耳鸣眩转”等说法。汉代张仲景在内伤杂病中提出从“痰饮”论治以眩晕为主的证候。到了百家争鸣的宋金元时期，刘完素主张“风火论”，张子和、李东垣、朱丹溪均从“痰”立论，但又各有侧重。张子和强调实痰，李东垣偏重“虚”与“痰”，朱丹溪倡导“无痰不作眩”，而张景岳在前人基础上力倡“无虚不作眩”。陈修园集各家之长将“眩晕”的病因病机概括为“风”“火”“痰”“虚”四个方面。对于“头痛”一证，《黄帝内经》按病因分为外感与内伤两类，为后世奠定了理论基础。汉代张仲景提出太阳、阳明、少阳、厥阴均有头痛表现。金元时期，李东垣补充说明了太阴头痛、少阴头痛，将头痛病因病机进一步完善。朱丹溪强调“痰与火”，叶天士认为本病主要为肝经风火上逆所致，王清任提出“瘀血致头痛”的观点。现代中医药专家在前人的基础上不断总结经验，提出了新的认识和以下不同的高血压诊疗的特色方法。

2. 国医大师对高血压治疗的独特认识

（1）国医大师路志正教授认为高血压的病因是热、痰、风三因夹杂，病位在肝、脾胃、大肠，故病机有痰热壅滞、腑气不通，浊热上逆、清窍被蒙，肝风内动，治宜泄热通便、荡涤肠胃，清热化痰、宽胸散结，平肝清热、息风止眩，故选用小承气汤泻热通便，配伍小陷胸汤治痰热积滞胸中，配伍蔓荆子、天麻、钩藤以疏风热、清头目。路教授对高血压辨证准确，根据病因证候巧妙用药，治疗效果明显。

（2）国医大师裘沛然教授认为高血压多为肾阳衰微、阳不化气、水气凌心之证，对这种少阴病阳虚水停而致病者，治宜滋补肾阳、化气利水，故在方中配用熟附子、桂枝，又配用白术、茯苓以健脾除湿，配用生白芍以补肝阴、益肝体，配用牡蛎、磁石以镇潜浮阳。裘教授临证经验丰富，用药出神入化，配伍缜密，疗效显著。

（3）国医大师颜德馨教授在治疗高血压时抓住“风”“痰”两个方面，认为病机多为素体肝阳偏亢，痰浊内停，复有肝阳化风夹痰浊上扰，清阳受蒙，故治疗以平肝潜阳、宣化痰浊为大法，在方中首先选用天麻、钩藤、夏枯草这三味药物治“风”，配用清化热痰的温胆汤（半夏、竹茹、枳实、橘皮、生姜、甘草）和燥湿化痰的二陈汤（半夏、茯苓、陈皮、甘草），根据病情加减用药，理法方药环环相扣，治疗效果显著。

（4）国医大师朱良春教授对高血压的治疗有着丰富的经验，认为高血压的病机

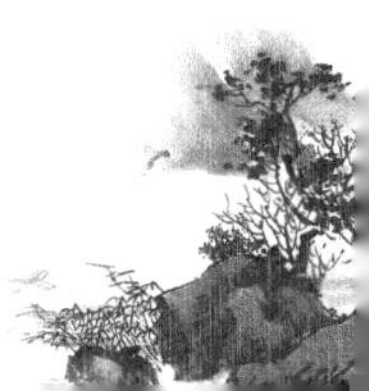

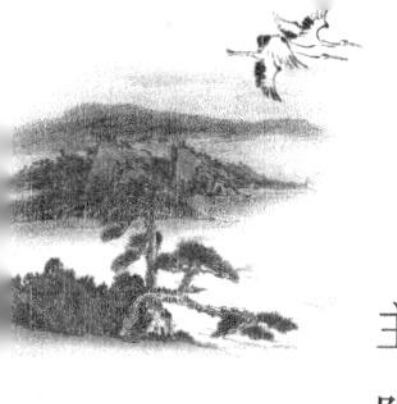

主要是阴虚阳亢、本虚标实，本虚以肝肾阴虚为主，亦可兼有心、脾（胃）阴虚，阴虚则阳亢，故标实为肝阳（火）上亢，扰于头目。治宜滋养肝肾、平肝潜阳并施，并根据患者症状加减用药。朱教授也常嘱咐患者要保持健康的生活方式。

（5）国医大师陈可冀教授研究高血压经验丰富，是我国开展中医药防治高血压最早的一批学者。他基于名老中医冉雪峰老师的学术传承，对高血压证候演变规律、防治措施的探索做出了奠基性的工作。陈老师认为高血压是因为先天禀赋异常、后天劳倦情志内伤等因素导致肝肾阴阳失调，病位在血脉的气血循行障碍性疾病，建议早治防变。

3. 中医治疗高血压的优势

（1）明显改善症状：西药治疗高血压，往往能很快使血压下降，甚至恢复正常，但在改善头晕、头痛等症状上效果欠佳。而中医中药是以辨证为基础的，强调整体治疗，症状改善比较理想。如当高血压患者出现头痛、头晕、头胀、失眠、烦躁等症状时，中医学认为是由于肝肾阴虚，阴虚阳亢，阳亢化风所致。通过清热泻火、平肝熄风的治疗，往往在血压下降的同时，上述症状也随之改善。

（2）保护靶器官：除一些西药有保护靶器官的作用外，目前一些研究发现，中医中药在对某些受损器官的逆转及并发症的防治方面也有一定作用。如活血祛痰中药丹参、田七、赤芍、丹皮等协同降压的同时，还可降低血液黏稠度，有预防及治疗中风的效果。而且，中药治疗高血压，通常从患者的具体病症出发，采用辨证论治的方法，以中药复方，调整体内环境，改善血管内皮功能，使心、脑、肾、血管得到保护。

（3）与西药合用减除副作用：中、西医治疗高血压各有优势，亦各有局限。临床试验证明，中西药合用疗效优于单用西药或单用中药。中医治疗根本原则以平衡阴阳、调整气血运行为主。一般认为，中药近期疗效较低，而西药近期疗效较高。中西药合用后，西药既可发挥近期疗效高的长处，又由于用量相应减少而减轻其毒副反应。中药的降压作用可提高近期疗效，又具有远期降压作用。故中西药合用治疗高血压，具有见效快、疗效高、副作用少的优点。如常用的钙通道阻滞剂硝苯地平，很多患者长期服用以后往往出现浮肿，就可以同时给予健脾利湿的中药白术、茯苓、猪苓、车前子等加以克服，使其浮肿消退。

（4）降压平稳和缓：西药治疗高血压，常常有为达到目标血压而频繁加减药量等情况，因此，也常常出现血压波动幅度较大的现象。而中药降压作用缓和、稳定，效果较好，如葛根、杜仲、野菊花、夏枯草、玉米须、钩藤等，尤其适用于早期、老年高血压患者。较重的高血压配合中药治疗，也可防止血压波动较大。

（5）非药物治疗降压有效：有中医特色的非药物治疗方法包括针灸、理疗、推拿等，这些治法已被证实具有一定的降压作用，并因此受到广大高血压患者的青睐。

（6）未病先防：高血压患者大多数有不良的生活、饮食习惯，中药用作平时茶饮，长时间饮用对于高血压具有独特的效果，尤其可用于预防老年高血压。

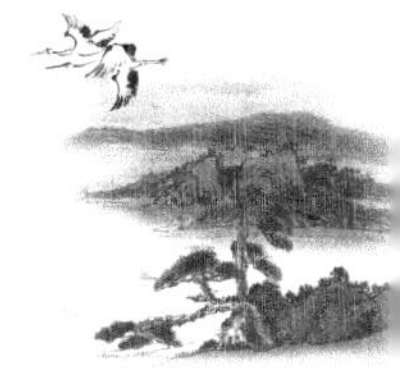

4. 中医治疗高血压的劣势

（1）起效慢：由于中药纯度不高，大部分中药制剂以中药材原药、粉末或粗提取物入药，中药起效慢的现象仍然存在。

（2）药物制备不便：众所周知，服用中药一般要将大包的药材煎成汤汁，然后整碗喝下，无论是煎药还是服药，都比西药制剂麻烦，随着生活节奏的加快，此问题成为亟待解决的问题之一。

（3）难辨证：辨证论治是中医用药的特点，对高血压也是如此，证型不同，用药也会大相径庭。但要做到准确辨证有一定难度，需要有经验的中医师做出明确的诊断，仅靠血压计或患者病史很难做到准确辨证。

除中医药治疗高血压存在以上局限性之外，中医药缺乏临床确切的疗效评价体系也是导致人们怀疑中药疗效的一大主因。

5. 辨证论治

（1）辨证要点：高血压病的病因病机较为复杂，柴浩然在临床实践中，主张辨证以虚实为纲，分析不同的病因病机，确立相应的治疗大法。一般来说，偏于实证者，多由素体阳盛，肝气偏激，或七情所伤，忧郁恼怒过度，使脏腑功能失调，气血逆乱，以致肝失疏泄，阳热亢盛，或化火生风，或伤阴耗血，或酿痰致瘀，形成以肝火炽盛、肝阳上亢为主的证型，兼夹风、火、痰、瘀等以实为主的病因病机。偏于虚证者，多因年老体衰，肾虚精亏，虚阳失潜，或阴虚及阳，以致阴阳失衡，水火不济，形成以阴虚阳亢、阴阳两虚为主的证型，兼夹痰浊上逆、阳虚水泛等以虚为主的病因病机。基于上述认识，柴浩然认为，以虚实辨证为纲，实责之于肝，虚责之于肾，有利于确定不同的治疗大法，兼顾各种错综复杂的病情需要。至于病程日久，实证转虚；或病情变化，虚中夹实，仍可根据虚实之纲，权衡两者的主次、轻重、缓急，兼顾治疗。

（2）治疗四法：辨治本病应以虚实为纲，可分为以下 4 种基本治法。

1）清肝泄热法：该法适用于肝火炽盛、攻冲头目之高血压病。症见头痛且胀，口苦咽干，胸中烦热，急躁易怒，夜寐不安，大便干结，小便短黄，舌红苔黄，脉弦滑而数。

2）平肝熄风法：该法适用于肝阳上亢、气血上逆，甚或肝风内动之高血压病。症见头晕头痛，心烦耳鸣，面红目赤，失眠健忘，噩梦纷纭，甚或眩晕欲仆，头痛如掣，双手颤抖，语言不利，步履不稳，舌红苔白，脉弦数或弦长有力。

3）滋阴潜阳法：该法适用于肾阴不足、虚阳失潜之高血压病。症见头晕目眩，咽干耳鸣，两目干涩，视物昏花，失眠寐浅，烦躁易怒，腰膝酸软，肢麻震颤，舌红或绛，少苔或无苔，脉弦细或细数。

4）补阴和阳法：该法适用于肝肾不足、阴阳两虚之高血压病。症见头晕耳鸣，心悸失眠，健忘目干，腰腿酸软，下肢不温，夜尿频多，舌淡红，苔薄白，脉沉细弱。

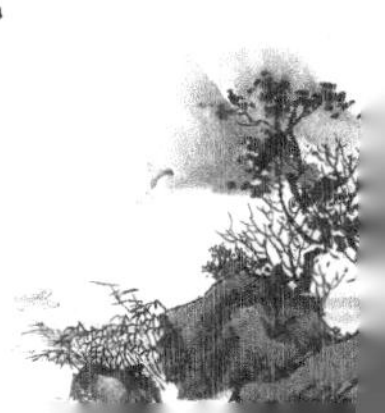

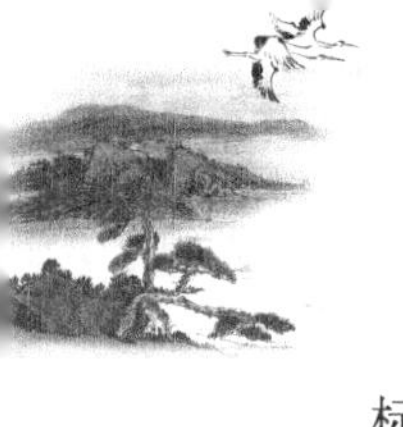

6. 治疗原则　标本兼治是中医治疗高血压的基本原则，具体治疗方法可分为治标、治本两大类。

（1）治标法则：针对高血压的表象，缓解高血压的症状，一般用于高血压早期的治疗，也可贯通于该病的各个阶段。可以单独应用，但常与治本法则联用。治标法则主要包括如下几种。

1）平肝潜阳法：平息肝阳，缓解高血压交感神经亢奋的症候群，用于肝阳上亢型。常用的方剂有天麻钩藤饮、龙胆泻肝汤等。

2）祛痰化湿法：平肝化痰，和胃化湿。适用于痰湿阻络型，尤其是偏于肥胖者。常用方剂有半夏白术天麻汤。

3）宁心安神法：此法以宁心安神为主，必要时可佐以重镇安神之品。适用于高血压早期患者，在其他证型中出现心悸不宁等兴奋症状时亦可选用。常用方剂有天王补心丹、知柏地黄丸、朱砂安神丸等。

4）活血化瘀法：扩张血管，改善血液黏滞度，改善血小板功能，类同于高血压应用钙通道阻滞剂等扩张血管药物的作用。适用于高血压血瘀证。常用方剂以血府逐瘀汤为代表，可加用丹参、泽兰等活血化瘀之品。

（2）治本法则：治本法则主要是调治阴阳，使之平衡。

1）滋补肝肾法：适用于肝肾阴亏而致肝阳上亢型，以阴虚为主的高血压，多见于高血压中晚期。常用方剂为六味地黄丸、一贯煎等。

2）阴阳两补法：主治阴阳两虚型。适用于长期高血压者，多为高血压晚期。常用方剂为大补元煎、济生肾气丸等。

3）调摄冲任法：适用于更年期妇女。常用方剂为二仙汤。

7. 药物治疗　2011 年《高血压中医诊疗指南》指出，高血压的发生主要缘于七情六欲过度、饮食劳伤及年老体衰，病位在心、肝、脾、肾，病性有实有虚，也有虚实夹杂者。故将高血压分为肝阳上亢、肝肾阴虚、阴阳两虚、瘀血阻络、痰浊中阻、气血两虚、冲任失调 7 个证型。根据不同证型，采用不同治法加减复方进行治疗。

（1）单味药物在高血压治疗中的应用：随着临床经验积累和药物制备水平的提高，目前已发现几种具有确切降压效果的单味中药及其有效成分。

川牛膝：中药牛膝味苦、酸，性平，主归肝、肾经，分为川牛膝与怀牛膝两种。其临床应用历史悠久，早在《神农本草经》中即言“主寒湿痿痹，四肢拘挛，膝痛不可屈，逐血气，伤热火烂，堕胎”；《现代中药大辞典》记述“功能活血祛瘀，补肝肾，强筋骨，利尿通淋”。现代研究发现，川牛膝在补肝肾、强筋骨的传统药效之外，具有确定的降压作用。

葛根：中药葛根味甘、辛，性凉，归脾、胃经，具有退热解肌、透疹、生津、升阳止泻之功。既可治疗外感病的发热头痛、项背强痛、口干口渴、麻疹不透，又可治疗内伤杂病的消渴、热痢、泄泻、头晕等症。而从其干燥根中提取的葛根素，

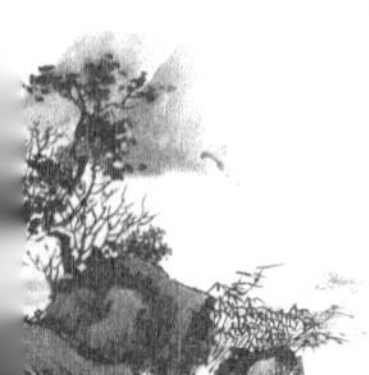

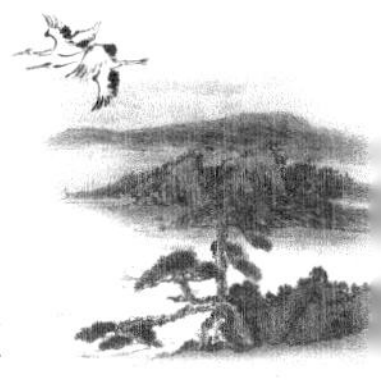

具有降压、调脂、改善血流变和缓解血小板聚集的药理作用。目前葛根及葛根素注射液广泛应用于高血压、心绞痛、脑供血不足、偏头痛、颈椎病等疾病的治疗。

天麻：中药天麻味甘，性平，归肝经。具有平肝息风止痉之效，广泛用于治疗头痛眩晕、肢体麻木、癫痫抽搐、小儿惊风及破伤风等疾病。其有效成分天麻苷即天麻素，制备成的天麻素注射液，临床用于治疗高血压、脑梗死、颈椎病等表现为头痛、眩晕症状者疗效确切。

钩藤：中药钩藤味苦、甘，性微寒，归心、肝经，具有清热平肝、息风定惊功效。钩藤中主要有效降压成分为钩藤碱和异钩藤碱，且异钩藤碱降压效果更强。

（2）中医复方药物在高血压治疗中的应用：临床中医复方治疗高血压主要将高血压辨证地分成不同的证型，运用不同复方针对性治疗高血压。目前临床上采用中药复方治疗中，天麻钩藤饮为使用频率较高的方剂，其次还有杞菊地黄汤、半夏白术天麻汤、六君子汤等。

（3）中成药在高血压治疗中的应用：①芪七连胶囊是由黄芪、杜仲、黄连、黄柏、蒲黄、三七、钩藤按比例组成的中药复方制剂，对轻、中度高血压有较好的疗效，具有益气活血解毒的功效，主治气虚血瘀、热毒不解之虚实夹杂的高血压，在临床应用中疗效显著。②菊藤胶囊主要成分为菊花 10g，钩藤 10g，丹参 10g，杜仲 10g，石决明 10g，地龙 10g，防己 10g，炒枣仁 30g，生牡蛎 30g，栀子 10g，生甘草 6g。③七子降压丸是由决明子、钩藤、枸杞子、菟丝子、女贞子、金樱子、沙苑子、桑葚子、桑寄生、白芍等组成，主治肝肾阴虚型高血压。④天麻素注射液具有镇静、安眠和镇痛等中枢抑制作用，与牛黄降压丸加谷维素比较，其缓解失眠、自主神经功能紊乱及降低血压等疗效更好，见效更快，值得临床推广应用。

8. 针刺治疗　目前，原发性高血压的治疗主要是药物控制，且取得了良好的疗效，但也存在一些问题，如长期服药易产生耐药性、不良反应多、药物选择不合理等，血压总体控制率较低。随着社会经济和医学模式的改变，越来越多的高血压患者希望通过非药物疗法及不良反应少的中医药、针灸等进行系统治疗，以改善临床症状，延缓病程。针刺治疗原发性高血压，以其操作简便、安全性高、对肝肾功能损害小等优点，显示出了独特的优势。

中医药以其双向良性调节作用及在临床中所体现出的简便、廉价、安全、有效的优点越来越受到重视，针刺的降压效果已经得到广泛肯定。临床研究发现，单独采用针刺降压效果明显，同时较药物降压具有不良反应少的优点。结果显示，针刺四关、曲池、行间治疗原发性高血压疗效确切，对舒张压的控制作用优于卡托普利，且能较好地改善头晕、腰膝酸软、心悸等临床症状，较少发生不良反应。针刺降压疗效确切，尤以即刻疗效明显，且能有效控制血压的晨峰现象，改善血压昼夜节律。相对于药物治疗，针刺治疗不良反应少，长期进行针刺治疗，有长期平稳降压的作用；而对合并有靶器官损伤的患者，有保护靶器官的作用；对收缩压和舒张压均有影响，但对收缩压的调整幅度明显优于舒张压。

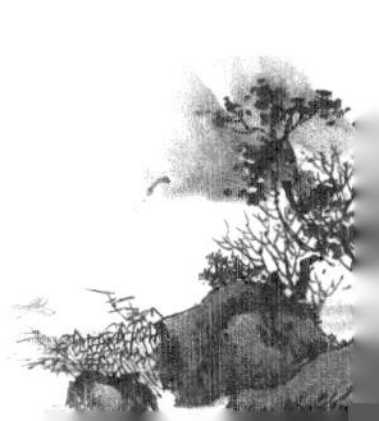

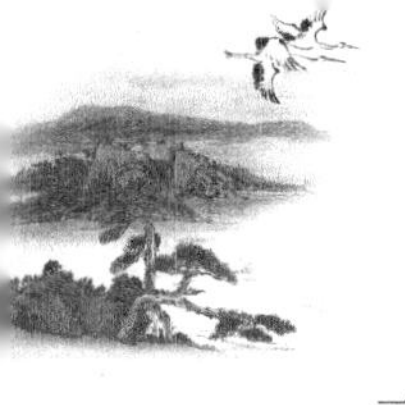

9. 艾灸治疗　艾灸疗法是中医外治法之一，操作简便、价格低廉，在临床上显示出独特的疗效。它作为一种行之有效的治疗保健方法，广泛应用于临床，动物实验表明多次艾灸有降低血压的作用。研究发现试验组患者在进行 1 个月艾灸治疗后，收缩压和舒张压明显低于对照组，说明联合穴位艾灸治疗原发性高血压有效。

肝阳上亢证患者因火性炎上，肝阴暗耗，风阳升动，上扰神明，表现为头晕、头胀、头痛、急躁易怒、舌红苔黄、口苦、口臭、便秘和尿赤等。根据辨证施治原则对该组患者的曲池穴、太冲穴和涌泉穴进行联合施灸。这三个穴位分别是大肠经、肝经和肾经上的穴位，对它们进行艾灸可以起到舒经活血、燥湿生风、散热生气、行气解郁、平肝息风的作用，从而降低血压，缓解肝阳上亢型原发性高血压患者的病情。

气血亏虚证患者因脾胃虚弱，津液代谢失常，致气血运行不畅，表现为头晕、时有耳鸣、面色晦滞、神疲懒言、多寐或失眠多梦、舌质淡暗或紫暗、苔白和脉细滑等。根据辨证施治原则对该组患者的百会穴、中脘穴和足三里穴进行联合施灸。百会穴为督脉上的穴位，具有升阳举陷、益气固脱的作用；中脘穴为任脉上的主要穴道，能够和胃健脾，通调腑气；足三里穴是足阳明胃经穴，具有生发胃气、燥化脾湿的作用。对这三个穴位进行联合施灸可补中气，健脾胃，疏通气血，调和阴阳，开窍醒脑，安神定志，回阳固脱，最终降低血压。肾精不足证患者因肾阴不充，脾失健运，肝盛阴虚，肝阳无以敛降，故出现头晕、耳鸣、少寐多梦、腰膝酸软、遗精、疲乏无力、舌质红、苔薄或无苔和脉沉细等。根据辨证施治原则对该组患者的百会穴、关元穴和肾俞穴进行联合施灸。百会穴是督脉上的穴位，有升阳举陷、益气固脱的功效；关元穴为任脉上的主要穴道，具有培补元气、导赤通淋的作用；肾俞穴属足太阳膀胱经，能外散肾脏之热。联合这三个穴位进行施灸可补肾壮阳、补虚益损，温通经络、平肝潜阳，激发脏腑、理气活血、外散肾脏之热，治病之本，从而达到降低肾精不足型高血压患者血压的作用。

总之，本研究根据中医分型方法，对原发性高血压进行分型，运用艾灸治疗原发性高血压，发挥了中医外治法的优势，降低了血压并减少了长期服药带来的副作用，是一种安全、简单、有效的控制和降低血压的方法。

10. 传统功法的干预

（1）运动干预：运动作为高血压的一种重要非药物疗法和护理措施，不仅可以降低血压、改善心肺机能，还可以降低心血管疾病风险，提高患者生活质量。传统运动养生以传统中医学为根基，吸收完整的中医学理论，通过中医学的阴阳互补、五行反馈和动态平衡等机制，达到健体强身和延年益寿的目的。太极拳是预防和治疗原发性高血压的有效方法。

（2）血脂干预：高血压的发生和发展与高脂血症密切相关，许多高血压患者常伴有脂质代谢紊乱。传统的养生运动对人体有特殊的保健医疗作用，长期坚持锻炼能有效增加内源性致热原，增加传统养生功法练习对老年男性高血压患者身体形态

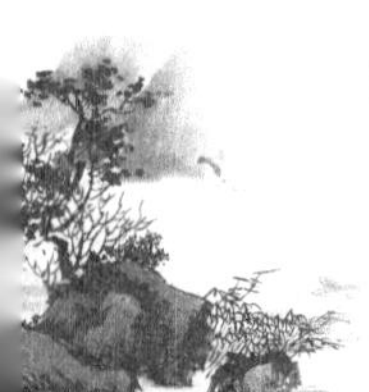

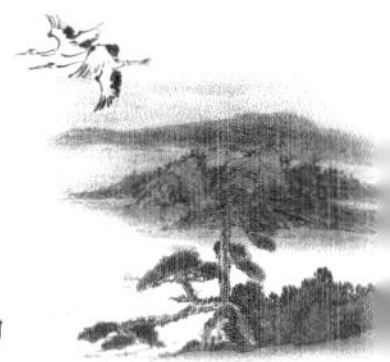

与血脂指标的影响，加速体内脂肪、糖和蛋白质的分解；同时，配合饮食和医疗护理，有利于防止高血压、高脂血症的发生。

（3）药枕疗法：药枕疗法是将药物经过整理加工或炮制之后，装入枕芯之中，或直接做成薄型药袋置于普通枕头上，睡时枕用的一种用以防治疾病、延年益寿、防老抗衰的外治方法。

1）药枕的种类：①布式药枕：用棉布、纱布包裹药物，缝制成药枕。优点是松软、暖和、药物易于挥发，但使用寿命较短。布式药枕为最常用的品种。②薄型药袋：用布质材料或毛巾缝制成薄型药袋，装入药物，置于普通枕头上。优点是节省药材，更换方便，药物易挥发。此类药枕也比较常用。③石式硬枕：选用有治疗作用的石块或陶瓷，制作成枕头型，供睡卧时枕用。优点是可降低头部温度，有催眠降压作用。目前市场上销售的保健玉枕，便是改进后的石枕。④木式硬枕：是用木质材料制成枕框，中空，四周留有多处孔隙，外以棉布包绕，将药物置于木框之内的一种药枕。民间也有用竹片或藤质材料编制成枕框，内装药物枕芯。优点是适合夏季使用，可降低头温，清脑降压，经久耐用。⑤囊式药枕：将药物装入塑料袋或囊袋中供睡卧时枕用。此枕比较少用。

2）药枕验方：主要有菊花枕、茶叶枕、决明子枕、罗布麻叶枕、天麻钩藤饮枕等。

（4）足浴疗法：足浴疗法又称洗足疗法、洗脚疗法，是用药液浸泡洗脚治病的一种足部外治方法，为辅助治疗 1 期、2 期高血压的简便自然疗法。根据高血压的不同证型，选用不同浸洗验方。

（三）非药物治疗

目前对高血压的治疗仍以药物治疗为主，然而近年来，关于高血压的非药物治疗方法日益受到各国专家学者的重视。这是因为轻度高血压患者，非药物疗法能奏效，况且长期服用抗高血压药物有一定的副作用。

高血压的非药物疗法主要是指改善生活方式，消除不利于心理和身体健康的行为、习惯，达到减少高血压及其他心血管病发病风险的目的。与药物治疗不同，非药物治疗措施一般无害，具有低投入、高效益的特点，既适用于社区人群高血压的一级预防，又具有减少心脑血管病危险因素的有益作用。若长期保持，适用于所有的高血压患者。因此应用抗高血压药物前，特别是轻型高血压患者，应首先采用非药物治疗措施，改善生活方式，即使对于中重度高血压患者，也应将改善生活方式作为综合性治疗的基础。研究显示有益的生活方式减低血压的程度相当于服用单一降压药物。

1. 常见的高血压非药物疗法　生活方式习惯的恶化，尤其是体重增加和缺少运动是高血压的起因，而且由普遍存在的不健康的生活方式所引起的是无症状、持续

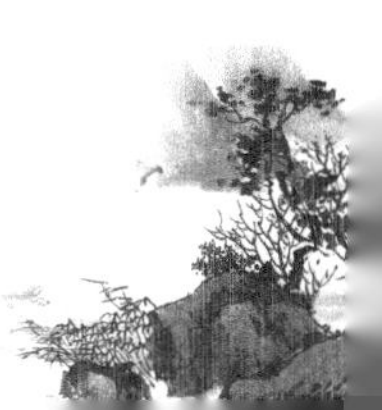

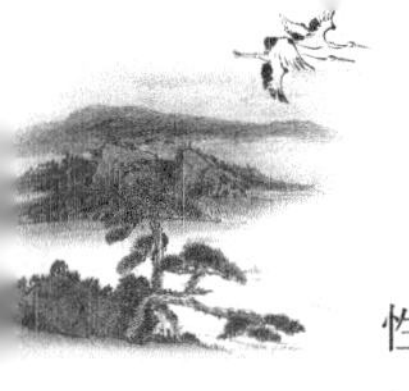

性、延迟 10～30 年才可显现的后果。因此，认识到调整生活方式也可以预防高血压，是近年来高血压防治的重要进展。尽管成功改善生活方式可能和患者坚持长期抗高血压药物治疗同样甚至更加困难，但多种生活方式改变可获得最大的益处，即使幅度不大的持续性降压对心血管系统亦有较大的保护作用。坚持养成健康的生活方式，消除不利于心理和身体健康的行为、习惯，达到减少高血压及其他心血管疾病发病风险的目的。合理改善生活方式，可以降低后代遗传高血压的风险和概率，干预措施如下。

（1）限钠补钾：钠盐的过多摄入是高血压发病的危险因素之一。盐摄入与血压的关系已经有许多循证医学证据，研究显示 24 小时的尿钠水平与脑卒中、死亡呈现明显正相关，高盐饮食与收缩压升高的关系更为密切，提示膳食高盐是导致动脉硬化的重要原因。世界卫生组织建议将每人每日食盐摄入量从 6g 减少到 5g 水平。通过每日减少钠盐的摄入可降低血压，相当于一剂高血压药物的疗效。研究表明，钾与血压呈明显负相关，补钾可以降低血压和预防心血管疾病。因此，提倡患者避免钾的消耗，提高饮食钾摄入。研究表明，妊娠妇女合理膳食，补充叶酸和钙等，会抑制血压的上升，降低后代患心血管疾病的概率。

（2）合理膳食：控制总热量，减轻体重，任何程度的体重增加，尽管还达不到超重的水平，都与高血压的发病密切相关，并且与 2 型糖尿病也密切相关。要适当限制总热量、适当控制动物性脂肪摄入以减少膳食脂肪、补充适量优质蛋白质、多吃新鲜的蔬菜和水果。饮食宜选择低热量高营养的食品，如新鲜的鱼、肉、蛋类，新鲜豆类、豆制品，蔬菜、水果及低脂奶制品。少食高热量、低营养的食品及腌制、卤制、熏制和罐制的鱼、肉、蛋类食品。少食奶油、乳酪、沙拉酱。食品种类宜多样化，以谷类为主，适当减少主食量，不提倡强行节食。多食蔬菜、水果，减少总脂肪和饱和脂肪酸的摄入。研究表明，多吃含有丰富酚羟基类的食物，能够保护和改善血管功能，减少心血管疾病的发生。

（3）戒烟限酒：坚决戒烟，吸烟是公认的心脑血管疾病发生的重要危险因素，会引起脂类代谢紊乱、增加左心室重量和动脉壁僵硬度等，而且吸烟会降低服药的顺应性和增加降压药的剂量。限制饮酒，尽管有研究表明少量饮酒可能减少冠心病发病的危险，但饮酒可增加服用降压药物的不良反应及副作用。因此不提倡用少量饮酒预防冠心病，提倡高血压患者应戒酒。如饮酒，建议每日饮酒量应为少量，男性饮酒量不超过 30g，即葡萄酒在 100～150ml，或啤酒 250～500ml，或白酒 25～50ml，女性则减半量。不提倡饮高度烈性酒。

（4）适量运动：体力活动不足，缺少体育锻炼是高血压等疾病的重要危险因素之一。体育锻炼能降低血压，降低高血压和糖尿病的发病率，并且对心血管系统有保护作用。运动强度必须因人而异，按科学锻炼的要求，提倡持久、规律地有氧运动。高血压患者的锻炼以节奏缓慢、动作松弛、耐力性有氧运动项目较为合适，不宜做屏气、体位变化过快、大幅度低头及弯腰动作，宜从小运动量开始，量力而行，

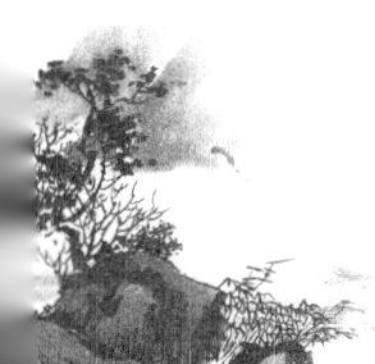

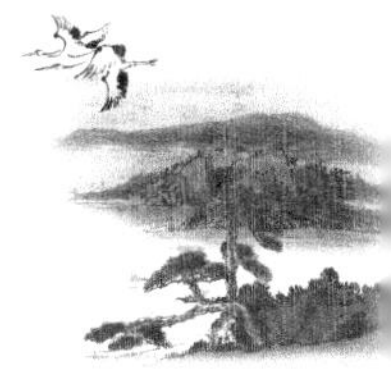

持之以恒，逐步形成规律的有氧运动。

常用运动强度指标可用运动时最大心率达到 180 次/分（或 170 次/分）减去年龄，如 50 岁的人运动心率为 120～130 次/分，如果求精确则采用最大心率的60%～85%作为运动适宜心率，需在医师指导下进行。运动频度一般要求每周 3～5 次，每次持续 20～60min 即可。

（5）心理平衡：长期精神压力和心情抑郁是引起高血压和其他一些慢性病的重要原因之一，对于高血压患者，这种精神状态常使他们较少采用健康的生活方式，如酗酒、吸烟等，并降低对抗高血压治疗的依从性。对于有精神压力和心理不平衡的人，应减轻精神压力和改变心态，要正确对待自己、他人和社会，积极参加社会和集体活动。

2. 高血压非药物治疗原则

（1）非药物治疗是高血压的基础治疗，除高血压急症和继发性高血压之外，在开始药物治疗前首先采用非药物治疗，或与药物治疗同时应用。

（2）非药物治疗要持之以恒，长期治疗，养成习惯。

（3）非药物治疗要与日常生活、工作相结合，根据不同人制定治疗方案，对患者各种不合理的生活方式进行调整。

（4）初次发现高血压又无明显症状者，非药物治疗观察 3 个月后无效，再考虑药物治疗。

（5）收缩压为 140～160mmHg，舒张压为 90～100mmHg，治疗的重点是采用非药物治疗，尤其是老年人。80 岁以上的老年人若是轻中度高血压又无明显症状，一般不给予药物治疗。

（6）对药物治疗效果不理想的患者，首先考虑加大非药物治疗的力度。

二、继发性高血压的中西医结合治疗管理

（一）肾实质性高血压

1. 概述　肾除了排泄体内废物，维持水及电解质、酸碱平衡外，还是重要的内分泌器官之一。在血压的调节过程中，肾起到了至关重要的作用。罹患肾实质疾病时，往往伴有血压升高。肾实质性高血压是由于原发或继发性肾实质病变引起的高血压是最常见的继发性血压，占高血压人群的 5%～10%，也是青少年高血压急症的主要原因。引起高血压的肾实质疾病很多，包括原发性肾小球疾病、继发性肾小球疾病、慢性间质性肾炎、成人型多囊肾等。一般而言，原发和继发性肾小球疾病的高血压发生率高于慢性间质性肾炎及成人型多囊肾。在原发和继发肾小球疾病中，

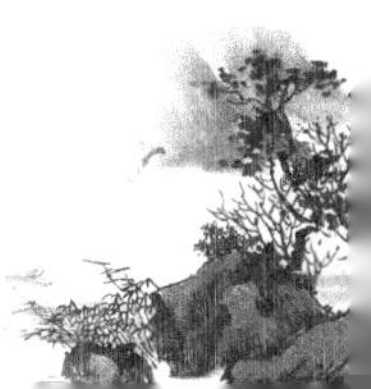

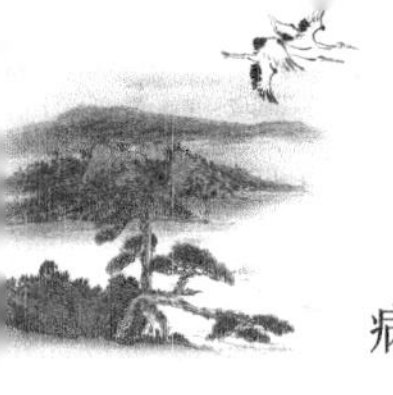

病理类型呈增生和（或）硬化表现者，高血压的发生率最高。

2. 发病机制

（1）药物副作用：某些药物，如利尿剂、抗抑郁药等，可以对肾脏产生毒性作用，导致肾功能受损，进而引起高血压。

（2）肾动脉狭窄：某些先天性或后天性因素，如动脉炎、肿瘤等，可能会导致肾动脉狭窄，使得血液在肾脏内流动受阻，进而引起高血压。

（3）肾小管间质损害：某些肾脏疾病，如糖尿病肾病、梗阻性肾病等，可以导致肾小管间质损害，影响肾脏对水和电解质的重吸收能力，进而引起高血压。

（4）心血管疾病：某些心血管疾病，如冠心病、肥厚型心肌病等，可以导致肾血流量减少，进而引起高血压。

（5）肾小球玻璃样变性：肾小球玻璃样变性引起的肾实质性高血压，主要是由于肾小球玻璃样变性、间质组织和结缔组织的增生，以及肾小管的萎缩、肾细小动脉狭窄等原因，造成肾实质性的损害。具体来说，肾实质损害后，肾脏的排水、排钠功能降低导致水钠潴留，会使容量扩张，即可引起高血压。同时，水钠潴留可使血管平滑肌细胞内水钠含量增加，血管壁增厚、弹性下降、血管阻力以及对儿茶酚胺的反应性增强，这些均可以导致血压升高。

（6）糖尿病肾病：糖尿病肾病会导致肾小管损伤，进而出现排钠功能受损。这会导致体内钠的积累，引发水钠潴留，使血容量增加，从而导致高血压的发生。其次，糖尿病肾病还可能导致肾动脉狭窄，这也是引发高血压的重要原因之一。肾动脉狭窄会限制肾脏的血液供应，激活肾素-血管紧张素-醛固酮系统（RAAS），使血压反射性升高。最后，当肾脏硬化纤维化加重时，会造成 RAAS 系统被进一步激活，从而导致血压持续升高。

3. 临床表现　与原发性高血压相比，临床上肾实质性高血压有以下特点：①易进展为恶性高血压，即临床表现为血压急剧升高，舒张压超过 130mmHg，可合并眼底出血、渗出（高血压眼底Ⅲ级病变）或（和）视盘水肿（Ⅳ级病变）。②肾实质疾病进展加速。慢性肾小球疾病时，血液循环系统中高血压会引起肾小球内高压力、高灌注及高滤过的“三高”现象，残余肾小球硬化加速；同时肾小动脉血管壁增厚、管腔变窄，肾小球缺血，最终进展为肾小球缺血性硬化。③心脑血管并发症的发生率高且出现早。

4. 诊断

（1）体格检查：医师会对患者的皮肤黏膜进行检查，并测量血压，从而初步判断患者是否存在水肿、血压升高等情况。

（2）病理检查：经肾穿刺取疑似病变部位的活体组织进行病理学检查，能够明确肾脏疾病类型，从而为肾实质性高血压的诊断提供依据。

（3）影像学检查：主要通过肾脏 B 超、CT 等影像学检查，观察肾脏的体积及功能是否发生变化，从而帮助诊断肾实质性高血压。

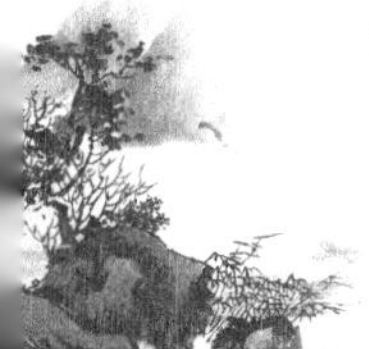

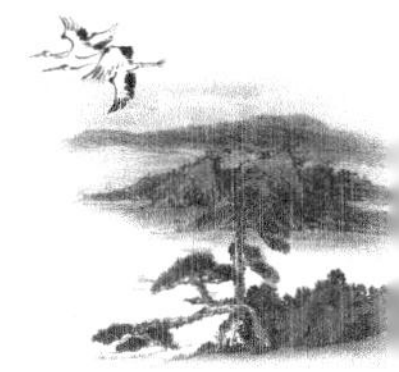

5. 鉴别诊断　肾实质性高血压应与以下疾病进行鉴别。

（1）高血压性肾硬化症：肾实质性高血压与高血压性肾硬化症的鉴别主要依靠病史，两者疾病出现的时间先后对鉴别诊断起关键作用。高血压肾硬化症诊断要点如下：①中老年患者多见，多有高血压家族史。②出现肾损害之前往往有超过10年的高血压病史，但需要注意的是一些患者因无临床症状或未定期体检，高血压病史时间往往不能准确提供。此外，若血压控制欠佳，高血压肾损害出现的时间会提前。③肾小管功能损害（如尿浓缩功能减退，夜尿增多）早于肾小球功能损害，病情进展相对缓慢。④尿常规改变较轻微，可有少量蛋白尿及镜下血尿，24小时尿蛋白定量多＜2g。⑤常伴有高血压的其他靶器官损害，如高血压眼底改变及左室肥厚、脑卒中等。临床诊断困难时，肾穿刺活检病理可鉴别。高血压性肾硬化症的主要病理改变为肾小球硬化，弓状动脉及小叶间动脉肌内膜增厚及入球小动脉呈玻璃样变，肾小球缺血性皱缩及硬化，与肾实质疾病的肾脏病理表现不同。

（2）肾血管性高血压：占高血压人群的1%～5%，主要是由于肾动脉狭窄、肾动脉粥样硬化、纤维肌发育不良、大动脉炎等。由于肾动脉狭窄引起肾血流减少，激活肾素一血管紧张素系统，导致血压升高。进行性的管腔狭窄导致肾缺血，引起肾实质破坏和肾功能下降。

肾血管性高血压常有如下特点：①老年人肾血管性高血压多由肾动脉粥样硬化所致，心、脑及外周动脉粥样硬化较明显；年轻患者要除外先天性肌发育不良和大动脉炎。在先天性肌发育不良的情况下，肾脏血管可能会受到影响。一方面，骨骼肌的病变可能导致身体内的代谢废物和有害物质无法正常排出，从而对肾脏造成负担和损害。另一方面，先天性肌发育不良可能影响身体的免疫系统，导致免疫反应异常，从而对肾血管造成损害。动脉炎时可有四肢血压不对称，肩胛间区、腋部可有侧支循环的动脉搏动、杂音和震颤。②肾血管性高血压时，血压通常很高，使用RASS阻断药后血压会有所下降，但若ACEI或ARB剂量不当会造成血压快速下降，肾缺血反而加重，出现急性肾损害。③缺血性肾病时，尿常规改变轻微，肾小管功能受损早于肾小球损害。④体格检查时上腹及腰背部可闻及血管杂音。⑤由于双侧肾动脉病变程度不同，影像学检查可见双肾大小不一样，同位素检查可发现分肾功能不一致且差别明显。选择性肾动脉造影是诊断肾动脉狭窄的金标准。

（3）内分泌疾病所致继发性高血压：如皮质醇增多症、嗜铬细胞瘤及原发性醛固酮增多症等，它们都有各自的内分泌疾病表现及化验检查特点，而无肾小球疾病造成的肾脏损害，临床鉴别不困难。

6. 治疗

（1）西医治疗：积极控制肾实质高血压能降低尿蛋白的排泄、延缓肾损害进展、预防心脑血管并发症、降低死亡率。肾实质性高血压的一体化治疗包括生活方式的干预，降压药物的选择应用，以达到降压目标值。

1）降压目标值：不同指南对肾实质高血压患者降压目标值的推荐并不一样，而

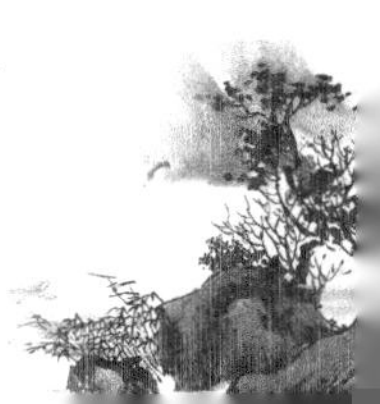

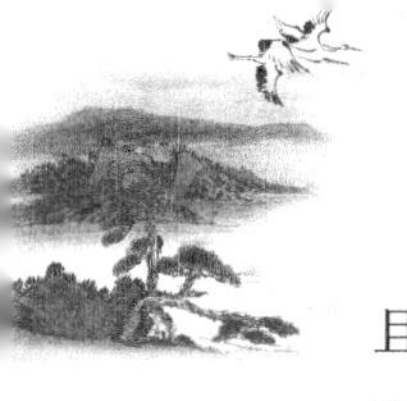

且随着循证医学的发展仍在不断调整中。血压控制到此水平能延缓慢性肾疾病进展。对无心脑血管疾病的患者不会增加心脑血管事件；但对伴有心脑血管疾病的慢性肾疾病高血压患者，尤其是已合并脑卒中病史患者，130/80mmHg 这一目标值的安全性有待进一步研究。

2）CKD 特殊人群的降压目标：①CKD 高血压老年患者的降压目标值：老年高血压患者因血管顺应性较差，血压波动大，易出现直立性低血压。此外，老年高血压患者常伴冠心病、心功能不全、肾动脉粥样硬化和脑血管疾病，肾及其他重要脏器对缺血更敏感，因此各指南均强调，老年人的降压目标具有一定特殊性。但是目前尚无针对 CKD 高血压老年患者降压目标值的循证医学研究，只能参考一般老年高血压患者降压目标值的研究，作为临床降压治疗的参考。②维持性透析患者的降压目标值：维持性透析患者高血压的发生率高达80%～90%。高血压是心脑血管疾病的重要危险因素，与透析患者的全因死亡密切相关，因此需要积极治疗。维持性透析患者，即慢性肾疾病 5D 期患者是比较特殊的人群。对于维持性透析患者而言，使用哪种血压测定方法更准确？是诊室血压（OBP）还是动态血压（ABPM）更能反映患者的整体血压水平？目前临床上仍在用诊室血压，仅某些临床研究是用动态血压来观察透析患者的血压变化。评估维持性血液透析患者血压，究竟是应用透析间期、透析前还是透析后作为监测时间点也无定论。由于血液透析患者透析间期、透析前、透析后血压波动较大，对透析间期、透析前、透析后的血压水平及变化节律都应关注。

3）降压药物的选择：在治疗肾实质性高血压时，应将把血压降到目标值放在首位。能有效降压，使血压达到靶目标值的药物均可使用。既往的高血压治疗指南推荐 ACEI、ARB、钙通道阻滞剂（CCB）、α 受体阻滞药、β 受体阻滞药及利尿药 6 种药物作为降压治疗的第一线用药。

血压达到目标值的前提下，可根据不同降压药在肾保护方面的特点，首选对肾保护作用最强的药物，目前公认的是阻断肾素-血管紧张素-醛固酮药物，即 RAAS 阻断药。在阻断 RAAS 的药物中，血管紧张素转换酶抑制药（angiotensin - converting enzyme inhibitor，ACEI）及血管紧张素 AT1R 阻断药临床应用最多，循证医学证据最充足。ACEI 能减少血管紧张素Ⅱ的生成，ARB 能阻断血管紧张素Ⅱ与 AT1R 结合，两者都能抑制血管紧张素Ⅱ的致病效应。血流动力学方面的治疗效应主要是 RAAS 阻断药能降低系统性高血压、扩张出球小动脉，从而改善肾小球内“高灌注、高压力、高滤过”的“三高”现象。RAAS 阻断药的非血流动力学治疗效应是能减少细胞外基质的合成，并促进其分解；改善肾小球滤过膜选择通透性；保护肾小球足细胞。所以 RAAS 阻断药能降低高血压并延缓慢性肾疾病进展。

4）降压药物应用时注意事项

A. 降压药物的联合应用：肾实质性高血压降压达标比较困难，因此临床上更推荐联合用药而不是单一用药。临床研究的荟萃分析显示，与单一用药相比，两种

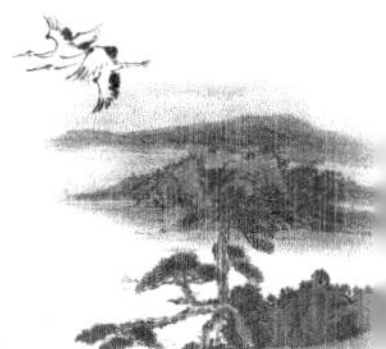

降压药联合应用与增加单一用药的药物剂量相比，降压效果更佳，血压更易达标。联合用药时血压控制良好、不良反应少、心血管事件发生率低，并且患者的依从性较好。选择两种或两种以上降压药物联合应用时，应考虑降压药物降压作用机制互补，不良反应能相互抵消或减轻，降压效果能加强的不同种类降压药物。鉴于ACEI或ARB对器官有显著的保护效应，在治疗CKD高血压时，近年的国内、国外高血压指南都一致推荐ACEI或ARB作为联合用药的基础药物。同时各指南还推荐ACEI或ARB首先应与利尿药或（和）CCB联合治疗，疗效不佳时再加用其他种类降压药物。ACEI或ARB与噻嗪类利尿药联用时，后者激活RAAS的不良效应能被ACEI或ARB阻断，而利尿药的排钠作用又能增强ACEI或ARB的降压疗效。ACEI或ARB与二氢吡啶类CCB联合应用时，前者通过拮抗血管紧张素II而扩张血管，后者通过阻滞血管平滑肌细胞的钙离子流入细胞内使血管扩张，两类药物协同能显著增强降压疗效。

B. 肾功能不全对降压药物药代动力学的影响：以肾排泄为主的降压药物均需参考肾功能情况调整降压药物剂量，减少每次剂量或延长给药时间，监测肾功能变化。ACEI类药物中仅福辛普利是肝、肾双通道排泄的，其他所有ACEI都是以肾排泄为主，在肾功能损害早期即需根据肾小球滤过率下降程度减量。只有GFR＜60ml/min时福辛普利才需适当减量。ARB类药物都是肝、肾双通道排泄，且以肝排泄为主，故肾功能损害时无须调节用药，但需要警惕肾功能不全时，对钾离子代谢的影响，应监测血钾水平，避免高钾血症。CCB类降压药均以肾外排泄为主，肾功能不全时不需调整用药。GFR＜30ml/min时，噻嗪类利尿药即失去利尿作用，不应再使用。袢利尿药（如呋塞米、托拉塞米）的使用不受肾功能的影响，但是随着肾功能的下降，袢利尿药需增加剂量才能达到其效果。具体药物的应用可查询药物学或肾疾病学的相关书籍或参照药物说明书。

C. 血液净化对降压药物药代动力学的影响：血液净化对许多药物的药代动力学均有影响，因此当CKD患者需要进行血液净化治疗时，降压药物的剂量需要调整。尤其是能被血液净化清除的药物，均需在血液净化结束后补充给药，否则会显著降低药物疗效，影响治疗效果。

D. 药物能否被血液净化清除主要取决于以下因素：①药物的蛋白结合率：由于药物的分子量较小（一般＜500Da），故其游离状态容易被血液净化清除；但当它们与血浆蛋白结合后，由于分子量变大，很难通过血液净化被清除，因此药物的蛋白结合率是决定其能否被血液净化清除的最重要因素。药物的蛋白结合率高，通过血液净化被清除的就少。②药物的表观分布容积（Vd）：是药物在体内组织分布的广泛程度，Vd≤1L/kg时药物容易被清除，而≥2L/kg时则清除困难。③血液净化治疗的方式：连续性肾替代治疗（CRRT）、使用高通量透析器或延长透析时间会增强药物清除。贝那普利及福辛普利的蛋白结合率均达95%，不被血液透析清除，无须透析后追加给药，其他ACEI均能被透析清除，需要透析后追加给药；ARB、

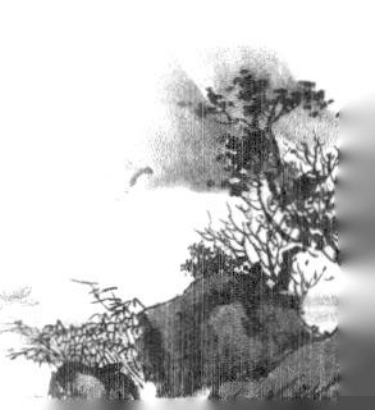

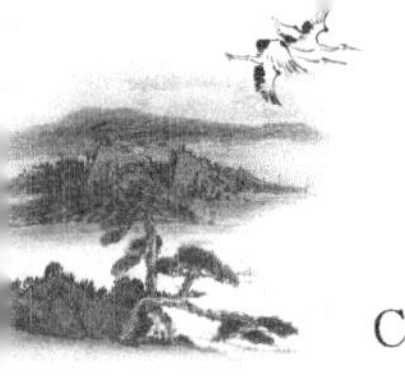

CCB类降压药物蛋白结合率均较高，不能被血液透析清除，无须透析后追加给药。

E. 维持性透析患者降压治疗的特殊性：不论是血液透析还是腹膜透析，维持性透析患者的高血压发生机制主要与水钠潴留有关。对于维持性血液透析患者而言，透析间隔时间的长短、透析间期体重的增加，透析过程中超滤速度对患者的血压均有影响。维持性透析患者高血压有一定特殊性，与一般高血压人群不同，透析患者的“干体重”达标能使85％～90％的患者的高血压得到控制，这是透析患者有效控制血压的基础。“干体重”是指透析后体内多余水分被基本清除，同时也不会发生透析中、透析后低血压及组织缺血时的体重。“干体重”的达标可降低患者的容量负荷，改善血压，减少心脑血管并发症，改善患者的预后。目前“干体重”的制定主要依靠临床医师的判断，根据患者有无外周水肿、有无浆膜腔积液、透析间期有无心功能不全表现、透析前后血压变化等进行判断。同时可使用一些方法辅助进行“干体重”的确定，如生物电阻抗法、在线容量监测、X线胸片测定心胸比、超声测定下腔静脉直径、测定血浆B型脑钠肽水平等。需要注意的是，维持性透析患者的“干体重”不是一成不变的，会随着季节变化、患者的饮食情况及并发症的发生或纠正而变化。至少应每月重新评估、调整患者“干体重”。维持性透析患者的高血压治疗与非透析高血压患者一样，在合理设定“干体重”及“干体重”达标的前提下，同样需要综合治疗，包括改变生活方式、控制透析间期液体摄入量、服用降压药物等。尽量选用被血液净化清除少的降压药。能被透析清除的降压药则需在透析后根据患者血压水平追加给药，以保持降压药物的持续有效，尽量减少血压波动。

F. 肾实质性高血压治疗观点演变对临床的启示：CKD高血压治疗目的是延缓肾疾病的进展，减少心血管并发症，降低全因死亡率。为了更好地达到这一目标，临床医师一直在不断探索中，降压目标值的变化，根据年龄、基础并发症不同确定不同的靶目标水平，重视J型曲线现象；第一线的降压药物种类的变化；强调药物联合治疗等，都说明肾实质性高血压治疗的复杂性和特殊性，许多治疗观点也在不断变化中，不同的指南里许多观点也不尽相同，还有待今后更多临床实践验证。

（2）中医治疗

1）辨证论治：方药组成：生杜仲12g，龟板15g（先煎），当归10g，夏枯草15g，制首乌10g，山慈菇10g，桑寄生20g，丹参15g，黄芪20g，益母草15g。功用：滋补肝肾，活血利水。主治：肝肾阴虚、水湿瘀血阻滞所致眩晕、头痛、腰痛固定、水肿、咽干、目涩，舌红或有瘀点瘀斑、脉弦者。加减：阴虚甚者，加生地、白芍滋补肝肾之阴；阴虚生内热者，加知母、黄柏滋阴清热；大便秘结者，加大黄通腑泄热；心肾不交，心悸失眠者，加夜交藤、合欢皮养心安神；水肿者，加车前子、茯苓、猪苓利水渗湿。

2）中医其他疗法：肾性高血压可以在医师指导下服用中药六味地黄丸、左归丸和脑清片治疗，同时可以搭配中医按摩理疗方法，可以按摩腰部和小腹部，以促进肾脏血液循环，恢复肾功能。其次还可以针灸以下穴位，比如肾俞穴、足三里穴等，

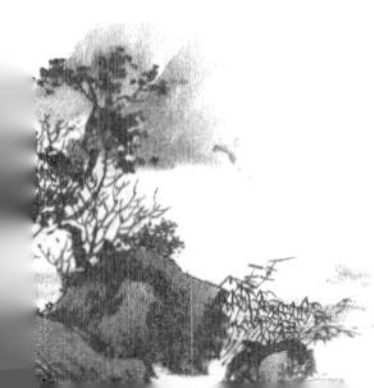

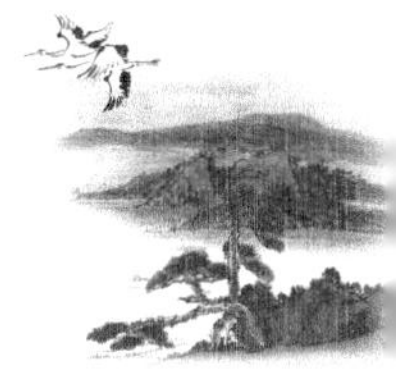

可以促进肾脏新陈代谢，达到治疗肾实质性高血压的目的。

（二）肾血管性高血压

1. 概述　肾血管性高血压指由于肾血管的病变或损伤造成肾脏血流灌注的下降而导致的高血压主要表现为高血压、肾功能减退、肺水肿、低钾血症等。

2. 病因

（1）致病因素：肾血管性高血压的常见病因有动脉粥样硬化性肾动脉狭窄、大动脉炎、纤维肌性发育不良，及其他少见病因如先天性肾动脉异常、肾动脉急性栓塞、肾动脉瘤、肾动-静脉瘘、多种原因导致肾动脉受压等。

（2）动脉粥样硬化性肾动脉狭窄：肾动脉狭窄是肾血管性高血压最常见的继发原因。其中，90%由动脉粥样硬化引起。主要危险因素包括：年龄≥55岁，既往有系统性动脉粥样硬化和冠状动脉或周围血管改变的男性。肾动脉形成动脉粥样斑块，部分或全部阻塞肾动脉近段以及肾血管。

（3）大动脉炎：是一种慢性血管炎，主要在主动脉及其主要分支引起肉芽肿性炎症。该疾病促进血管进行性狭窄，最终导致肾动脉狭窄引发肾血管性高血压。

（4）纤维肌性发育不良：常见于年轻女性，是一种动脉管壁肌肉组织的特发性、非炎性、非动脉粥样硬化性疾病，可导致小动脉和中动脉狭窄、闭塞、动脉瘤和动脉夹层形成。其可累及全身动脉，其中肾动脉和颈内动脉最常受累。其影像学提示肾动脉主干，尤其是肾动脉主干中远段，呈典型的串珠样改变或局限的孤立性狭窄。

（5）其他：肾血管性高血压少见病因包括先天性肾动脉异常（如肾动脉均匀细小、迷走肾动脉、扭曲、肾动脉缺如等）、肾动脉急性栓塞、肾动脉瘤、肾动-静脉瘘，以及外伤血肿、腹主动脉瘤、肾肿瘤等因巨大肿块对肾动脉的压迫而导致肾动脉梗阻，也可产生肾血管性高血压。

3. 诱发因素　长期吸烟、高脂血症、患有高血压及糖尿病等基础疾病、肥胖等是引起动脉粥样硬化造成肾动脉狭窄的重要诱因。

4. 临床表现

（1）主要症状

1）高血压：主要表现为头晕、头痛等。其临床特点为高血压病程时间较短，但进展迅速；或有较长的高血压病程，但突然恶化；一般无高血压病的家族史，降压药物治疗效果不佳等。

2）肾功能减退：主要表现为尿量减少、双下肢或全身水肿等。部分患者应用ACEI或ARB类药物（如卡托普利、厄贝沙坦）后可能出现血肌酐升高（血肌酐较基线值上升＞30%），甚至发生急性肾衰竭。

3）肺水肿：主要表现为呼吸困难、咳嗽咳痰等。部分患者反复发作急性肺水肿，此肺水肿能瞬间发生并且迅速消退。

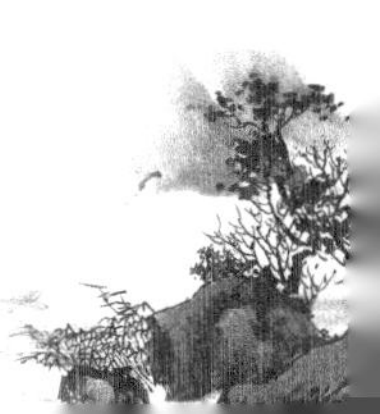

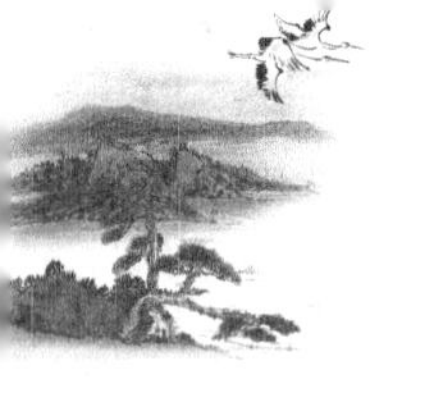

4）低钾血症：表现四肢无力、恶心呕吐等。主要由继发性醛固酮增多所致。

（2）体征：在上腹部或背部肋脊角处可闻及血管杂音。

5. 诊断

（1）诊断依据：根据患者病史、临床表现、实验室检查、影像学及相关试验可以诊断肾血管性高血压。

（2）病史：以下并非疾病诊断必需，但若有以下病史，可为疾病的诊断提供一定的参考意义。有长期吸烟史；存在高脂血症；有高血压、糖尿病等基础疾病；无高血压家族史，既往血压正常，出现高血压后迅速进展；既往控制良好的高血压出现突然或不易控制；出现难治性高血压（即使用含利尿剂在内的3种及以上的足量降压药物仍不能达标）或需要多种降压药物控制。

（3）实验室检查

1）血常规检查：了解患者有无发生血液系统异常。当出现血红蛋白、红细胞压积和计数不同程度的下降，提示患者出现贫血，有助于对肾功能减退进行鉴别评估。

2）尿液检查：主要包括尿常规、尿白蛋白/肌酐比值或24小时尿蛋白定量等。尿常规主要评估有无血尿、蛋白尿等，如出现异常，提示可能存在肾脏病变。尿白蛋白/肌酐比值或24小时尿蛋白定量可对尿蛋白进行定量，有助于指导治疗和判断预后等。

3）血生化检查：主要包括肝功能、肾功能、电解质、血脂。①当肾功能中尿素氮、血肌酐等出现不同程度的升高，通常提示出现肾功能受损。同时，血清肌酐水平的改变是提示肾动脉狭窄加重的敏感指征。对疾病的诊断有一定的指导意义；②电解质检查有助于了解患者是否出现电解质紊乱，如低钾血症，对于疾病的诊断和治疗有一定指导意义；③若血脂水平升高，需积极降脂治疗，对疾病的治疗有一定意义；④肝功能检查中血清总蛋白、血清白蛋白水平降低，有助于评估患者营养水平。

4）B型钠尿肽：可用于评估患者心功能情况。若B型钠尿肽（BNP）升高，提示可能存在心力衰竭，有助于评估患者病情的严重程度。

5）外周血浆肾素活性：可用于辅助诊断疾病。当肾血管性高血压时外周血浆肾素活性明显增高，对疾病的诊断有一定的指导意义。但检测前需停用可能影响肾素水平的降压药（如卡托普利、厄贝沙坦等）。

（4）影像学检查

1）B超：主要包括肾脏B超、肾脏血管彩超。①肾脏B超可用于了解双肾大小。当双肾大小不对称时（直径相差1.5cm以上），可能提示单侧肾动脉狭窄，有助于疾病的诊断；②肾脏血管彩超可用于评估肾动脉狭窄的程度、部位，对纤维肌性发育不良所致的肾动脉狭窄尤其敏感。

2）CT：主要包括头颅及肺CT、肾动脉的螺旋CT血管成像等。①头颅CT有助于了解患者是否出现脑梗死、脑出血等并发症。②肺CT有助于了解患者是否出

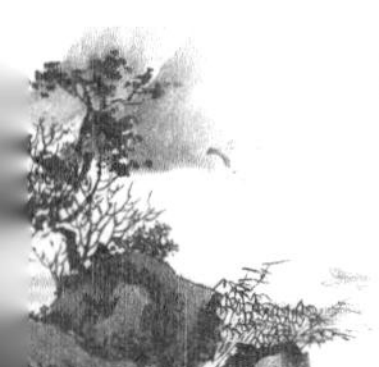

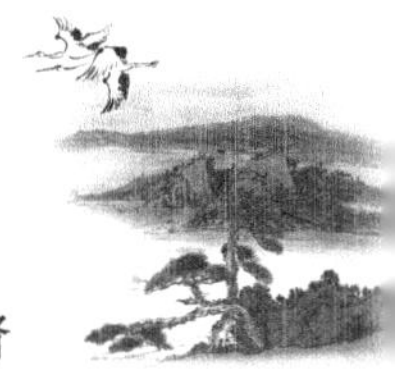

现肺水肿。③肾动脉的螺旋 CT 血管成像能清楚显示肾动脉和副肾动脉，对诊断肾动脉狭窄敏感性及特异性均较高。当 eGFR＜30ml/min 慎用，严重甲亢和对碘对比剂过敏的患者禁用。

（5）磁共振血管成像：利用钆造影剂增强血管成像，有助于肾动脉狭窄的诊断。但对肾内动脉狭窄或副肾动脉狭窄的判断欠佳。钆造影剂肾损伤的风险低于含碘造影剂，eGFR＜30ml/min 的慢性肾病患者相对禁忌。并注意钆造影剂使用后肾源性系统性纤维化风险。铁磁植入者、幽闭恐惧症患者应用受限。

（6）数字减影血管造影（DSA）：可清晰显示肾动脉狭窄的部位、范围、程度、远端分支、侧支循环形成及肾萎缩等。是目前肾动脉狭窄的“金标准”诊断方法，对于疾病的诊断和治疗具有重要意义。

（7）卡托普利试验：若为阳性对疾病的诊断有一定指导意义。口服卡托普利 25～50mg，测定服药前及服药 1 小时后外周血浆肾素活性，服药后外周血浆肾素活性明显升高为阳性。

6. 治疗

（1）西医治疗：合理膳食，减少钠盐摄入（推荐每日食盐摄入量应少于 6g），多吃新鲜的蔬菜、水果，少吃动物脂肪。控制体重（包括控制能量摄入和增加体力活动，重度肥胖者应在医师指导下减肥）。注意休息，避免劳累熬夜，合理地进行体育锻炼。戒烟，限制饮酒。减轻精神压力，保持心态平衡。

1）药物治疗：①ACEI/ARB 类降压药：常用药物有卡托普利、厄贝沙坦等。适用于单侧肾动脉狭窄呈高肾素者。应从小剂量开始，逐渐加量。使用过程中注意监测电解质水平，严重肾功能不全谨慎使用，双侧肾动脉狭窄、过敏者、孕妇及哺乳期者禁用。并密切观察尿量，血肌酐及尿素氮的变化，如服药后血肌酐较基线值上升＞30％，需要停药。②钙通道阻滞剂：常用药物有氨氯地平、硝苯地平片等。适用于高血压合并冠心病或外周血管病的患者，长期应用还具有抗动脉粥样硬化作用。对药物成分过敏者禁用。可能出现心率增快、面部潮红、头痛、下肢水肿等不良反应。③β 受体拮抗剂：常用药物有美托洛尔、比索洛尔等。适用于不同程度高血压患者，尤其是心率较快的中青年患者或合并心绞痛和慢性心力衰竭者。对药物成分过敏者、心源性休克、严重心动过缓、病态窦房结综合征、低血压等患者禁用。严重肝肾功能不全、孕妇慎用。还可能出现心动过缓、乏力、四肢发冷等不良反应。④利尿剂：常用药物有氢氯噻嗪、呋塞米等。适用于高血压合并肥胖、糖尿病、心力衰竭等患者，可与其他降压药联合应用。用药期间避免出现电解质紊乱，用药不宜过快过猛，以免造成血容量不足、加重血液高黏滞倾向，诱发血栓栓塞；不良反应可见口渴、恶心、呕吐、乏力等。

2）介入治疗：①经皮球囊扩张血管成形术：尤其适用于纤维肌性发育不良的患者。该疗法操作简便，创伤小，疗效较好，被广泛作为介入治疗肾动脉狭窄的首选方法。②经皮经腔肾动脉支架植入术：是治疗动脉粥样硬化所致肾动脉狭窄的主要

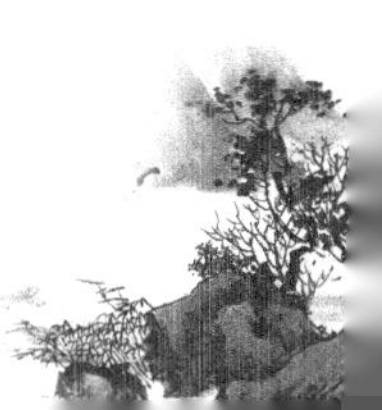

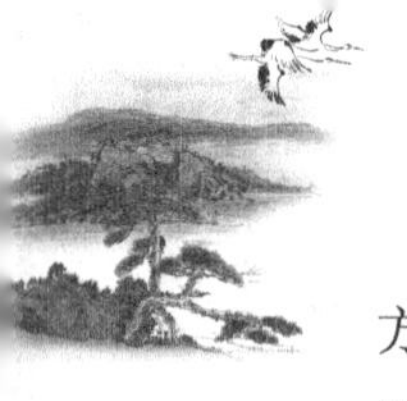

方法。由于动脉粥样硬化及大动脉炎患者在单纯的扩张术后易发生再狭窄使治疗失败，故这些患者扩张术后应放置血管支架。

3）外科手术治疗：其适应证为药物治疗和介入治疗无效，或无法行介入治疗、靶器官受损、无法耐受药物治疗的不良反应。对于长节段狭窄、弥漫性狭窄或肾动脉阻塞的情况，外科手术干预可能是更好的选择。治疗肾血管性高血压主要的外科手术方法包括肾血流重建术、自体肾移植术、肾切除术等。

（2）中医治疗

1）辨证论治：①肝阳偏亢，肝风干扰。治法：平肝熄风，清热镇惊。方药：天麻钩藤饮加减；天麻 15g，钩藤 30g，生石决明 30g，牛膝 15g，桑寄生 15g，杜仲 15g，栀子 10g，黄芩 15g，益母草 30g，夜交藤 30g。逍遥降压汤加减；牡丹皮 15g，栀子 10g，黄芩 15g，菊花 10g，柴胡 10g，茯苓 15g，钩藤 30g，夏枯草 30g，当归 10g，薄荷 15g，代赭石 30g，生龙骨 15g，牡蛎 30g。加减：三焦热者，用龙胆泻肝汤；龙胆草 10g，黄芩 10g，栀子 10g，泽泻 15g，车前子 30g，当归 10g，柴胡 10g，甘草 3g，生地黄 15g；头痛如劈者，加山羊角 10g；颈痛者，加地龙 10g，白芍 15g；呕吐、抽搐、昏迷者，加宝丹或神犀丹 1 粒。②肝肾阴虚，肝阳上亢。治法：滋肾清热，平肝潜阳。方药：镇肝熄风汤：牛膝 20g，生龙骨 30g，白芍 30g，冬天 15g，麦芽 30g，赭石 30g，牡蛎 30g，玄参 20g，川楝子 15g，青蒿 15g，甘草 10g。加减：肢体麻木者，加鸡血藤 30g，丹参 30g；头晕头痛者，加生石决明 30g，天麻 10g，钩藤 30g；鼻出血者，加茅根 30g，荆芥炭 15g；闭经者，加鹿角胶 10g。

2）中医外治法：通常包括针灸、按摩、穴位注射、拔罐等，这些外治方法均可以使人体经脉气血畅通，阴阳归于平衡从而使血压下降，改善临床症状提高患者生活质量，减轻或逆转器官损伤，防止严重并发症的发生。

（三）原发性醛固酮增多症

1. 概述　原发性醛固酮增多症（primary aldosteronism，PA）是肾上腺皮质球状带发生病变时导致醛固酮自主分泌增多，从而引起机体潴钠排钾、血容量增多，肾素-血管紧张素受体系统受抑制，以血浆醛固酮水平升高及肾素水平降低为主要特征，有高血压伴（或不伴）低血钾的综合征。

目前研究提示，PA 的主要发病机制是肾上腺细胞内离子通道和离子泵的细胞突变。醛固酮过多是导致心肌肥厚、心力衰竭和肾功能受损的重要危险因素。研究发现，PA 可引起更多的终末期器官损害，并且与心血管疾病发病率过高相关，包括心力衰竭、卒中、非致死性心肌梗死和房颤。随着诊断技术的进步，PA 的筛查简单易行，明确诊断和分型后靶向治疗可改善血压控制并减轻心血管疾病的发病率。因此，早期诊断、早期治疗就显得至关重要。

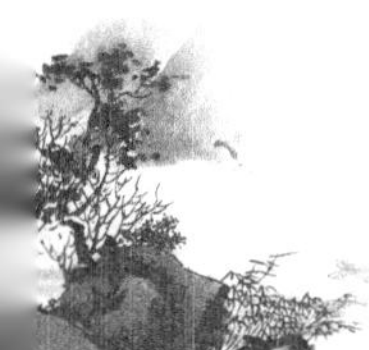

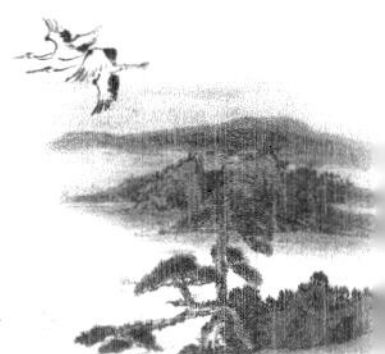

2. 流行病学　最初PA被认为是一种罕见性疾病，在高血压人群中的患病率不到1%，但现在随着流行病学调查的展开，实验室诊断技术的提高，PA被认为是继发性高血压中更常见的原因之一。研究报道，PA在高血压患者中的患病率>5%，甚至可能高达10%或者更高。特别是在血钾水平较低的患者，老年患者及对药物不能控制的高血压患者中，PA的患病率可能更高。

3. 病因分类　PA主要分为5型，即醛固酮瘤、特发性醛固酮增多症、原发性肾上腺皮质增生、分泌醛固酮的肾上腺皮质癌、家族性醛固酮增多症。

4. 病理生理学　PA的一系列病理生理变化均由醛固酮分泌过多所致。醛固酮是主要的盐皮质激素，由肾上腺皮质球状带产生，主要生理作用是促进肾远曲小管钠离子重吸收和钾离子排泄，这主要是通过调控肾小管上皮细胞顶端膜中的钠通道和钾通道来实现的。PA患者产生过多的醛固酮会引起钠重吸收增多，从而引起液体潴留、血容量增加，这是引起PA患者血压升高的根本机制，而且PA引起的血压升高程度可以从轻微升高到非常高（≥200/120mmHg）。

醛固酮分泌的正常调节受不同程度的肾素、血清钾、钠水平，血管内容量状态及促肾上腺皮质激素的介导。血容量减少、肾灌注减少或低钠血症时，肾小球旁细胞释放肾素，肾素使得血管紧张素原形成血管紧张素Ⅰ，血管紧张素转换酶催化血管紧张素Ⅰ向血管紧张素Ⅱ转化，血管紧张素Ⅱ与其受体结合诱导合成醛固酮所需的酶，促使醛固酮生成。高血钾可以刺激醛固酮生成而低血钾则可抑制醛固酮的产生。此外，促肾上腺皮质激素可瞬时刺激醛固酮合成。这种生理学的净效应是肾素和醛固酮水平通常平行上升和下降。

5. 临床表现

（1）高血压：是常见的临床表现，随病程进展或略呈波动性上升，少部分醛固酮瘤患者血压在正常范围。血压水平有些患者药物可以控制，有些则表现为难治性高血压。PA患者由于高血容量和高血钠的存在，对肾素-血管紧张素系统产生显著抑制作用，不仅基础肾素-血管紧张素活性低，而且在站立、利尿、低盐饮食等刺激因素作用后也不能如正常人那样明显升高。然而，血钠浓度增高和血容量扩张到一定程度时心房内压力感受器受刺激，心房肌分泌心钠素（为一种排钠、利尿、降血压的循环激素），心钠素抑制近曲小管钠离子的重吸收，使远曲小管钠离子浓度增加，超过醛固酮作用下的重吸收钠能力，尿钠排泄增加（脱逸现象），这是本症较少出现水肿及恶性高血压的重要原因。

（2）低血钾：患者常有乏力、肌无力、肢端麻木等表现，严重者会出现周期性肌瘫痪。低钾血症是由于大量的醛固酮促进肾远曲小管内 Na^+-K^+ 交换所致，这一过程受远曲小管内钠离子浓度影响，其中钠浓度越高，尿钾排泄越多。虽然低血钾是PA的重要表现之一，但早有研究发现，低血钾是PA这一存在已久的活动性疾病的后期表现。以往由于诊断时间较晚，故低血钾的发生率较高，近年随着诊断技术的提高，PA的确诊时间明显提前，因而低血钾的发生率明显降低。醛固酮腺瘤

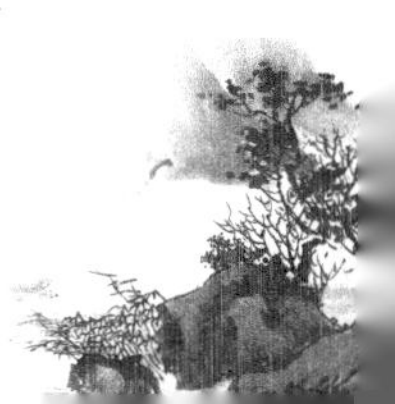

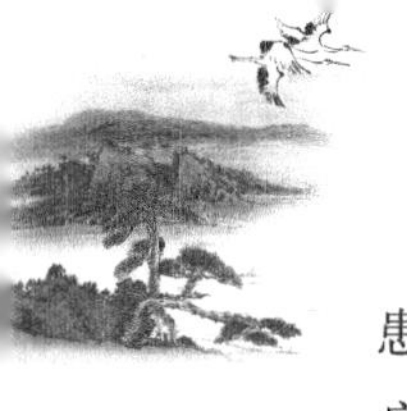

患者约50%表现有低钾血症，而特发性醛固酮增多症的患者仅17%表现有低钾血症，因此低钾血症对于PA的诊断价值有限。

（3）心血管系统：PA患者心血管疾病患病率比原发性高血压患者明显升高，主要表现在以下几方面。

1）心肌肥厚：PA患者较原发性高血压患者更易引起左心室肥厚，而且发生往往先于其他靶器官损害，心肌肥厚使得左室舒张期充盈受限。有研究显示，在家族性醛固酮增多症患者中发现同心性左室肥厚和舒张功能减退。

2）心肌纤维化和心力衰竭：醛固酮（aldosterone，ALD）在充血性心力衰竭的病理生理过程中起重要作用，它不仅引起电解质紊乱和高血压，许多体内、外试验结果提示ALD还促进心肌纤维化。动物实验发现，心脏成纤维细胞有对ALD高亲和力的类固醇受体，ALD能刺激心肌间质成纤维细胞中胶原合成和积聚，最终引起心肌纤维化、心脏扩大和顽固性心力衰竭，这一过程被认为与细胞内钙信号系统有关，因为ALD拮抗药和钙通道阻滞剂对心肌有保护效应。

3）心律失常：低血钾可引起程度不一的心律失常，以期前收缩、阵发性室上性心动过速较常见，严重者可诱发心室颤动。既往研究表明，醛固酮水平长期增高，会促进房颤发生，这与盐皮质激素受体激活后导致心房纤维化引起房间隔传导异常有关。PA患者房颤发生风险是同等血压水平的无PA患者的3.5倍。但是接受外科肾上腺切除的PA患者及口服盐皮质激素受体拮抗药的PA人群中肾素水平较高者，与原发性高血压对照组相比房颤发生风险无显著差异。

（4）泌尿系统：长期大量失钾，肾小管上皮发生空泡变性，肾浓缩功能减退，可引起多尿、夜尿增多，继而出现烦渴、多饮、尿比重低。过多的醛固酮使尿钙及尿酸排泄增多，易并发肾石病及尿路感染。长期继发性高血压则可致肾动脉硬化引起蛋白尿和肾功能不全。

（5）内分泌系统：缺钾可引起胰岛B细胞释放胰岛素减少，因此PA患者可出现糖耐量减低。亦有研究表明，ALD过多可能直接影响胰岛素的活性作用，即使血钾正常，增高的ALD亦使胰岛素的敏感性降低；PA患者尿钙排泄增多，为了维持正常血钙，甲状旁腺激素（parathyroid hormone，PTH）分泌增多；另外，ALD患者血浆瘦素低而肾上腺髓质素（AM）升高，后者的血浓度与肿瘤大小有关，术后可改善，其机制尚不明确。

（6）睡眠呼吸暂停低通气综合征（OSA）：在难治性高血压患者中，多项研究已经表明醛固酮水平与OSA的严重程度相关，并且阻断醛固酮可以降低OSA的严重程度。此外，越来越多的数据表明PA在OSA患者中更常见，并且PA的治疗对OSA疗程有积极影响。同样在一些研究中，已经表明OSA患者的特征是醛固酮水平较高，可能与OSA引起低氧血症和高碳酸血症潜在刺激醛固酮分泌，同时低氧引起交感神经兴奋进而激活RAAS系统有关。OSA患者的PA患病率高于无OSA患者，针对OSA的病因治疗可以降低醛固酮水平。

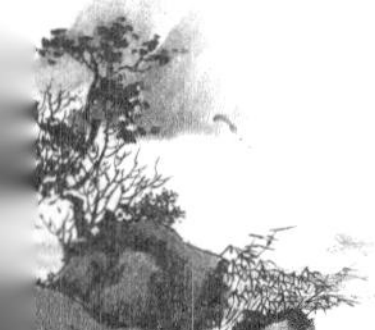

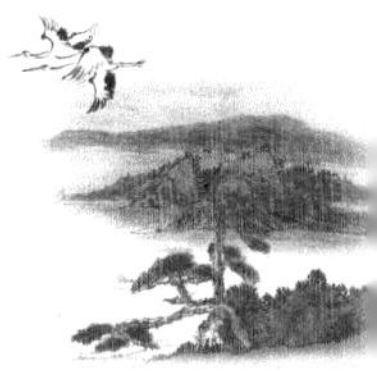

6. 诊断

（1）基本血液实验室检查：主要表现为低钾血症，血钠浓度多正常或基本正常。

1）血液常规：白细胞计数、中性粒细胞计数升高，血红蛋白浓度降低，红细胞计数减少。

2）血液生化：血钾浓度降低，多在 2～3mmol/L 或更低，低血钾多为持续性，少数呈间歇性；血钠浓度升高或接近正常；血氯、血镁浓度轻度降低；血钙浓度正常或轻度降低，血磷浓度多正常；碳酸氢根浓度正常或增高。血糖浓度正常或降低，约 50%的患者呈糖尿病曲线。部分患者肾功能严重受损，除浓缩功能减退外，血尿素氮、肌酐升高，肌酐清除率降低。

（2）基本尿液实验室检查

1）尿常规：部分患者有尿蛋白，呈持续性或间歇性；尿 pH 多≥6.5；嵌比重固定在 1.010～1.018，少数呈低渗尿。

2）尿生化：24 小时尿钾排出量＞25mmol，尿钠排出量少于摄入量或接近平衡。

（3）诊断性检查

1）筛选检查：血浆醛固酮与肾素活性比值（aldosterone to renin ratio，ARR）作为原醛症筛查指标，不同检查方法的切点有一定差异。

2）确诊试验：主要包括钠负荷试验、卡托普利试验、地塞米松抑制试验、螺内酯试验。

钠负荷试验：①低钠试验：患者低钠饮食后，尿钾排量明显减少，低钾血症、高血压减轻；尿钠排出迅速减少，并与入量平衡，但血浆肾素活性（plasma renin activity，PRA）仍受抑制。在缺钾性肾病患者，低钠试验时，尿 Na^+、K^+ 排泄无明显减少。②高钠试验：已确诊者不宜做此试验，仅适用于无明显低血钾，而临床高度怀疑为原醛症的患者。血压较高、年龄较大、心功能不全患者也禁做该试验。高钠试验有两种方法，第一种为“口服钠盐试验”，正常人和原发性高血压患者高钠饮食后，血钾无明显变化，但血清促肾上腺皮质激素（ACTH）分泌可被抑制；原醛症患者高钠饮食后，血钾可降至 3.5mmol/L 以下，症状及生化改变加重，血浆 ALD 水平仍高于正常。第二种方法是“生理盐水滴注试验”，正常人和原发性高血压患者于生理盐水滴注 4 小时后，血浆 ALD 水平被抑制至 10ng/dl（277pmol/L）以下，PRA 也被抑制；但原醛症患者，特别是肾上腺腺瘤患者，血浆 ALD 水平不被抑制，仍＞10ng/dl，PRA 仍低，但部分肾上腺增生患者可出现血浆 ALD 被抑制。

卡托普利试验：卡托普利可抑制血管紧张素Ⅰ向Ⅱ转换，减少醛固酮分泌，降低血压。在正常人或原发性高血压患者，服卡托普利后血浆 ALD 水平被抑制至 15ng/dl（416pmol/L）以下；原醛症患者的 ALD 则不被抑制。

地塞米松抑制试验：用于诊断糖皮质激素 GC 可抑制性醛固酮增多症的患者，

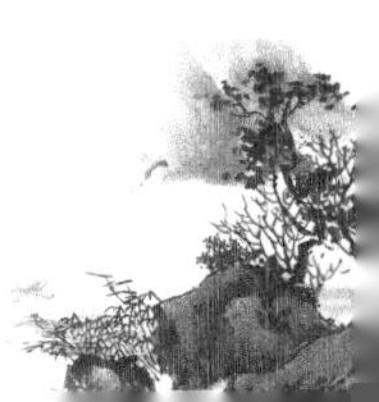

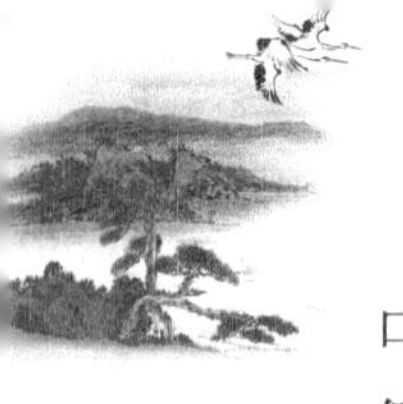

口服地塞米松2mg/d，服药3～4周后，ALD可降至正常，低肾素活性、高血压、低血钾等改善，并恢复至正常或接近正常水平；长期应用小剂量地塞米松可使患者维持正常状态。

螺内酯试验：该试验可使患者的电解质紊乱得以纠正，表现为血K^+浓度、尿K^+浓度接近正常，血Na^+浓度下降，碳酸氢根离子浓度正常，尿pH呈弱酸性；肾病所致低血钾者无上述变化，可作为两者的鉴别诊断。

3）定位诊断：根据临床表现和特殊实验室检查，原醛症的定性诊断并不困难。定位诊断方法包括肾上腺CT、双侧肾上腺静脉采血、基因检测等。

4）鉴别诊断：主要应与继发性醛固酮增多症相鉴别，包括肾血管狭窄性高血压、恶性高血压、肾性高血压等。继发性醛固酮增多症血浆肾素活性及血管紧张素Ⅱ均明显升高，鉴别并不困难。

7. 治疗

（1）西医治疗：醛固酮瘤及单侧肾上腺增生首选手术治疗，如患者不愿手术或不能手术，可予以药物治疗。而特发性醛固酮增多症及GRA首选药物治疗。分泌醛固酮的肾上腺皮质癌发展迅速，转移较早，应尽早切除原发肿瘤。如已有局部转移，应尽可能切除原发病灶和转移灶，术后加用米托坦治疗。醛固酮瘤或单侧肾上腺增生行单侧肾上腺切除的患者在术后早期，由于对侧肾上腺抑制作用尚未解除，建议高钠饮食。如有明显低醛固酮血症表现，需暂时服用氢化可的松行替代治疗。对于药物治疗患者，需定期复查肾功能、电解质，并检测血压，根据血钾、血压等指标调整药物剂量。

1）手术治疗：推荐确诊醛固酮瘤或单侧肾上腺增生患者行腹腔镜下单侧肾上腺切除术（ASS），如果患者存在手术禁忌或不愿手术，推荐使用醛固酮受体拮抗药治疗。目前腹腔镜手术已广泛用于PA治疗，与传统开放手术相比，其具有手术时间短、创伤小、术后恢复时间快，手术并发症少等特点。确诊为PA选择单侧肾上腺全切术或是行保留部分肾上腺组织的ASS尚存在争议，ASS包括肾上腺肿瘤切除术、肾上腺肿瘤切除＋肾上腺部分切除术。PA患者病侧肾上腺往往存在多发性病灶，而单纯肿瘤切除可能存在遗留肿瘤部分包膜，导致术后复发。若在手术过程中高度怀疑多发性醛固酮瘤或伴有结节样增生可能，应尽量行患侧肾上腺全切除术。术前准备：纠正高血压、低血钾。如患者低血钾严重，在服用螺内酯同时，可口服或静脉补钾。一般术前准备时间为2～4周，对于血压控制不理想者，可联合其他降压药物。术后随访：术后第1天即可停用螺内酯，同时减少其他降压药剂量。静脉补液无须加入氯化钾，除非患者血钾＜3.0mmol/L。术后前几周，由于对侧肾上腺抑制作用尚未解除，应提高钠盐摄入，如有明显低醛固酮血症表现，需暂时服用氢化可的松行替代治疗。

2）药物治疗：推荐特发性醛固酮增多症首选药物治疗。建议螺内酯作为一线用药，依普利酮为二线药物。推荐GRA选用小剂量糖皮质激素作为首选治疗方案。

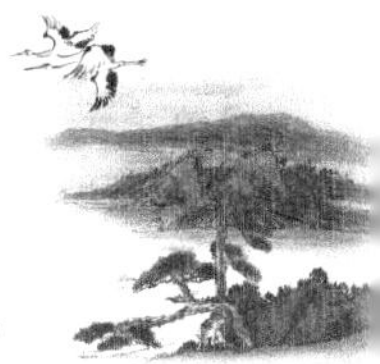

醛固酮受体拮抗药：①螺内酯是一种醛固酮受体拮抗药，起始治疗剂量为20mg/日，如病情需要，可逐渐增加至最大剂量100mg/日。开始服药后每周需监测血钾，根据血钾水平调整螺内酯剂量。注意事项：螺内酯导致的男性乳房发育呈明显剂量相关性，必要时可同时加用氨苯蝶啶、阿米洛利等减少螺内酯剂量，以减轻其不良反应。为避免高钾血症的发生，肾功能不全CKD3期［肾小球滤过率＜60ml/（min・1.73m²）］患者慎用。肾功能不全4期及4期以上禁止服用（GFR＜30ml）。②依普利酮是一种选择性醛固酮受体拮抗药，不拮抗雄激素和孕激素受体，不导致严重的内分泌紊乱。研究报道特发性醛固酮增多症患者长期使用依普利酮可在有效控制血压同时尽可能避免诸如男性乳房发育等不良反应。依普利酮起始剂量25mg/d，由于其半衰期短，建议1天给药2次。注意事项：肾功能不全CKD3期［GFR＜60ml/（min・1.73m²）］患者慎用，肾功能不全4期及4期以上禁止服用［GFR＜30ml/（min・1.73m²）］。

糖皮质激素：主要通过抑制垂体ACTH分泌以减少醛固酮作用，建议服用长效或中效糖皮质激素，地塞米松起始剂量为0.125～0.25mg/日；泼尼松起始剂量为2.5～5.0mg/d，两种药物均在睡前服用。注意事项：过量糖皮质激素治疗会导致医源性库欣综合征，影响儿童生长发育，建议使用最小剂量糖皮质激素使患者血压或血钾维持在正常范围，如血压控制不佳，可联合使用醛固酮受体拮抗药。

其他降压药物：醛固酮主要通过上调肾小管远曲小管上皮钠通道活性从而促进钠钾交换。对上皮细胞钠通道有阻断作用的药物，如阿米洛利、氨苯蝶啶等对PA都有一定治疗效果，作为保钾利尿药，它们能缓解PA患者的高血压、低血钾症状，而不存在螺内酯所致的激素相关性不良反应。但由于其作用相对较弱，且无上皮保护作用，并不作为一线用药。ACEI、ARB可能对部分血管紧张素Ⅱ敏感的特醛症有一定治疗效果，而CCB主要用于降低血压，对醛固酮分泌并无明显抑制作用。如患者单用螺内酯治疗血压控制不佳时，可联合使用多种不同作用机制的降压药。

（2）中医治疗

1）辨证论治：①肝肾不足型：补益肝肾，方用六味地黄汤加减。药用生地、山药、山萸肉、茯苓、牛膝、续断、黄芪、五味子、益智仁等。②湿浊中阻型证：燥湿化浊。药用藿香、佩兰、大腹皮、陈皮、半夏、厚朴、槟榔、茯苓等。

2）中医疗法：①中药外敷：患者可以在医师的指导下，使用泽泻、白术、白芍等中药进行外敷，可以起到利水渗湿、健脾止泻的作用，改善醛固酮增多症引起的水肿症状。②针灸：如果使用中药治疗的效果不佳，患者还可以在医师的指导下，通过针灸进行治疗，可以选择肾俞、三阴交、足三里等穴位，可以起到疏肝理气、健脾和胃的作用，从而改善醛固酮增多症引起的不适症状。

除此之外，患者还可以通过调整饮食、作息等方式进行改善。患者需要多休息，避免进行剧烈运动，同时也要避免食用辛辣刺激性的食物，以免加重病情。

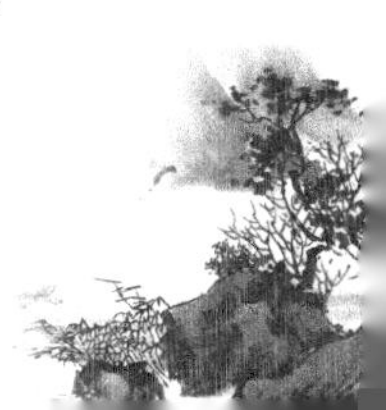

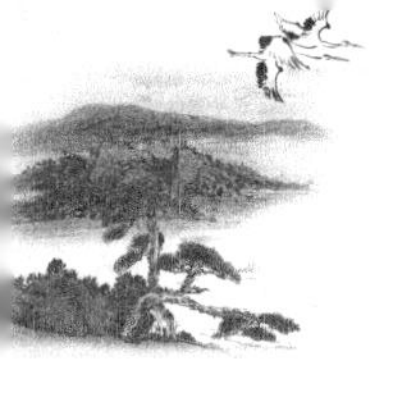

（四）皮质醇增多症

1. 概述　皮质醇增多症又叫库欣综合征，是多种病因引起的以肾上腺分泌过多糖皮质激素为特征的临床综合征

2. 病因

（1）ACTH 依赖性库欣综合征：是下丘脑-垂体病变或垂体以外的肿瘤组织分泌过量的 ACTH 和（或）CRH，导致肾上腺皮质增生，分泌过量的皮质醇。

（2）ACTH 非依赖性库欣综合征：是肾上腺皮质肿瘤（或增生）自主分泌过量皮质醇所致，过量皮质醇通过负反馈机制使血中 ACTH 水平降低。

（3）假性库欣综合征：多见于肥胖、长期抑郁、酗酒、神经性厌食、妊娠等。由于机体长时间处于应激状态，使下丘脑 CRH 分泌增多而导致腺垂体 ACTH 增多。

（4）外源性库欣综合征：多由于长期应用较大剂量糖皮质激素引起，又称为类库欣综合征。

3. 症状

（1）主要症状：①向心性肥胖、满月脸、水牛背，早期患者可表现为均匀肥胖，向心性尚不典型。随病情发展患者多表现为脸圆且呈暗红色，锁骨上窝、颈背部和腹部脂肪堆积。②紫纹：于下腹部、大腿内外侧等处出现皮肤紫纹，其特征为对称性，中段较宽而两端较细。③皮下瘀斑：患者还多皮肤变薄，微血管脆性增加，轻微损伤即可引起出血及皮下瘀斑。

（2）其他症状：部分患者可出现肌无力，下蹲后起立困难。女性患者可出现月经减少、月经不规则、停经、乳房萎缩、多毛、喉结增大等。男性患者可有性欲降低，阴茎缩小等。重型患者可出现摄食减少、体重减轻、水肿等、骨痛甚至腰椎压缩性骨折。

4. 诊断

（1）病史：可有长期大剂量外源性糖皮质激素类药物使用史（包括口服、直肠用、吸入、外用、关节腔注射、相关中草药等）或大量饮酒史。

（2）临床表现：多有向心性肥胖、满月脸、瘀斑、紫纹。可有肌无力，下蹲后起立困难。女性患者可有月经减少、月经不规则、停经、乳房萎缩、多毛、喉结增大等。男性患者可有性欲降低，阴茎缩小等。

（3）实验室检查

1）筛查试验：对临床高度怀疑皮质醇增多症的患者需进行筛查试验。常用方法包括血清皮质醇昼夜节律、24 小时尿游离皮质醇（UFC）测定，午夜唾液皮质醇测定。

2）确诊试验：当筛查试验异常时，进一步行确诊试验来确定是否存在皮质醇增

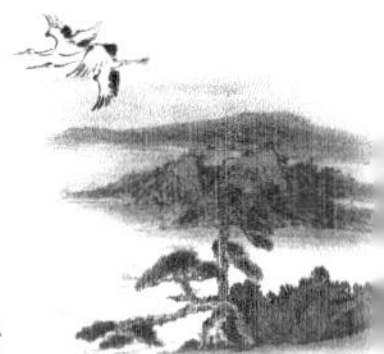

多症。常用方法包括午夜一次法小剂量（1mg）地塞米松抑制试验、48小时经典法小剂量地塞米松抑制试验。

3）病因学试验：早晨血浆ACTH测定主要用于鉴别ACTH依赖性和ACTH非依赖性皮质醇增多症。

4）大剂量地塞米松抑制试验：比较用药前后的血皮质醇水平，较基础值下降>50%为切割点。下降不足50%为不能被抑制（阳性）。垂体ACTH腺瘤90%可被抑制，而异位ACTH综合征和肾上腺肿瘤患者则90%不能被抑制。

5）双侧岩下窦插管取血：为鉴别垂体ACTH腺瘤和异位ACTH综合征的金标准。因为需要特殊的设备条件和操作的复杂性，该项目仅在国内少数几家中心进行。

6）其他：包括美替拉酮试验、CRH兴奋试验、去氨加压素兴奋试验等，临床较少应用。

（4）影像学检查

1）肾上腺检查：多采用肾上腺B超、肾上腺CT平扫/增强、肾上腺磁共振成像等检查，用于观察肾上腺的大小及有无占位情况。

2）垂体检查：多采用鞍区磁共振成像检查，用来观察垂体大小及有无占位情况。

3）脊柱、颅骨、盆腔骨检查：可进行脊柱、颅骨、盆腔骨X线检查，用来观察有无骨质疏松及病理性骨折情况。

4）其他检查：由于大部分引起异位ACTH分泌的肿瘤位于胸腔，在临床怀疑异位ACTH综合征时，可首先行胸部薄层CT。可进一步行PET-CT或全身奥曲肽扫描明确异位ACTH综合征的诊断。

（5）鉴别诊断

1）肥胖症：肥胖症患者可有高血压、糖耐量减低、月经稀少或闭经，腹部可有条纹（大多数为白色，有时可为淡红色，但较细）。化验尿游离皮质醇不高，血皮质醇昼夜节律保持正常，实验室检查有助于鉴别。

2）妊娠：妊娠期间由于血皮质醇浓度增高，也可出现向心性肥胖、妊娠纹等。妊娠史有助于鉴别。

3）抑郁症：病人尿游离皮质醇、17-羟皮质类固醇、17-酮类固醇可增高，也可不被地塞米松正常地抑制，但无库欣综合征的临床表现。

5. 治疗

（1）西医治疗：积极治疗原发病，根除病因，降低皮质醇水平，防治皮质醇升高造成的各种并发症。

1）一般治疗：注意健康饮食，戒酒，对于合并高血压、糖尿病、感染等患者，进行降压、降糖、抗感染等对症治疗。

2）手术治疗：①库欣病：经蝶窦切除垂体微腺瘤为治疗本病的首选疗法。经蝶窦手术未能发现并摘除垂体微腺瘤或某种原因不能做垂体手术，对病情严重者，宜

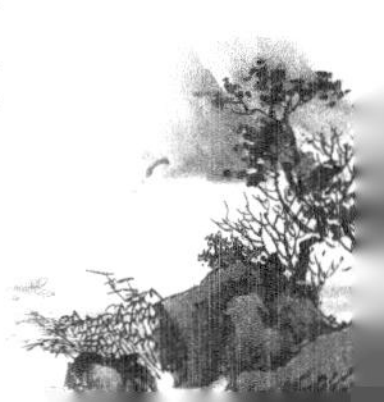

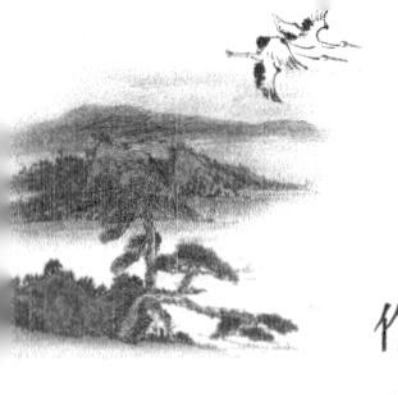

作一侧肾上腺全切，另一侧肾上腺大部分或全切除术，术后作激素替代治疗。②肾上腺腺瘤：手术切除可获根治，腺瘤大多为单侧性。因皮质醇明显升高抑制 ACTH 分泌，故正常肾上腺组织处于萎缩和分泌减少状态，术后会出现肾上腺皮质功能不全表现。围手术期和术后需糖皮质激素补充治疗。③肾上腺腺癌：应尽可能早期手术治疗，未能根治或已有转移者加用药物治疗。不依赖 ACTH 的小结节性或大结节性双侧肾上腺增生。宜行双侧肾上腺切除术，术后行激素替代治疗。

3）药物治疗：影响神经递质的药物如溴隐亭等，可用作辅助治疗，对于催乳素升高者，可试用溴隐亭治疗。阻滞肾上腺皮质激素合成的药物，如米托坦、美替拉酮、氨鲁米特、酮康唑等，减少皮质醇的合成。

4）放射治疗：对垂体大腺瘤患者，需尽可能切除肿瘤，但往往不能完全切除，为避免复发，可在术后辅以放射治疗。

5）其他治疗：异位 ACTH 综合征需要针对原发肿瘤进行治疗。

（2）中医治疗

1）辨证论治：①肾实精壅型。治法：泻肾化浊。处方：大黄 6g，芒硝 6g（冲服），厚朴 6g，枳实 6g，何首乌 15g，龙胆草 15g，黄精 15g。加减：紫纹明显者，加当归、丹参；夜眠不实者，加炙远志、酸枣仁；心烦不宁者，加天竺黄、莲心。用法：每日 1 剂，水煎 2 次，滤取药汁 300～400 毫升，分 3 次空腹温服，每次冲服芒硝 2g，每周服药 5 剂，连续治疗 8 周，休息 2 周，为一疗程。②阴虚火旺型。治法：滋阴潜阳，清泻相火。处方：知母 10g，黄柏 8g，生地 20g，枸杞 12g，山萸肉 6g，黄精 20g，丹皮 12g，龙胆草 9g，钩藤 12g，丹参 20g，菊花 9g，夜交藤 9g。加减：心烦不宁者，加炙远志、酸枣仁；头痛昏胀者，加石决明、罗布麻；大便干结者，加郁李仁、大黄；口苦咽干者，加黄芩、石斛；紫纹明显者，加桃仁、红花。用法：每日 1 剂，水煎 2 次，分 2 次服。③脾肾阳虚型。治法：温补脾肾。处方：附子 10g，炙黄芪 20g，党参 15g，白术 10g，茯苓 15g，陈皮 10g，姜半夏 10g，大腹皮 10g，薏苡仁 20g，干姜 6g，红枣 4 枚，炙甘草 6g。加减：形寒怯冷者，加肉桂、鹿茸；阴阳两虚者，加黄精、麦冬、生地；阳虚汗泄者，加牡蛎、龙骨；腹满便秘者，加木香、槟榔；紫纹隐现者，加丹参、川芎；阳痿不举者，加仙茅、巴戟天；经少经闭者，加当归、熟地。用法：每日 1 剂，水煎 2 次，分 2 次服。

2）针灸：患者也可以在医师的指导下通过针灸进行治疗，可以针灸三阴交、足三里、太冲等穴位，可以促进体内的血液循环，从而改善皮质醇增多症引起的不适症状。

3）艾灸：患者也可以在医师的指导下通过艾灸进行治疗，可以艾灸肾俞穴、关元穴、三阴交穴等穴位，可以促进体内的血液循环，从而改善皮质醇增多症引起的不适症状。

4）拔罐：是以罐为工具，利用燃烧、抽吸蒸气等方式产生负压，使之吸附于体表，造成局部瘀血，达到通经活络、行气活血、祛风散寒等作用的中医疗法。可以

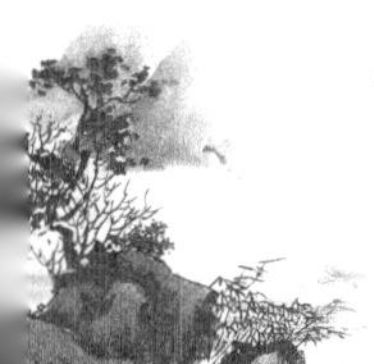

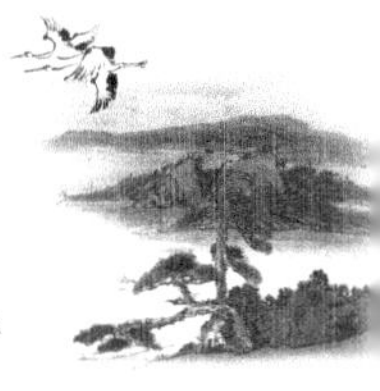

促进机体的血液循环，也可以达到散寒除湿的作用，患者可以在医师的指导下进行拔罐治疗。

（五）嗜铬细胞瘤

1. 概述　嗜铬细胞瘤是由神经嵴起源的嗜铬细胞产生的肿瘤，这些肿瘤合成、储存和释放大量儿茶酚胺，表现为高儿茶酚胺血症。80%～90%的嗜铬细胞瘤来源于肾上腺，但由于神经嵴起源的嗜铬细胞可分布在颈动脉体、主动脉化学感受器、交感神经节、嗜铬体等肾上腺外部位，故肾上腺外的嗜铬细胞瘤又可按其解剖部位不同而称为副神经节瘤、化学感受器瘤、颈动脉体瘤或膀胱嗜铬细胞瘤等，占15%～20%。

2. 病因　嗜铬细胞瘤在高血压患者中患病率为0.05%～0.2%，发病高峰为20～50岁。嗜铬细胞瘤位于肾上腺者占80%～90%，且多为一侧性；肾上腺外的瘤主要位于腹膜外、腹主动脉旁。多良性，恶性者占10%。与大部分肿瘤一样，散发性嗜铬细胞瘤的病因仍不清楚。家族性嗜铬细胞瘤则与遗传有关。

3. 临床表现　PPGL的主要临床表现为高CA分泌所致的高血压及其并发症，由于肿瘤持续性或阵发性分泌释放不同比例的E和NE，故患者的临床表现不同。

可表现为阵发性、持续性或在持续性高血压的基础上阵发性加重。阵发性高血压为25%～40%，发作持续时间可为几分钟、几小时、一日或数日不等。开始时发作次数较少，以后逐渐发作频繁，可由数周或数月发作1次逐渐缩短为每日发作数次或十余次。其血压明显升高，收缩压可达200～300mmHg，舒张压可达150～180mmHg以上，发作时血压骤升，收缩压可达200～300mmHg，舒张压亦明显升高，可达130～180mmHg。阵发性高血压发作是嗜铬细胞瘤患者的特征性表现，平时血压正常，而当体位变换、压迫腹部、活动、情绪变化或排便、排尿等时诱发发作。有的患者病情进展迅速，严重高血压发作时可出现眼底视网膜血管出血、渗出、视盘水肿、视神经萎缩以致失明，甚至发生高血压危象或心、肾严重并发症而危及生命。嗜铬细胞瘤患者高血压发作时，一般降压药治疗无明显效果。也有部分阵发性高血压患者由于发作时间很短，给临床诊断带来困难。近年来，随着24小时动态血压监测仪（ABPM）的临床应用，对短暂发作的血压增高可进行及时记录，而为诊断嗜铬细胞瘤病提供了手段。

持续性高血压约占50%，其中半数患者有阵发性加重；约70%的患者合并直立性低血压，其原因可能与长期儿茶酚胺水平增高而使血管收缩、循环血容量减少、肾上腺能受体调节障碍、自主神经功能受损致反射性外周血管收缩障碍等多种因素有关。

由于肾上腺素能受体广泛分布于全身多种组织和细胞，故患者除高血压外，还有其他的特征性临床表现，如头痛、心悸、多汗是PPGL高血压发作时最常见的三

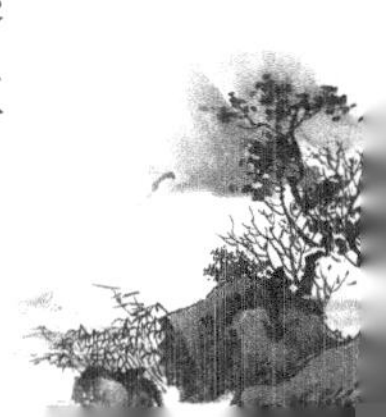

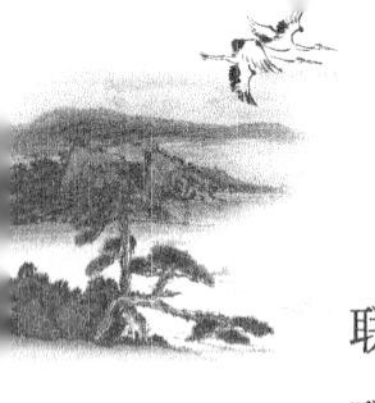

联征，对诊断具有重要意义。高血压患者伴有直立性低血压及头痛、心悸、多汗三联症时，其诊断嗜铬细胞瘤的特异性为95%。但嗜铬细胞瘤患者接受α受体阻断药扩容治疗后，随着血压得到控制，直立性低血压亦明显减轻。另有少数患者血压正常。

4. 诊断

(1) 定性诊断：与其他肿瘤不同，嗜铬细胞瘤有良性与恶性，单发与多发，单侧与双侧，肾上腺内与肾上腺外之分，其血压类型包括阵发性、持续性或在持续性基础上再发生阵发性加重，或发生高、低血压反复交替发作的高血压危象；其病史有家族性、非家族性；有合并多发性内分泌腺瘤病（MEN）或非MEN等。因此，在临床上诊断嗜铬细胞瘤较困难。但嗜铬细胞瘤又有其特殊的临床症状，如患者有高血压，同时有直立性低血压及头痛、心悸、多汗三联征，其特异性则可高达95%，因此诊断嗜铬细胞瘤首先应是定性诊断。

实验室检查包括激素及代谢产物的测定是PPGL定性诊断的主要方法，包括测定血和尿NE、E、DA及其中间代谢产物甲氧基肾上腺素（MN）、甲氧基去甲肾上腺素（NMN）和终末代谢产物香草扁桃酸（VMA）浓度。推荐诊断PPGL的首选生化检验为测定血游离MNs或尿MNs浓度，其次可检测血或尿NE、E、DA浓度以帮助进行诊断。

1) MNs水平测定：MN及NMN（合称MNs）是E和NE的中间代谢产物，它们仅在肾上腺髓质和PPGL瘤体内代谢生成并且以高浓度水平持续存在，故是PPGL的特异性标志物。因肿瘤分泌释放NE和E可为阵发性并且可被多种酶水解为其代谢产物，故当NE和E的测定水平为正常时，而其MNs水平可升高，故检测MNs能明显提高PPGL的诊断敏感性及降低假阴性率。血浆游离MNs：因体位及应激状态均可影响CA水平，故建议患者休息30分钟后于仰卧位或坐位时抽血，其正常参考值范围也应为相同体位。24小时尿MNs：患者应留取24小时尿量并保持尿液酸化状态再检测MNs水平。

2) CA水平测定：24小时尿CA排泄水平：应留取24小时尿量，并保持尿液pH<3.0。血CA浓度：患者空腹、卧位休息30分钟后抽血，取血前30分钟应于静脉内留置注射针头，以减少抽血时疼痛刺激所致生理性升高。

3) 尿VMA水平测定：检测尿VMA水平对诊断PPGL的敏感性为46%～77%，特异性为86%～99%，但应同时检测血、尿CA水平。

(2) 定位诊断：嗜铬细胞瘤一经定性诊断后，应尽快明确定位诊断，约90%的嗜铬细胞瘤为良性，可经手术切除肿瘤而得以治愈，10%的恶性肿瘤如能早期发现，及时手术治疗也可以延缓患者生命。故嗜铬细胞瘤的定位诊断非常重要。

1) CT扫描：为首选的无创性影像学检查，CT对胸、腹和盆腔组织有很好的空间分辨率，并可发现肺部转移病灶，增强CT诊断PPGL的敏感性为88%～100%。

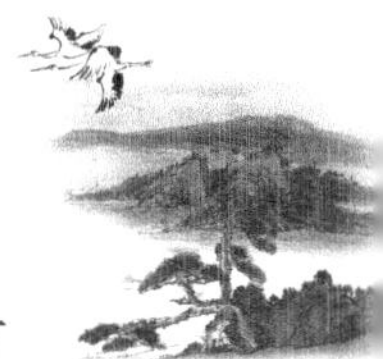

2）B型超声检查：为无创性、方便易行、价格低、易被患者接受的一种定位方法，灵敏度不如CT，可作为嗜铬细胞瘤的肿瘤初筛定位手段。

3）磁共振显像（MRI）：用于探查颅底和颈部PGL，其敏感性90%～95%；有肿瘤转移的患者；CT检查显示体内存留金属异物伪影；对CT造影剂过敏及如儿童、孕妇、已知种系突变和最近已有过度辐射而需要减少放射性暴露的人群。MRI用于嗜铬细胞瘤的定位诊断其灵敏性为85%～100%，特异性为67%。

4）间碘苄胍（MIBG）显像：^{123}I－MIBG显像诊断PPGI的敏感性高于^{131}I－MIBG显像，其诊断PCC或PGL的敏感性分别为85%～88%、56%～75%，特异性分别为70%～100%、84%～100%。MIBG显像对转移性、复发性PPGL，位于颅底和颈部、胸腔、膀胱PGL，与MffiG显像对转移性、复发性PPGL，位于颅底和颈部、胸腔、膀胱PGL，与SDHx（尤其是SDHB）基因相关PPGL的检出敏感性较低。恶性PPGL患者发生转移且不能手术时，如MIBG显像阳性，则可应用^{131}I－MIBG治疗。拟交感神经药、阻断CA转运药物如可卡因和三环类抗抑郁药、钙通道阻滞剂、α及β肾上腺素能受体阻滞药等可减少123I－MIBG浓聚，故需停药2周后再行MIBG显像。

5）生长抑素受体显像：对头颈部PGL肿瘤定位的敏感性为89%～100%，明显优于MIBG（18%～50%）；对PGL定位的敏感性（80%～96%）高于PCC（50%～60%），故推荐可用生长抑素受体显像来筛查恶性PGL的转移病灶。

6）18氟-脱氧葡萄糖正电子发射断层扫描（^{18}F－FDOPET/CT）：建议用于肾上腺外的交感性PGL、多发性、恶性（或）SDHB相关的PPGL的首选定位诊断，其对转移性PPGLs的诊断敏感性为88%。

5．治疗

（1）西医治疗：当嗜铬细胞瘤的定性、定位诊断明确后，应及早手术治疗，术前应做充分的药物治疗准备以防致命的高血压危象发作而危及生命。

1）术前药物准备：建议除头颈部PGL和分泌DA的PPGL外，其余患者均应服用α受体阻滞药做术前准备。可先用选择性α受体阻滞药或非选择性α受体阻滞药控制血压，如血压仍未能满意控制，则可加用钙通道阻滞剂。术前药物准备充分的标准：①患者血压控制正常或基本正常，无明显直立性低血压；②血容量恢复：红细胞压积降低，体重增加，肢端皮肤温暖，微循环改善；③高代谢症候群及糖代谢异常得到改善；④术前药物准备时间存在个体差异，一般至少为2～4周，对较难控制的高血压并伴有严重并发症的患者，应根据患者病情相应延长术前准备时间。

2）手术治疗：推荐对大多数PCC患者行腹腔镜微创手术，如肿瘤直径>6cm或为侵袭性PCC，则应进行开放式手术以确保肿瘤被完整切除；为避免局部肿瘤复发，术中应防止肿瘤破裂。推荐对PGL患者行开放式手术，但对于小肿瘤、非侵袭性PGL，建议可行腹腔镜手术。手术中应持续监测血压、心率、中心静脉压和心电图，有心脏疾病的患者应监测肺动脉楔压；术中如出现血压明显升高，可静脉滴注

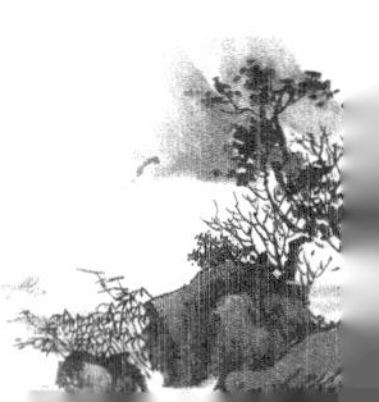

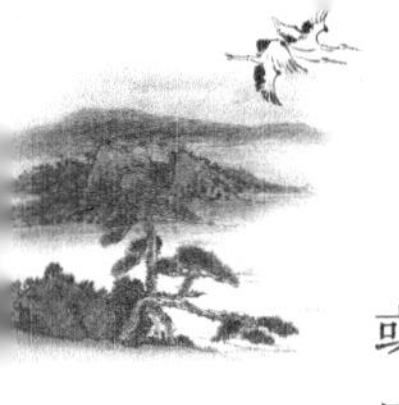

或持续泵入酚妥拉明或硝普钠；如心率显著增快或发生快速型心律失常，则在先使用α受体阻滞药后，再静脉用速效型半衰期较短的选择性β_1受体阻滞剂艾司洛尔治疗。如切除肿瘤后患者血压明显下降或出现低血压，则应立即停用α受体阻滞剂并快速补充血容量，维持正常的中心静脉压，必要时使用血管活性药物。推荐术后24～48小时要密切监测患者的血压和心率。

3）术后监测及随访：术后应注意可能存在继发性肾上腺皮质功能减退的风险。术后2～4周应复查CA或MNs水平以明确是否成功切除肿瘤。需对术后患者进行终身随访，建议每年至少复查1次以评估肿瘤有无复发或转移；而对有基因突变的PPGL患者应3～6个月随访1次。随访观察内容包括症状、体征、血/尿MNs或CA，必要时进行影像学检查。

4）恶性PPGL的治疗：①^{131}I－MIBG治疗：^{131}I－MIBG治疗仅对MIBG核素显像阳性的患者有效，目前尚无^{131}I－MIBG治疗剂量的统一标准。②化疗：常见的化疗方案包括环磷酰胺、长春新碱和达卡巴嗪（CVD）方案和依托泊苷和顺铂（etoposide and cisplatin，EP）方案。

5）PPGL危象：发生率约为10%，临床表现可为严重高血压或高、低血压反复交替发作；出现心、脑、肾等多器官系统功能障碍，如心肌梗死、心律失常、心肌病、心源性休克；肺水肿、急性呼吸窘迫综合征（ARDS）；脑血管意外、脑病；麻痹性肠梗阻、肠缺血；肝、肾衰竭等；严重者导致休克，最终致呼吸、循环衰竭死亡。

（2）中医治疗

1）辨证论治：①肝肾亏损型。治宜滋补肝肾，方用六味地黄丸加味；药用熟地黄、山萸肉、山药、茯苓、丹皮、泽泻、旱莲草、女贞子、煅龙骨、煅牡蛎、龟板。②寒厥型。治宜温经散寒，回阳救逆，方用四逆汤加味；药用炮附片、干姜、甘草、人参等。

2）针灸：患者也可以在医师指导下通过针灸进行治疗，可以取太溪、三阴交、肾俞、足三里等穴位，可以促进体内血液循环，改善不适症状。

3）按摩：患者也可以通过按摩的方式进行治疗，可以促进局部血液循环，在一定程度上缓解嗜铬细胞瘤引起的不适症状。

（六）主动脉缩窄

1. 概述　主动脉缩窄（CoA）多数为先天性，少数是多发性大动脉炎所致。男女患病比例为（4∶1）～（5∶1）。根据先天性主动脉缩窄的部位与动脉导管的关系，可分为导管后型和导管前型。导管后型缩窄多位于动脉导管交界处的远端，通常动脉导管已闭合，大多不伴有其他先天性心脏畸形，患者可以长至成人。导管前行缩窄则位于左锁骨下动脉至动脉导管的入口之间，一般较长，占主动脉的后1/2

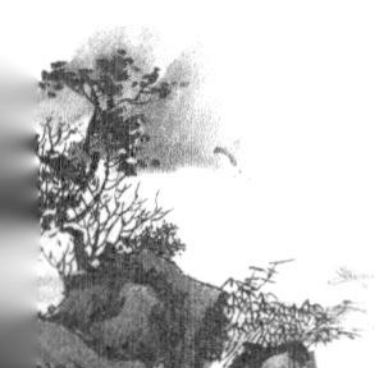

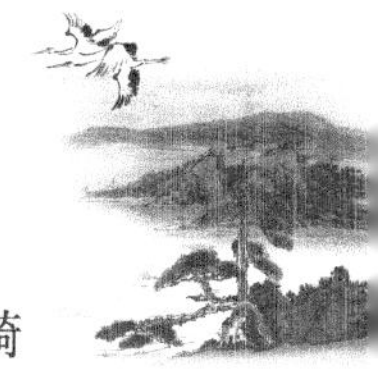

或后 1/3，通常动脉导管未闭合，开口在缩窄部位以远，多合并其他先天性心脏畸形，如室间隔缺损、大动脉错位等，患者多在幼儿期死亡。

2. 病因　主动脉缩窄病因目前尚未清楚，主要存在两种理论。一种认为主动脉缩窄是从动脉导管来的组织环形扩展到主动脉壁内，因而认为导管闭合时的收缩和纤维化可波及主动脉，引起局部狭窄。另一种认为主动脉缩窄来源于胎儿血流方式异常。

3. 诊断　如果病变的直径狭窄≥50%，且病变远近端收缩压差≥20mmHg，则具有血流动力学意义。主动脉缩窄部位以上供血增多，颈部及上肢血压升高，表现为头痛、头晕、耳鸣、失眠、鼻出血等。严重者可有脑血管意外和心力衰竭。主动脉缩窄以下供血不足，表现为下肢无力、发冷、酸痛、麻木，甚至出现间歇性跛行。因侧支循环而增粗的动脉压迫邻近脏器而产生相应症状，如压迫脊髓可引起下肢瘫痪，压迫臂丛神经则引起上肢麻木与瘫痪等，查体可于肩胛间区、胸骨旁、腋下闻及收缩期吹风样杂音，上肢血压高于下肢血压。心电图可表现为左心室肥大及劳损。胸部 X 线可见左心室增大、升主动脉增宽，缩窄上下血管扩张使主动脉弓呈“3”字征。后肋下缘近心端可见肋间动脉侵蚀而引起“切迹”样改变，这是侧支循环形成的间接征象。超声心动图显示左心室肥厚，升主动脉增宽。二维超声可直接探及主动脉缩窄征象，多普勒超声于缩窄部位可见高速喷射的湍流。MRA 或 CTA 可见升主动脉扩张、左室肥大，并于左前斜位可见缩窄的主动脉影和缩窄后主动脉段的扩大。心导管检查显示缩窄段的近端管腔压力增高，远端压力降低。选择性主动脉造影可显示缩窄段的部位、长度、程度及其近、远端的扩张。

该疾病需与原发性高血压或其他继发性高血压进行鉴别，特别是后天炎症导致的多发性大动脉炎；多发性大动脉炎常累及多条动脉，狭窄段往往较长，可助鉴别。

4. 治疗

（1）西医治疗

1）内科治疗：主要包括预防和控制感染性心内膜炎，纠正心力衰竭，预防感染和血压突然升高。

2）手术治疗：该疾病预后不良。缩窄段压差＞20mmHg，或脉压≤20mmHg，但存在上肢血压高、左心功能不全、进行性左室肥厚是主动脉缩窄患者需要进行手术和介入治疗的指征。治疗方式的选择取决于患者年龄、缩窄类型、缩窄范围及合并畸形的情况。外科手术是主动脉缩窄合并心血管畸形最有效的治疗。常用手术方法有如下几种。

广泛端端吻合术：端端吻合术（extend end－end anastomosis，EEEA）即切除狭窄段行端端吻合，该术式将主动脉弓下缘与降主动脉远端吻合，广泛切除了狭窄段及动脉导管，术后再狭窄率较低。但该术式吻合口张力过高，有出血风险，术后易形成环吻合口瘢痕，故适用于缩窄段较局限的新生儿和小婴儿。是新生儿 CoA 的首选术式。

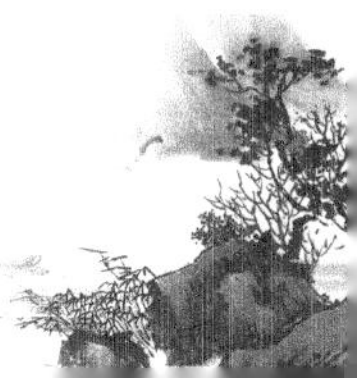

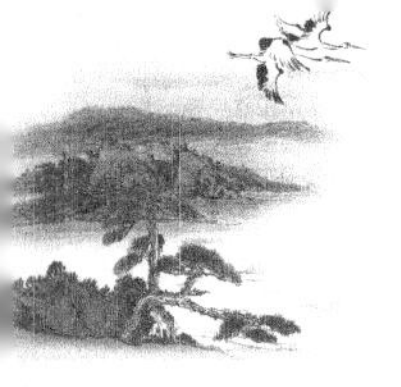

补片主动脉成形术（PA）：补片主动脉成形术适用于缩窄段较长、吻合口张力过大，合并主动脉弓横部发育不良的主动脉缩窄患者。该术式将主动脉缩窄段纵向切开，剔除管腔内导管组织，与补片进行连续吻合。补片主要分为人工补片和肺动脉补片。肺动脉自体补片具有良好的生物活性和生长潜能，且吻合口张力小，再缩窄率和形成动脉瘤可能性均极低。可用自体心包修补肺动脉缺损。

人工血管转流术：人工血管转流术（bypass graft，BG）采用人工血管将缩窄段近心端和远心端进行吻合，行升主动脉一降主动脉、升主动脉一腹主动脉或升主动脉一左右股动脉转流。BG 适用于缩窄范围广、合并主动脉瘤、不宜行 EEEA 及 PA 的复杂型 CoA。

左锁骨下动脉翻转补片成形术（SFA）：采用具有潜在生长能力的自体血管补片。但因左锁骨下动脉垂片较短，该术式仅适用于缩窄范围中等的 CoA。因 SFA 中断了左上肢的主要血液供应，可能影响左上肢的发育，甚至造成左上肢坏死，导致晚期发生锁骨下动脉盗血综合征。

主动脉弓滑动成形术：该手术方法为斜行横断弓横部，纵向切开两段血管，斜向滑动使两段血管瓣嵌入对方切口，切除动脉导管组织，将主动脉与锁骨下动脉远端切口行扩大端吻合。该术式利用自体血管进行修补，保留了完整的血管内皮、正常管壁弹性及血管的生长活性，可预防术后心内膜炎、术后再狭窄、动脉瘤、术后持续高血压等的发生。然而，该术式需要大范围分离血管并做较远距离的滑动，不适用于新生儿。

（2）中医治疗

1）常用中成药：百令胶囊和黄葵胶囊能有效改善肾动脉狭窄的症状。黄葵胶囊主要有效成分为黄蜀葵花组成，这种药有清热解毒消肿的作用，可用于治疗慢性肾炎引起的水肿、腰痛、蛋白尿、血尿、舌苔黄腻等症状，肾动脉狭窄高血压患者也可选择使用黄葵胶囊进行治疗。

2）中药治疗：清热活血方适用于治疗肾动脉狭窄，改善高血压症状，减少疾病危害。活血化瘀，清热解毒，处方成分有金银花、鸡血藤、红花、木瓜、三棱、莪术、赤芍等，均加入清水中煎煮，患者每日服用 1 剂，疗效显著。刺五加脑灵液：由刺五加提取物、五味子流动提取物组成，属于单一中药疗法的中药，这种药是一种褐色液体，健脾补肾，平心安神，适用于治疗肾动脉狭窄，改善失眠、多梦、高血压等症状。患者每日口服两次，剂量应标准化。药物应在饭后服用，不得与其他药物合用，否则会影响药物的疗效。

3）中药熏蒸：可以提高免疫力，增强抵抗力，肾动脉狭窄后，身体的体质会下降，这时，可以进行中药熏蒸，对疾病的治疗起到辅助作用。

（七）多发性大动脉炎

1. 概述　大动脉炎是一种累及主动脉及其主要分支的慢性非特异性炎性疾病。

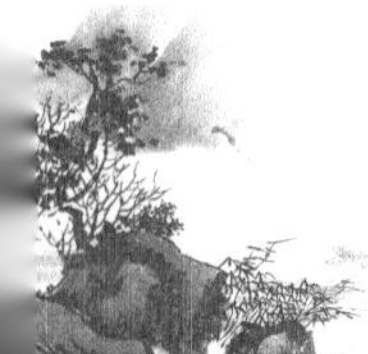

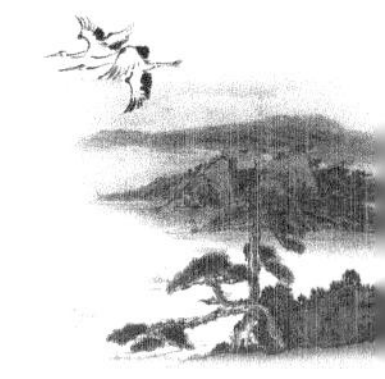

病变多见于主动脉弓及其分支，其次为降主动脉、腹主动脉和肾动脉。

2．病因　病因尚不明确，以下因素可能与本病相关。遗传因素：本病与某些显性遗传因子相关。自身免疫因素：推测可能在感染微生物（如结核分枝杆菌、病毒等）后，大动脉壁内的抗原暴露，产生抗大动脉壁的抗体，形成免疫复合物沉积于大动脉壁，并发生非特异性炎症。雌激素水平异常：本病多见于30岁以前的年轻女性，雌激素水平过高可能与本病发病有关。

3．临床表现　由于受累血管不同，大动脉炎5种类型临床表现各异。

（1）头臂动脉型：颈动脉和椎动脉受累主要表现为头晕、头痛、失眠、记忆力下降、视力下降等，重者可出现失明、失语、晕厥、偏瘫、抽搐、昏迷，甚至危及生命。锁骨下动脉或腋动脉受累主要表现为上肢无力、发凉、酸痛、麻木等，体检可发现桡动脉搏动减弱或消失，可出现无脉症。

（2）胸—腹主动脉型：主动脉根部扩张可导致主动脉反流，可导致心力衰竭。部分患者冠状动脉受累可出现心绞痛。少数患者腹主动脉的分支及下肢动脉也有可能受累，出现腹痛、下肢间歇跛行等。部分患者会出现胸背痛。

（3）肾动脉型：肾动脉狭窄主要表现为顽固性高血压，尤以舒张压升高明显，可表现为头晕、心慌等。

（4）肺动脉型：此型较为少见，主要表现为咳嗽、胸痛、气短或咯血等。

（5）广泛型：此型可出现上述所有临床表现，多数患者病情较重。

全身症状以炎症表现为主，主要表现为发热、全身不适、盗汗、关节痛、厌食、体重下降，偶有口腔溃疡和结节红斑等，可急性发作，也可隐匿起病。随着疾病进展，全身症状可逐渐减轻或消失，部分患者可能不出现全身症状。

4．诊断

（1）病史：感染、自身免疫疾病或其他系统病病史。

（2）临床表现：出现头痛、头晕、视物模糊、视力下降、咀嚼无力、颈部疼痛、四肢无力、间歇性跛行等表现。伴或不伴发热、全身不适、盗汗、关节疼痛、厌食、体重下降、口腔溃疡和结节红斑等全身症状。

（3）体格检查：①血压：血压降低或测不出；双侧血压不对称；近期发生高血压或顽固性高血压。②动脉搏动：单侧或双侧动脉搏动减弱或消失。③血管杂音：颈动脉、锁骨下动脉听诊区、腹部或肾动脉听诊区可听见血管杂音。

（4）实验室检查：①血常规检查：急性期或疾病活动期可出现白细胞和血小板计数升高。活动期可出现红细胞沉降率增快、C-反应蛋白升高。②自身抗体检查：部分患者可出现抗内皮细胞抗体和抗主动脉抗体阳性。

（5）影像学检查：彩色多普勒超声：可探查主动脉及其主要分支狭窄或闭塞（颈动脉、锁骨下动脉、肾动脉等），少数可出现血管扩张或血管瘤。超声对血管远端分支探查较困难。

1）CT血管造影（CTA）：可提示肾动脉主干及一、二级分支管腔的狭窄与扩

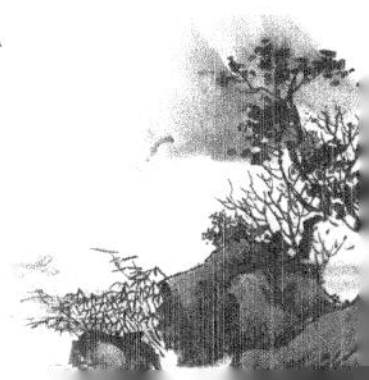

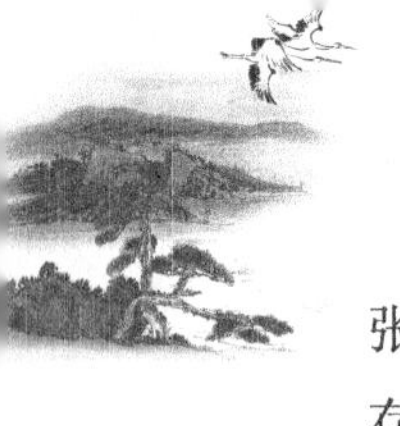

张。肾动脉管壁出现钙化、夹层、斑块和出血等。腹主动脉及分支的解剖以及是否存在副肾动脉等。

2）数字减影血管造影（DSA）：有助于发现动脉狭窄、闭塞、颅内动脉瘤和动静脉畸形。但对于脏器内小动脉显示不清。

3）磁共振成像（MRI）：提示受累血管壁的水肿情况，有助于判断疾病的活动性。

4）正电子发射断层成像（PET）：有助于观察管壁对同位素的摄取情况，可用于判断疾病的活动性和活动程度。

5）超声心动图：可显示胸－腹主动脉的狭窄与扩张，亦可显示肺动脉、主动脉分支近段的狭窄。

（6）眼底检查：有助于判断是否存在眼动脉缺血造成的眼底病变。

5．治疗

（1）西医治疗

1）一般治疗：应正确认识、看待病情，维持良好的心理状态，树立乐观情绪。注意自身病情变化，一旦症状加重或反复应及时前往医院诊治。

2）药物治疗：药物治疗期间，应坚持严格按照医师指导治疗，不可擅自改变药物剂量或突然停药，保证治疗计划得到落实。应了解所用药物的名称、剂量、用药时间和方法等。

3）糖皮质激素：为治疗大动脉炎的基础药物。可选用泼尼松、甲泼尼龙等。活动性重症者可试用大剂量甲泼尼龙静脉冲击治疗。若临床症状缓解并稳定，可以遵医嘱减量、停药。长期应用糖皮质激素应注意感染、骨质疏松、胃肠道出血、低钾血症等不良反应。

4）免疫抑制剂：免疫抑制剂联合糖皮质激素能增强治疗效果。常用环磷酰胺、甲氨蝶呤和硫唑嘌呤等。在治疗中应注意查血、尿常规和肝功能、肾功能，以监测不良反应的发生。

5）生物制剂：近年来有报道肿瘤坏死因子（TNF）－α抑制剂和白介素6（IL－6)抑制剂可使大动脉炎患者症状改善、炎症指标好转，但尚需进一步的临床研究来证实。

6）其他药物：常用降压药物包括钙通道阻滞剂、血管紧张素转化酶抑制剂、血管紧张素受体拮抗剂、利尿药、β受体拮抗药等。

7）手术治疗：多数血管有丰富的侧支循环，因此不建议过早进行血管干预治疗，且应尽可能不在疾病活动期手术。手术治疗的目的主要是进行血运重建，多适用于药物治疗无效的血管严重狭窄或动脉瘤。可对血管狭窄或动脉瘤进行旁路手术，主动脉严重反流者可行主动脉瓣置换，对肾动脉狭窄造成严重高血压者可行经皮腔内血管成形术。

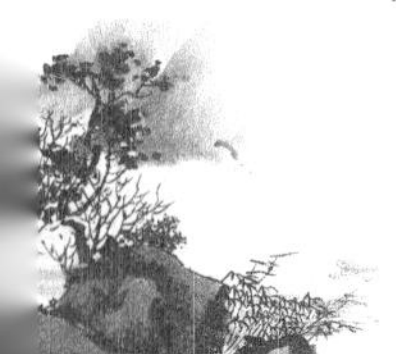

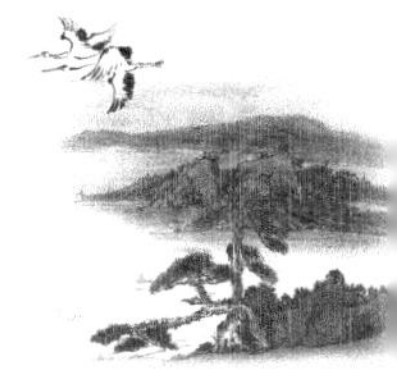

（2）中医治疗

1）辨证论治：①风热痹阻，血瘀脉络。治疗：疏风清热，化瘀通痹。方药：羌活胜湿汤加减。羌活、独活、金银花、连翘、丹参、红花、当归、生地。方选羌活，独活祛风除湿止痛，金银花、连翘清热解毒，丹参、红花、当归活血化瘀，生地养阴清热，通血瘫痪，防止各种药物干燥伤阴。热者，加入大青叶、板蓝根、蒲公英；痛甚者，加入鸡血藤、石藤、海风藤。②热入营血，脉络瘫痪。治疗：清热解毒，凉血散瘀。方药：犀角地黄汤加减。药用玄参、生地、水牛角、金银花、生石膏、丹皮、当归、丹参、鸡血藤。方用玄参、生地、水牛角清热凉血；金银花、生石膏清热解毒；丹皮凉血活血；当归、丹参、鸡血藤养血活血通脉。③气虚血弱，瘀血阻络。治疗：补气血，活血通脉。方剂：黄芪桂枝五物汤加减。药用黄芪、桂枝、当归、白芍、大枣、赤芍、秦胆、地龙、鸡血藤。黄芪益气通脉，扶正祛邪，桂枝温通血脉，当归、白芍、大枣补血，赤芍、秦胆、地龙、鸡血藤活血通络。气虚明显，四肢无力者，可加党参或人参加强补气之功；四肢酸麻者，可加伸筋草、川芎舒筋通络。④肝肾阴虚，肝阳上亢。治疗：滋补肝肾，平肝熄风。方药：天麻钩藤饮加减。药用天麻、钩藤、石决明、炒栀子、杜仲、桑寄生、牛膝、益母草、当归、鸡血藤、夜交藤。天麻、钩藤、石决明、炒栀子平肝潜阳；杜仲、桑寄生、牛膝补益肝肾；益母草、当归、鸡血藤活血养血；夜交藤养心安神。阴虚口渴者，加入天花粉、麦冬、天冬止渴生津；阴虚阳亢明显，头晕失眠多梦者，可加入生龙骨、生牡蛎、赭石、龟板以增强平肝潜阳的力量。⑤阳虚寒凝，脉络瘫痪。治疗：温阳散寒，活血通脉。药用：阳和汤加减。肉桂、干姜、鹿角胶、生地、麻黄、当归、川芎、丹参、鸡血藤、黄芪。方以肉桂、干姜壮元阳，祛寒温阳，血液通畅，鹿角胶、生地补肾填精，暖肝补血，麻黄与桂枝相伍，宣发营卫，暖经散寒，当归、川芎、丹参、鸡血藤活血化瘀，通经活络，黄芪益气助血。肾阳虚者，加巴戟天、淫羊藿、补骨脂温补肾阳；寒盛者，加附子、干姜温阳散寒；腰膝痛者，加川断、杜仲、寄生补肾活血止痛。

2）针灸疗法：中医针灸疗法可辅助治疗多发性大动脉炎，因为中医针灸疗法具有活血通络、舒筋活血、扶正祛邪等多种功效，能帮助患者调理体质，从而改善症状。但是病情和病因不同的患者可以采用的针灸穴位以及手法有所不同，所以确诊后不能盲目进行针灸。一般来说，针灸时主要选取病变局部的一些穴位，同时根据其他症状表现选取配穴。每日针灸一组穴位，连续针灸 10 天为一个疗程。

（八）睡眠呼吸暂停综合征

1. 概述　睡眠呼吸暂停综合征（SAS）目前常改称为睡眠呼吸暂停低通气综合征，通常是指在每晚 7 小时睡眠过程中，反复出现呼吸暂停和低通气次数 30 次以上，或者睡眠呼吸暂停低通气指数≥5 次/小时。表现为睡眠状态下反复出现打鼾和

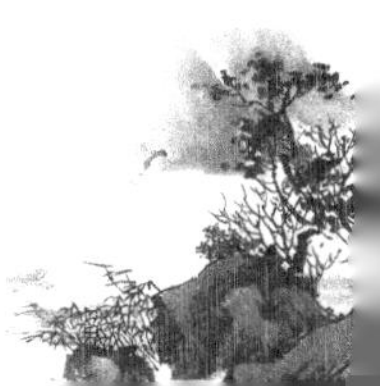

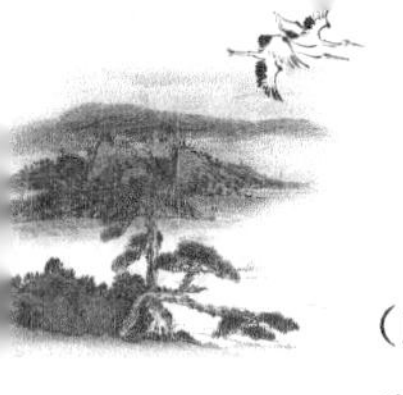

（或）呼吸暂停，及日间嗜睡、疲乏、记忆力下降等症状。睡眠呼吸暂停综合征的分类主要有三种：阻塞性睡眠呼吸暂停、中枢性睡眠呼吸暂停和混合性睡眠呼吸暂停。①阻塞性睡眠呼吸暂停：最为常见，它是由上呼吸道阻塞引起的。当咽喉部的肌肉在睡眠中放松时，呼吸道会变得更窄，甚至可能完全关闭，导致呼吸暂停。这种呼吸暂停通常会持续几秒钟到1分钟，然后会自动恢复，但可能会在整晚反复发生。②中枢性睡眠呼吸暂停：这是由脑部未能正确地向呼吸肌肉发送信号引起的。患有某些神经系统疾病的人可能会出现这种情况。与阻塞性睡眠呼吸暂停不同，中枢性睡眠呼吸暂停时，呼吸道并未阻塞，但呼吸仍然会停止。③混合性睡眠呼吸暂停：这是阻塞性睡眠呼吸暂停和中枢性睡眠呼吸暂停的混合体，患者可能会同时表现出上述两种类型的呼吸暂停。

2. 病因

（1）性别因素：男性发病率明显高于女性，统计数据表明男女发病率的比例大概为2∶1。

（2）年龄因素：睡眠呼吸暂停综合征多出现35岁以上男性，发病率随年龄而增加，女性绝经前发病率低于男性，年龄在60岁以上的中老年人群中发病率接近20％～30％。

（3）长期吸烟、饮酒、服用镇静、催眠或者肌肉松弛药物等睡眠呼吸暂停综合征的发病率也会明显增加。

（4）口腔颌面解剖结构畸形：比如鼻中隔偏曲、鼻甲肥大、变应性鼻炎、鼻腔阻塞、声带息肉、扁桃体肥大、腺样体肥大等，这些患者都容易出现睡眠呼吸暂停综合征。

（5）内分泌紊乱：部分内分泌系统疾病如甲状腺功能减退症、肢端肥大症等常合并睡眠呼吸暂停综合征。

（6）体重因素：发病多有家庭聚集性和遗传倾向，多数病人存在超重。

3. 临床表现

（1）打鼾：因气道有部分狭窄和阻塞，而出现的打鼾，是睡眠呼吸暂停综合征典型的症状。典型者表现为鼾声响亮且不规律，伴间歇性呼吸停顿，往往是鼾声、气流停止、喘息、鼾声交替出现，夜间或晨起口干是自我发现夜间打鼾的可靠征象。

（2）嗜睡感：长期反复的睡眠呼吸暂停，即使睡眠时间再长，也等同于没有休息好。睡眠不足会明显影响第二天的精神状态，身体感到困倦，影响生活，导致工作效率低下。

（3）憋醒：会在夜间睡眠期间出现憋气的情况，或者突然间坐起、伴心悸、胸部不适感甚至窒息感等，该病症加重后伴有大汗淋漓，有时伴有胸痛、胸闷等心绞痛表现。

（4）头痛：醒后头痛、头晕，早上起床颅内血压高等。

（5）精神不佳：注意力不集中，反应迟钝，记忆力下降，情绪暴躁，影响工作

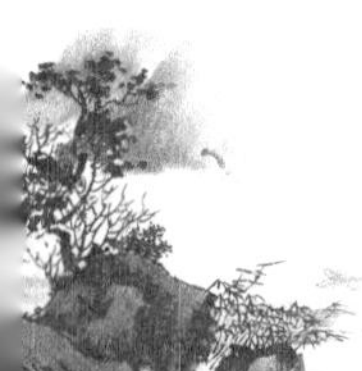

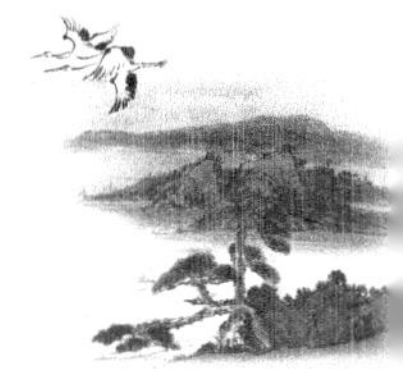

与生活。

(6) 夜尿增多：个别可能会出现遗尿，以老年人合并重症呼吸暂停者表现突出。

(7) 影响性欲：部分人可能出现性欲低下、性功能障碍，甚至阳痿。

(8) 高血压：呼吸暂停反复发作，夜间低氧和高碳酸血症，可导致高血压。

(9) 睡眠时多动不安：病人夜间睡眠多动与不宁，频繁翻身，肢体舞动甚至因窒息而挣扎。

(10) 睡眠行为异常：表现为磨牙、惊恐、痴语、幻听和做噩梦等。

4. 诊断

(1) 病史：口腔鼻咽部疾病：如鼻息肉、慢性鼻炎或鼻窦炎、扁桃体肥大、舌体肥大、颌骨发育不良、咽侧壁肌肉及软腭肌肉肌张力异常。睡眠低氧血症等病史。有肥胖、绝经期、长期吸烟饮酒等高危因素。阻塞性睡眠呼吸暂停低通气综合征家族史。

(2) 夜间多导睡眠图（PSG）监测：是本病最重要、最可靠的检测手段。通过多导生理记录仪进行夜间睡眠呼吸监测，监测指标包括脑电图、眼电图、下颌肌电图，口、鼻呼吸气流和胸腹呼吸运动，血氧饱和度，心电图，体位，鼾声，胫前肌肌电图等。

(3) 必要时加测血压、二氧化碳分压等指标：通过监测测量睡眠中发生呼吸暂停与低通气的次数，以及用睡眠呼吸暂停低通气指数（AHI）评估病情严重程度，还有助于鉴别诊断。标准完整的夜间睡眠呼吸监测应不少于 7 小时的记录时间。呼吸暂停和（或）低通气反复发作 30 次以上，或者 AHI≥5 次/小时，且以阻塞为主，可确诊阻塞性睡眠呼吸暂停综合征。美国睡眠学会界定的诊断标准是：AHI≥15 次/小时，伴或不伴临床症状；或 AHI≥5 次/小时，伴有临床症状可确诊为睡眠呼吸暂停综合征。

(4) 嗜睡程度评价：主要采用 Epworth 嗜睡量表（ESS）和斯坦福嗜睡量表（SSS），目前临床上 ESS 更常用，可评价患者白天的嗜睡程度。

(5) 其他检查：还需要根据病史、临床表现等，选择血常规、动脉血气分析、甲状腺功能检查、肺功能检查、上气道影像学检查、鼻咽内窥镜检查，有助于明确病因。

5. 治疗

(1) 西医治疗

1) 一般治疗：①减肥：科学运动锻炼、健康合理饮食减轻体重。②调整睡姿：选择侧卧位姿势进行睡眠。为防止入睡后姿势改变，可在患者腰背部固定一适当大小的硬球或者枕头，避免患者变为仰卧位睡眠。不能侧睡者，可适当抬高床头。③其他：戒烟戒酒。避免过度使用安眠药，非必要不使用肌肉松弛类药物。必须用药时，应该告知医师自己的病史，并遵医嘱用药。保持鼻腔清洁，避免鼻腔被分泌物堵塞。

2) 药物治疗：目前尚无疗效确切的药物。如患者有明确的病因，如甲状腺功能减退症，应针对病因治疗。临床上试用的药物有呼吸兴奋剂（如甲羟孕酮、乙酰唑

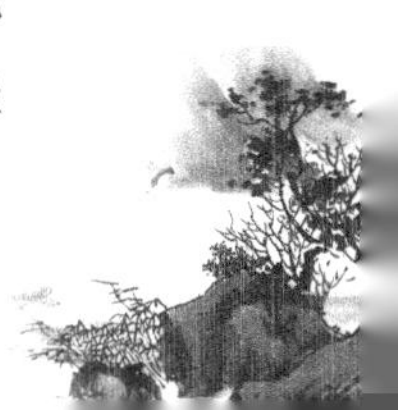

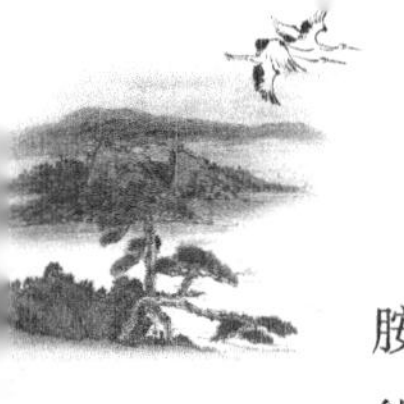

胺等)、改变睡眠结构的药物(如普罗替林、氯西咪嗪等)。需要注意,长期服药可能会出现不良反应。

3)无创气道正压通气治疗:常用通气模式有持续气道正压通气(CPAP)和双水平气道正压通气(BPAP)。经鼻持续气道正压(CPAP)通气是目前临床最常用的治疗方法,能显著改善症状。①适应证:是治疗中、重度阻塞性睡眠呼吸暂停低通气综合征的首选方法。也可用于不适合手术和经手术、减肥等治疗效果不佳的患者;阻塞性睡眠呼吸暂停综合征患者围手术期治疗;合并慢性阻塞性肺病的患者。②不良反应:口鼻黏膜干燥、憋气、局部压迫、结膜炎和皮肤过敏等。③禁忌证:昏迷、肺大疱、咯血、气胸和血压不稳定者。双水平气道正压(BiPAP)治疗是在吸气和呼气阶段分别输出不同压力的气体,自然吸气时送气压力较高,自然呼气时送气压力较低。既保证气道开放,又更符合呼吸生理过程,利于CO_2排出。适应证:CO_2潴留明显及经鼻持续气道正压通气压力需求较高的患者;不耐受经鼻持续气道正压通气者;阻塞性睡眠呼吸暂停低通气综合征睡眠呼吸暂停低通气综合征伴慢阻肺、CO_2潴留者。

4)口腔矫治器治疗:目的是减轻阻塞程度,改善血氧饱和度并提高睡眠质量。下颌前移器是目前临床应用较多的一种,使用简单且费用低。①适应证:轻、中度阻塞性睡眠呼吸暂停低通气综合征、单纯性鼾症;不能耐受CPAP、不能手术或手术效果不佳者;作为经鼻持续气道正压通气治疗的补充或替代治疗措施。②禁忌证:重度颞颌关节炎或功能障碍,严重牙周病,严重牙齿缺失者。③风险因素:长期佩戴或者过度前移,有引起牙齿和颞颌关节损害的危险。

5)手术治疗:适用于存在上气道解剖结构异常,且手术预期效果良好者。手术不作为初始治疗手段。手术方式:手术方式众多,具体方式需要医师根据不同患者的具体情况进行判断。下面介绍两种比较常用的方式。①悬雍垂软腭咽成形术(UPPP):是临床上目前常用的治疗方法,经口摘除扁桃体,切除部分扁桃体的前后弓、部分软腭和悬雍垂。适用于上气道口咽型塌陷、咽腔黏膜肥厚致咽腔狭小、悬雍垂肥大、无心功能障碍和其他器质性疾病的患者。②气管切开造口术:对严重的睡眠呼吸暂停低通气综合征伴严重低氧血症,实行气管切开保留导管术,是解除窒息最有效的救命措施。

(2)中医治疗

1)辨证论治:①化痰祛瘀开窍方。药物组成:橘红10g,生半夏10g,茯苓15g,杏仁10g,白芥子6g,白术15g,石菖蒲10g,郁金15g,川芎10g,丹参20g。功效:祛湿化痰,化瘀开窍。适应证:证属脾虚湿困,痰瘀阻窍证者。用法用量:每日1剂,水煎服。②酸枣仁汤加味方。药物组成:酸枣仁20g,川芎10g,茯苓15g,知母10g,甘草10g,陈皮10g,半夏10g。功效:补血调肝,养心交神,清热除烦,健脾祛痰。适应证:证属肝血不足,虚热内扰证者。用法用量:上药冷水浸泡60分钟,浸透后分两次煎,每次煎沸后文火煎20分钟两煎混匀,约500毫升,

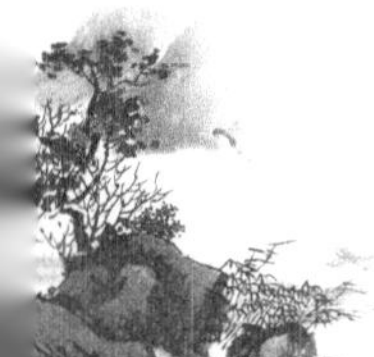

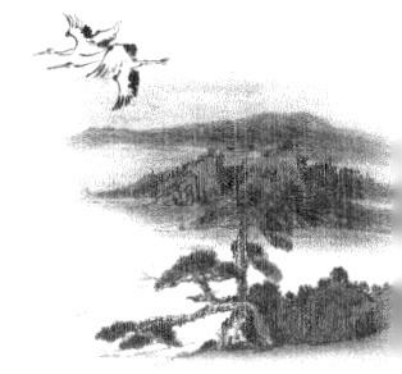

每日1剂，分3次服。配合服用生脉胶囊两粒，每日3次。1个月为1个疗程。

2）穴位针灸疗法：众所周知，人体耳穴与人体脏腑、经络、组织、器官、四肢、百骸是相通的，也是精气输注的重要部位。通过对耳穴的良性刺激，可以很好地增加咽部肌肉张力，改善低通气状态，提高睡眠质量。需要大家注意的是在针灸耳穴时，以耳穴部位出现有酸、疼、胀、热感为宜。

3）膳食疗法：民以食为天，科学合理的膳食结构有助于病症的改善，所以还应该注意自己的日常膳食结构。在平时的生活中，以清淡的饮食为主，可以适当地补充一些富含维生素、蛋白质和矿物质的食物，避免吃一些油腻、辛辣、刺激性的食物。

三、特殊类型高血压的中西医结合治疗管理

（一）H型高血压

1. 概述　人血浆中同型半胱氨酸（homocysteine，Hcy）水平的异常增加也与心血管和脑血管疾病的发展和进展有关。Hcy对于血管有毒性作用，已作为一种新的危险因素成为学术界研究的热点。高同型半胱氨酸血症（HHcy）已被证实为心脑血管疾病的独立危险因素，而高血压合并HHcy理论上更应该是发生心血管意外和脑卒中风险的危险因素，因此积极控制高血压和HHcy应该有利于改善心脑血管疾病的预后，降低死亡风险。为凸显Hcy的普遍性及危害性，中国学者率先提出了“H型高血压”的概念。

2. 流行病学　近来随着经济水平的提高，我国H型高血压患者人数不断增多，国内约75%的高血压患者为H型高血压。在中国北方地区、城市及内陆城市的Hcy发生率分别高于南方地区、农村及沿海城市，与遗传背景、生活环境、饮食结构及生活方式等因素密不可分。此外，男性高于女性，原因可能是男性肌肉较多，产生的含硫氨基酸多，Hcy代谢障碍较女性更为明显，且女性血清雌激素水平高于男性，可促进Hcy代谢；而老年H型高血压患者比重较大，可能与老年人普遍存在肾功能减退、维生素B及叶酸血浆浓度低等相关。

3. 病因

（1）饮食不当：长期不注意饮食健康，大量进食油脂含量偏高的食物，比如红烧肉、炸鱼等。可能会使体内的叶酸含量有所减少，在一定程度上也有可能会诱发高同型半胱氨酸血症等疾病。建议患者改变饮食结构，尽量吃清淡的食物，比如小米粥、杂粮粥、全麦馒头等。

（2）遗传因素：如果父母双方都存在高同型半胱氨酸血症，此时遗传给下一代的概率比较大，也有可能会诱发上述疾病。建议患者多吃富含叶酸的食物，比如水

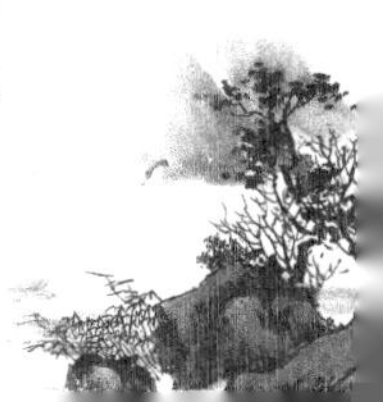

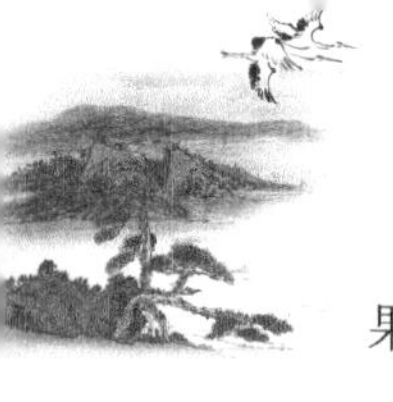

果、绿色蔬菜、动物肝脏等。

（3）疾病因素：如果患者存在肾功能不全等疾病，但是未在医师的指导下进行针对性治疗，也有可能会引起高同型半胱氨酸血症。建议患者及时去医院，通过血液透析等方式进行改善。

4. 危险因素

（1）H型高血压与心血管疾病：H型高血压患者的心血管风险事件发生率显著高于原发性高血压患者和其他正常人。高血压和HHcy是心血管疾病的危险因素，两者之间存在协同作用所引起的危害性较单一因素更大。根据美国学者的研究，Hcy能够对高血压患者的血管内皮细胞产生更大的毒性作用，甚至引起血管内皮功能障碍，血小板在管壁上黏附，并最终导致动脉粥样硬化斑块的形成。因此，Hcy作为一种多功能损伤因素可致动脉粥样硬化的发生及发展，进一步导致冠脉狭窄，甚至堵塞。越来越多的临床研究表明，Hcy作为冠心病独立危险因素，与冠心病的冠脉硬化程度及并发症的发生呈正相关，可应用于评估冠心病的治疗效果及预后。

（2）H型高血压与脑血管疾病：每年脑卒中新发病例达150 000，是全球人口死亡、致残的首要因素。H型高血压是与脑卒中的发生密切相关，是脑卒中的独立危险因素之一。Hcy能极大地刺激动脉平滑肌细胞的生长，破坏血管平滑肌的正常功能，使组织趋于纤维化和硬化、加速动脉粥样硬化斑块的形成，最终导致心脑血管疾病。研究表明，在高血压和HHcy同时发生的情况下卒中发病风险能显著增高，但增高程度与性别有关，男性卒中发病率可增加约11倍，女性卒中发病率增加约16.3倍。

（3）H型高血压与认知功能损坏：H型高血压可加重血管性认知功能障碍的程度，HHcy可增强β淀粉样蛋白的神经毒性，诱导Tau蛋白磷酸化，对神经元有直接毒性作用。同时，HHcy可通过抑制S腺苷高半胱氨酸的分解从而降低细胞内腺苷浓度，促进动脉粥样硬化的发生。而长期高血压促使脑动脉粥样硬化、脑血流量减少、脑梗死及白质损害等，均可导致认知功能损害。H型高血压患者同时存在HHcy及高血压，两者共同作用，加大了其对认知功能的损害。

（4）H型高血压与肾脏疾病：Hcy在血液中氧化生成大量自由基，可以增加肾小球通透性，产生微蛋白尿。HHcy与高血压均可产生氧化应激、炎症反应等作用，两者具有协同作用。研究发现，H型高血压患者尿液中微量蛋白质含量明显高于非H型高血压患者。并且尿液中微量蛋白质的含量与Hcy增加程度显著相关，即随着Hcy含量的增加，尿微量蛋白也增多。

此外，研究显示，体内HHcy通过干扰蛋白质二硫键形成、干扰钙离子的稳态及产生活性氧自由基等方式介导细胞内质网产生氧化应激，进而使丝氨酸/苏氨酸特异性蛋白激酶活性减弱，进一步促使胰岛素抵抗形成，因此HHcy及高血压在胰岛素抵抗的发生发展中也具有协同作用。

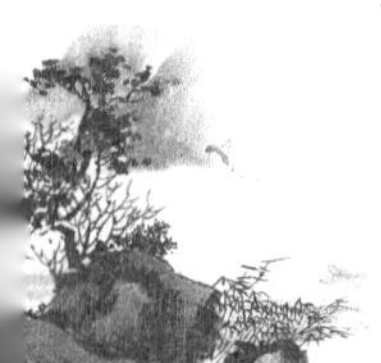

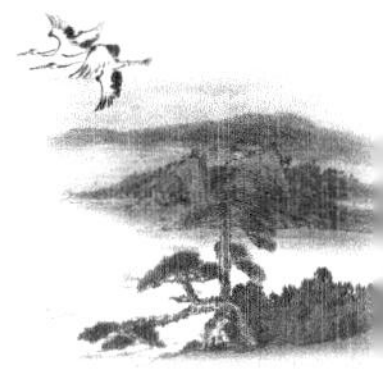

5. 临床表现

(1) 脑血管系统：高血压可并发脑血管意外，俗称脑卒中，包括脑梗死和脑出血两大类。H 型高血压出现脑卒中的风险高于其他高血压患者。当出现这种严重并发症时，患者可出现失明、失语、吞咽困难、肢体活动不便等，严重者会出现偏瘫、昏迷，甚至死亡。

(2) 心血管系统：高血压病可以影响心脏结构及功能，早期可无明显症状，长时间可出现心悸，晚期心功能不全可出现尿少、水肿。

(3) 肾脏系统：高血压长期控制不佳可影响肾脏功能，出现蛋白尿、多尿、夜尿，最终因为肾脏不能清除体内毒素，出现尿毒症表现。

(4) 其他：可因急性大动脉夹层出现剧烈的胸痛或腹痛。

6. 诊断

(1) 高血压的诊断标准是参照目前国内外指南，如不同时间点，三次诊室测量血压超过 140/90mmHg，可以确诊为高血压。确诊高血压需要排除继发性高血压的可能，如肾脏疾病、内分泌系统疾病、肾上腺疾病，以及药物引起的高血压。排除继发性高血压又符合高血压的标准，可以诊断为原发性高血压。

(2) H 型高血压的另外一个标准是高同型半胱氨酸血症的标准，同型半胱氨酸检测标准是 10μmol/L，但是不同医院同型半胱氨酸正常值范围有所不同。H 型高血压是以 10μmol/L 作为诊断标准，高血压患者一旦超过上述标准，脑卒中发病风险明显增加。

因此，H 型高血压既要满足高血压标准，也满足同型半胱氨酸的标准。

7. 治疗

(1) 西医治疗

1) 一般治疗：除了普通高血压患者的一般生活方式干预外，建议 H 型高血压的患者尽可能多地摄取绿叶蔬菜、豆类、谷类和动物肝脏等富含叶酸的食物。

2) 药物治疗：H 型高血压的治疗目标不单单是降血压，更是要降低心脑血管事件发生的概率。H 型高血压患者的治疗，在关注降血压的同时，又要关注机体 Hcy 水平。应采取双管齐下的方法，即结合基于降血压基础上的叶酸补充。有研究表明，在降低血压的过程中，补充叶酸，可使 Hcy 水平降低 20%以上，卒中风险降低 25%。中国脑卒中一级预防研究结果显示，以固定复方制剂依那普利叶酸片（10mg 依那普利联合 0.8mg 叶酸）为基础的降血压治疗方案，可在降血压的同时显著提高血中叶酸浓度，使首发脑卒中风险降低 21%。由此可见，无论是单独补充叶酸还是使用含有叶酸的降压复方制剂对于降低心脑血管危险事件的发生率都有重要的临床意义。如果血压达不到标准，可以联合使用其他类型的抗高血压药物，直到血压达到标准。

此外，一些中药成分提取物（如大蒜素、葛根素等）可以降低血 Hcy 水平，可能对 H 型高血压预后有一定改善作用。Hcy 的发生与遗传基因密不可分，尤其是

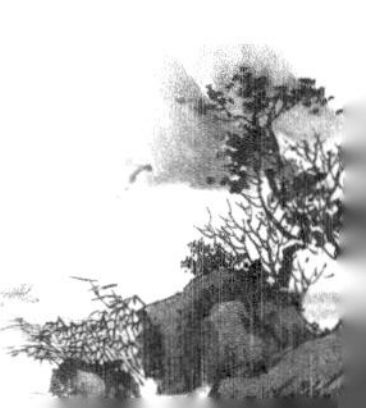

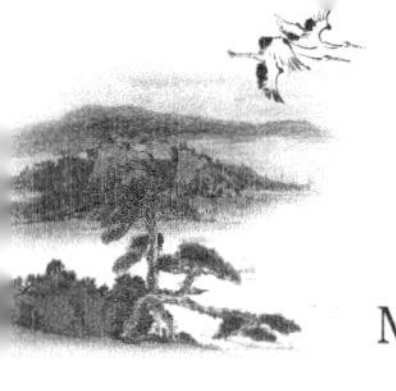

MTHFR基因多态性是造成Hcy代谢异常的重要原因。因此，未来采取一定方法针对代谢酶的调控进行基因靶向治疗可能会成为治疗H型高血压的新手段。我国学者在H型高血压的发生发展机制、与各种疾病相关性及治疗等方面的研究已取得较大进展，为临床上更精准地治疗H型高血压提供了更广泛的思路。目前H型高血压发生机制仍未完全明确，且高Hcy作用于不同器官受体存在致病差异的机制也有待进一步研究。在我国，指南已推荐使用依那普利叶酸片治疗H型高血压，但对于H型高血压的具体控制情况及对心脑血管疾病的远期临床效果还有待于进一步大规模、多中心循证医学研究来验证，为确定新的治疗靶向提供更多理论基础。

（2）中医治疗

1）辨证论治

A. 肝肾阴虚，水不涵木。症状：头昏，耳鸣，视物模糊，腰膝酸软，舌质红或绛，苔少，脉细或细弦。本证可见于高血压病Ⅰ～Ⅱ期，眼底动脉硬化Ⅰ～Ⅱ级。治法：滋养肝肾，平肝清火。方剂：滋肾平肝汤。药物：枸杞子20g，龙眼肉15g，山萸肉20g，生地20g，沙苑子12g，桑葚15g，知母15g，黄柏12g，菊花12g，熟地12g，丹皮12g，制首乌12g，黑芝麻20g，葛根20g，女贞子12g，珍珠母30g，牡蛎30g，甘草6g，水煎服。补肾丸、天麻丸口服。

B. 肝郁化火，火邪上炎。症状：头痛头胀，面红目赤，口苦咽干，急躁易怒，胸中烦热，小便短赤，大便秘结，舌质红，苔黄，脉弦数有力。本证可见于高血压病Ⅰ～Ⅱ期，亦可见于高血压病危象和急进型高血压。治法：清肝泻火，养阴通利。方剂：清肝泻火汤。药物：龙胆草12g，郁金12g，茵陈20g，连翘20g，丹参20g，元参12g，山栀子12g，黄芩12g，菊花12g，生地30g，白芍15g，黑芝麻20g，泽泻12g，车前子12g，生大黄6g，柴胡12g，枳实12g，甘草6g，水煎服。龙胆丸、胆宁丸口服。

C. 阴虚肝旺，内风时动. 症状：头目时常眩晕，目胀耳鸣，心中烦热，情绪激动，舌质红，苔薄白，脉弦长有力。本证可见于高血压病Ⅱ期，眼底动脉硬化Ⅱ级。治法：滋阴潜阳，镇肝熄风。方剂：滋阴潜阳汤。药物：天麻12g，菊花12g，桑叶12g，连翘30g，夏枯草30g，生地20g，元参15g，麦冬12g，怀牛膝12g，龟甲12g，白芍30g，牡蛎30g，石决明30g，黄芩12g，珍珠母30g，钩藤30g，柏子仁12g，甘草6g，水煎服。夏枯草丸、通脉丸口服。

D. 痰湿郁阻，肝风内动。症状：眩晕头重且痛，胸闷泛恶，心悸，痰多，舌质淡红，苔白腻，或黄腻，脉弦或滑。本证可见于高血压病Ⅱ期，眼底动脉硬化Ⅱ级，血脂偏高。治法：健脾除湿，化痰熄风。方剂：化痰除湿汤。药物：陈皮12g，半夏12g，瓜蒌20g，川贝12g，前胡12g，枇杷叶12g，白术12g，天麻12g，茯苓15g，泽泻12g，钩藤20g，猪苓12g，泽兰12g，山楂20g，鸡内金12g，黄芩12g，竹茹12g，决明子20g，甘草6g，水煎服。

E. 瘀血阻滞，脉络失和。症状：眩晕，头痛，麻木，胸闷或痛，舌质紫或有

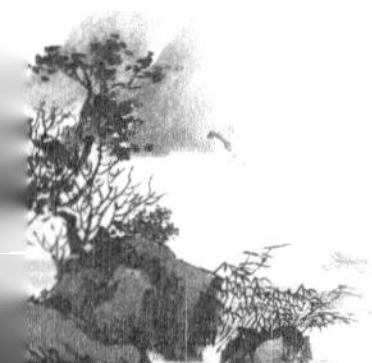

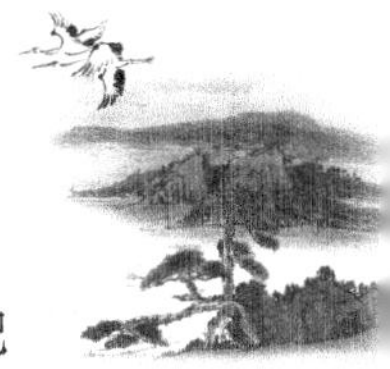

瘀斑，苔薄白，脉细，或涩，或细结。本证可见于高血压病Ⅱ～Ⅲ期，或左心室肥厚，有靶器官损害表现。治法：活血化瘀，清肝和络。方剂：活血通窍汤。药物：赤芍12g，当归15g，泽兰12g，甘松12g，川芎12g，桃仁12g，红花12g，丹参30g，葛根20g，地龙20g，豨莶草20g，女贞子15g，生地20g，山栀子12g，僵蚕12g，全蝎12g，土元10g，鸡血藤20g，甘草6g，水煎服。

2）其他疗法：H型高血压患者可以对相关穴位进行针灸、推拿、理疗等，从而疏通经络，帮助缓解头痛、胸痛、心悸等症状，常见的穴位有百会穴、足三里穴、曲池穴等。

（二）白大衣高血压

1. 概述　白大衣高血压（white coat hypertension，WCH）是一种特殊类型的高血压，主要表现为患者在诊室所测血压升高，诊室外所测血压正常，又称为孤立性诊室高血压。与之相反的另一种高血压表现为诊室血压正常而诊室外血压升高，被称为隐蔽性高血压。而诊室内外血压均升高称为真性高血压或持续性高血压。目前，国内外对WCH的研究主要针对其与心血管疾病风险增加的相关性，在WCH的定义、诊断、发生机制、发病率及对靶器官损害方面尚未形成规范统一的意见。

2. 病因

（1）神经调节异常：多见于肾上腺皮质功能亢进者，或畏惧医师和生病、伴有自主神经功能紊乱的人群。当医务人员为他们测血压时，其交感神经立即兴奋，肾素-血管紧张素-醛固酮系统、垂体一肾上腺皮质系统亢进，导致血压升高。此后这类人群一到诊室，则会形成条件反射，测量血压时就会升高。

（2）心理异常：如果存在不同程度的心理疾病，该类患者对医院环境和医务人员应激和警觉反应，会出现过度紧张、精神压力增加，导致血压升高。该类患者更易压抑自我情感，对周围环境适应障碍，对心理应激格外敏感，少数人平日易激惹，情绪不易控制。

（3）代谢异常：对于白大衣高血压患者随访中可见，与血压正常者相比，存在胰岛素敏感性降低，空腹葡萄糖升高，血低密度脂蛋白胆固醇、甘油三酯水平升高，高密度脂蛋白胆固醇降低，则说明可能与机体代谢异常具有相关性。

（4）其他因素：女性较男性更容易发生白大衣高血压，还有饮酒、缺乏运动、饮食不合理以及具有相关遗传因素的人群发生白大衣高血压的概率增加。

3. 临床表现

（1）头晕、头痛、疲劳：白大衣高血压的患者在精神紧张、情绪过于激动时，可能导致血液循环加快，使脑部灌注量增加，进而出现头晕、头痛、疲劳等症状。

（2）心悸：白大衣高血压的患者在精神紧张或者过于劳累时，会导致交感神经兴奋性增加，引起心肌收缩力增加，进而出现心悸的症状。

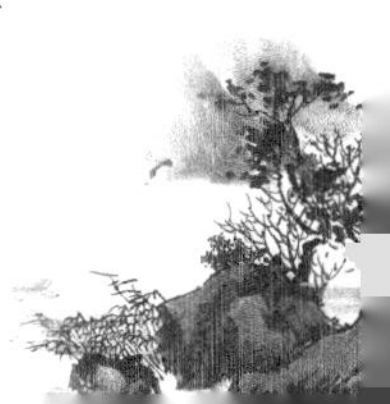

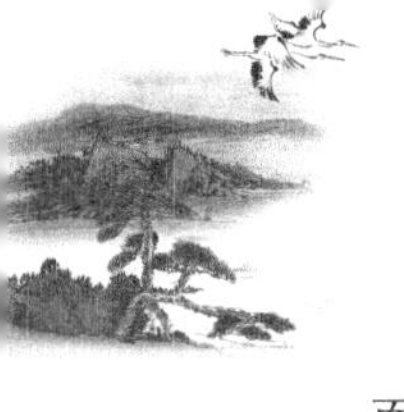

(3) 鼻塞：白大衣高血压的患者可能因炎症因子刺激血管，使其发生痉挛，进而出现鼻塞的症状。

(4) 打喷嚏：白大衣高血压的患者在遇到某些应激事件时，导致自主神经紊乱，使其交感神经兴奋，进而出现打喷嚏的症状。

(5) 焦虑：白大衣高血压的患者由于精神紧张和过度焦虑，可能使自主神经系统功能发生紊乱，进而使患者出现焦虑的症状。

4. 诊断　在未服药状态下，医师诊室测量时血压升高，而 24 小时动态血压监测时血压正常即可诊断。中国的参考诊断标准为：WCH 患者诊室收缩压＞140mmHg 和（或）舒张压＞90mmHg，并且白昼动态血压收缩压＜135mmHg 舒张压＜85mmHg。

5. 治疗

(1) 西医治疗：目前关于是否需要采用药物治疗 WCH 仍存在争议，且尚无研究明确表明药物治疗可降低 WCH 的心血管风险或减少终点事件的发生，甚至有些研究倾向于不予以药物治疗或仅给予生活方式干预。可见，WCH 是否启动药物治疗需要医师把握一个“度”进行个体化治疗，根据患者是否合并心血管危险因素 0 来决定是否需要进行药物干预。

由于 WCH 本身是心血管风险的生物标志物，与正常血压人群相比，WCH 患者的 LVMI、糖代谢异常及将来发生持续性高血压的风险均增加，故建议医师在治疗 WCH 患者时首先要重点关注 WCH 患者的整体心血管风险。对 WCH 患者进行评估、监测与教育，评估的内容主要包括以下几个方面：评估患者是否有靶器官轻微损害。评估患者的心血管风险，包括口服糖耐量试验。对患者进行宣教，告知哪些因素会增加心血管疾病和糖尿病的风险，尤其要强调维持体重指数（BMI）或减轻 BMI。告知患者限盐膳食、监测 BMI。监测 ABPM 或 HBPM，避免发展为持续性高血压。监测血糖，特别是 BMI 超标的 WCH 患者要注意。

无危险因素的 WCH 仅需生活方式干预，适当的生活方式改变是预防与治疗高血压的基石，改变生活方式可达到与单药一致的疗效。已被证实能有效降压的生活方式措施包括：限盐，适量饮酒，低脂膳食，多食蔬菜、水果，控制或减轻 BMI，适当的体育锻炼。

对于合并代谢紊乱危险因素或合并无症状性靶器官损害的患者，则需考虑在改变生活方式治疗的基础上联合药物治疗。合并高危因素的 WCH 患者，无论是单一 HBPM 升高或是单一 ABPM 升高，均需联合生活方式改变与药物治疗。

总体上讲，对于 WCH 的认识及治疗国内外尚无明确一致定论，对 WCH 的研究还需进一步深入。新的心血管危险因子，如循环中的细胞炎症介质（肿瘤坏死因子 c、白细胞介素）及小分子 RNAs（microRNAs，miRNAs）尚未在 WCH 患者中进行检测，以及 WCH 中的 miRNAs 检测方面，这些都是将来可能值得研究的方向。

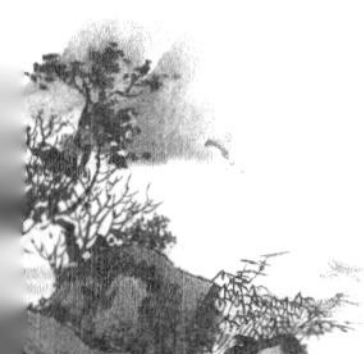

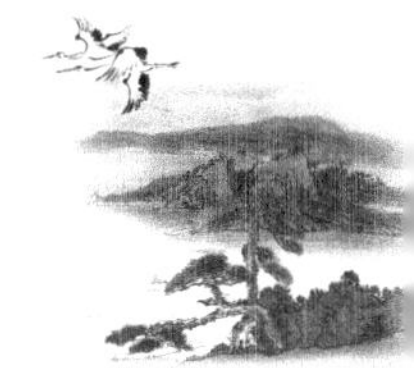

（2）中医治疗

1）气功治疗：以坐姿或站姿。坐姿是坐在椅子上，双腿分开自然踏地，双手放在大腿上，手掌向下，全身放松，心情愉快安静，消除杂念，守住丹田，嘴唇轻闭，眼睛微闭，调整鼻息。站姿是身体自然站立，脚与肩平，膝盖微微弯曲，双手抱球放在身前，全身放松，守住丹田，调整呼吸。10～30分钟，每日1～2次。

2）民间土单验方：①擦：就是擦额头。方法是用双手的食指或中指擦拭。②拭：用手掌摩擦头部左右两侧。摩擦时用力不宜过大，最好自觉舒适。③梳：手指微微弯曲，手指像虎爪，从前额根开始，一英寸到头顶，然后一英寸推到脑后，同时推梳子，当然，左右手交替梳子5～10分钟。在此基础上，然后进行“滚”“揉”“按”3种方法：滚即滚动腰部和背部。方法是先握住左右手的拳头，拳眼靠近相应的腰部和背部，上下滚动，范围可以尽可能大，按摩3～5分钟即可。揉即揉捏腹部。方法是双手重叠，试着用一只靠近腹部的手按压下腹部，轻轻揉捏。揉捏时，顺时针旋转3～5分钟。揉捏腹部后，血压通常会大大降低。按即按摩穴位。常用的穴位有肩井穴（肩、直乳、大椎与肩峰端连接的中点）、内关穴（前臂掌侧、腕横纹2寸）、合谷穴（手背、1、2掌骨间）。

3）针灸治疗：常用穴位选取大椎、肩井、肺俞、梁门、太阳、风池、涌泉、太溪、太冲、足三里、曲池、中院、丰隆、百会、气海等穴。

（三）清晨高血压

1. 概述　清晨血压是指清晨醒后1小时内、服降压药前、早餐前的家庭血压测量结果或动态血压记录起床后2小时或清晨起床6～10点间的血压。清晨高血压的认识有狭义和广义之分。狭义的清晨高血压是指血压仅在清晨时段高于正常水平，而其他时段血压水平正常，是隐匿性高血压的一种情况。广义的清晨高血压则是清晨家庭血压测量平均值≥135/85mmHg和/或诊室测量血压平均值≥140/90mmHg，不管其他时段的血压水平是否高于正常。多见于新诊断的高血压患者以及已经接受降压治疗的高血压患者。

2. 病因　导致清晨高血压的确切机制尚不明确，但主要与以下因素有关。

（1）血压管理不善：清晨血压异常升高者，尤其是清晨高血压，绝大多数是因为血压管理不善所致，即所使用的降压药物无法真正控制24小时血压。

（2）高龄：老年人清晨血压升高的幅度更大。

（3）钠盐摄入量：对盐敏感的高血压患者，增加钠盐摄入量可导致清晨血压上升。

（4）吸烟、饮酒、糖尿病、空腹血糖异常、代谢综合征和精神焦虑者，也可见清晨高血压。

3. 检查　清晨血压可使用家庭血压监测、24小时动态血压以及诊室血压测量进

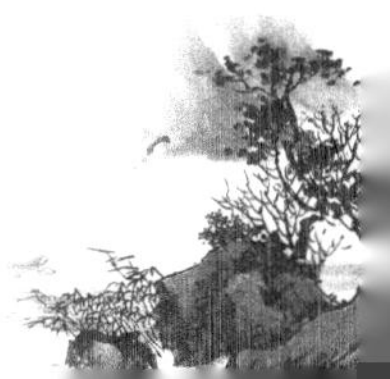

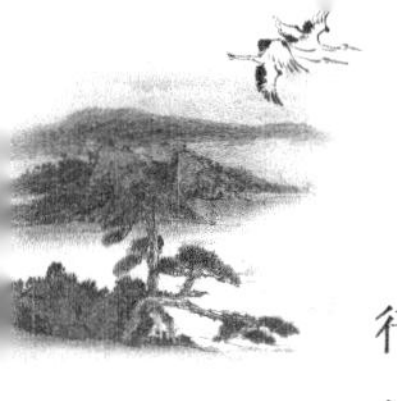

行监测和评估，有机结合 3 种方法，能够更全面地掌握清晨高血压以及 24 小时血压的控制情况。

4. 诊断　清晨至上午的这段时间内如果家庭血压测量平均值≥135/85mmHg 和（或）诊室测量血压平均值≥140/90mmHg，则可诊断为清晨高血压。

新诊断以及已经接受降压治疗的高血压患者，需鉴别高血压与清晨高血压。我国有学者调查发现，在诊室血压已得到控制的高血压患者中，仍有 54.6%的患者清晨血压不达标。因此不论诊室血压是否正常，都应注意清晨高血压的监测。初诊患者还应与继发性高血压鉴别。

5. 治疗

（1）西医治疗：大多数清晨高血压都是由血压管理不善所致，如果选用短期药物进行降压治疗，会出现药物性血压波动过大；若选用长效但实际上疗效不足以覆盖 24 小时的降压药物，也无法控制清晨血压。合理规范地使用降压药物是有效管理清晨高血压的关键。在治疗时应遵循以下原则。

1）使用半衰期 24 小时及以上、真正长效每日 1 次服药能够控制 24 小时的血压药物。

2）使用安全可长期坚持使用并能控制每一个 24 小时血压的药物，提高依从性。

3）对于单纯清晨高血压者，也可调整服药时间。

4）使用对心脑血管事件有显著改善且临床试验证据充分的药物，真正降低长期心脑血管事件风险，改善患者生存质量。针对高血压患者，应注意定期随访和血压监测，尤其是清晨时段的血压测量，对高血压做到早期发现，早期诊断，早期治疗。对已发现为清晨高血压的患者，应指导其坚持服用能有效控制 24 小时血压的长效降压药物，并学会家庭测量清晨血压的正确方法，充分利用社区医院、卫生服务中心，帮助患者及时调整治疗方案，提高治疗依从性，加强清晨血压的管理。

5）健康教育是西医非药物治疗的重要内容，主要分为线下及线上健康教育两方面，目前均已证实对于改善清晨血压具有积极意义。线下健康教育作为高血压患者的常规护理内容亦被证实能够有效改善清晨血压水平。另一方面，如今网络的迅猛发展使血压的实时管理与远程指导成为可能，相比于线下健康教育模式，线上健康教育模式因其及时性与可获得性等优势，在清晨血压的长期管理中能够更有效地提高清晨血压控制率、降低清晨高血压患者心血管风险。

（2）中医治疗：中医理疗长期以来因其副作用小、患者依从性高等特点在慢性非传染性疾病的治疗过程中发挥了重要作用。此前，多项中医理疗方法已被证实能够有效改善患者的诊室血压，近年来，针灸、艾灸、耳穴贴压及穴位耳针疗法等干预方式亦相继被证实能够不同程度地降低总胆固醇、甘油三酯水平，达到行气活血的目的，从而有效改善清晨血压水平。

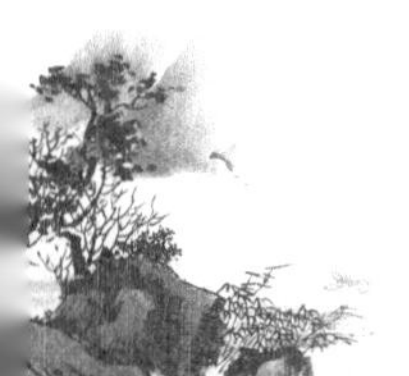

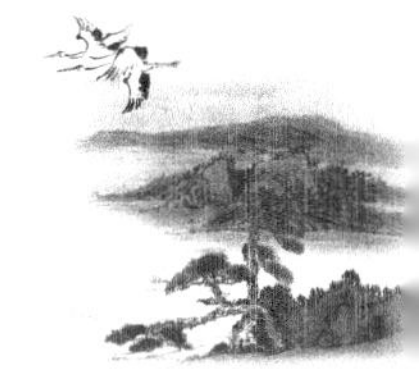

（四）隐匿性高血压

1. 概述　隐匿性高血压是指患者在正常测血压的环境中，如诊室或医师处测得的血压低于140/90mmHg，但在家庭环境中自行测量时，血压高于正常范围。如在家中测量血压是没有把血压高的部分测量出来时就要借助24小时动态血压监测。

2. 病因　隐匿性高血压跟性别和年龄是有关系的。根据现在的研究可以发现，隐匿性高血压的发生率男性是大于女性的。有的研究发现还会随着年龄的增加而增加，或者随着年龄的增加而降低。如果平时有抽烟、喝酒恶习的，也容易引起隐匿性高血压。抽烟会导致白昼动态血压上升。很多研究都证明抽烟会导致血压升高，而且波动会很大。而饮酒是隐匿性高血压的一个独立危险因素，酒精引起的加压反应是引起隐匿性高血压的一个原因。还有研究表明隐匿性高血压跟交感神经兴奋也有关系。另外，隐匿性高血压跟心情的焦虑、身体肥胖、工作压力还有体力活动有关系。

3. 临床表现　隐匿性高血压是具有一定的特点的，首先它的症状没有那么明显，不会像一般的高血压一样出现头晕、心悸等症状。一般会在深夜熟睡的时候出现血压突然升高的情况，而在白天血压会处于正常的情况，比较难以被发现。另外一个特点就是一天当中血压会呈现波动的状态，会时高时低，在检测血压的时候可能是正常的，但是检测完之后就可能出现突然升高的情况。

4. 诊断　为了准确诊断隐匿性高血压，需要分别采用家庭自测标准和诊室测量标准。家庭自测诊断高血压的诊断标准是血压≥135/85mmHg；而在诊室测量时，高血压的标准诊断为血压≥140/90mmHg。当患者在家庭环境中测得的血压达到或超过135/85mmHg，而在诊室环境中测得的血压低于140/90mmHg时，可以诊断为隐匿性高血压。

5. 治疗

（1）西医治疗

1）一般治疗：增强公众的健康意识、定期体检，规范测量血压，鼓励高度怀疑有隐蔽性高血压者做动态血压监测。临床医师应重视将动态血压、自测血压和诊室血压的结合应用，尤其针对已经进行降压治疗的患者。注意改变不良生活习惯（吸烟、饮酒、过度劳累、情绪紧张等），无论从血压控制优劣的判断还是心血管事件发生的预后方面考虑都非常重要。

2）药物治疗：对于隐匿性高血压是否需要药物治疗的，尚无定论。已经有靶器官损害者应按原发性高血压处理原则，立即给予积极合理的个体化降压药物治疗。由于可以导致严重靶器官损害，例如左心室肥厚、动脉粥样硬化和斑块形成、微量蛋白尿等，在目前的临床实践中常常对隐蔽性高血压进行药物治疗甚至强化药物治疗。对于儿童和成年隐匿性高血压患者，抗高血压药物的选择和治疗时机应根据患

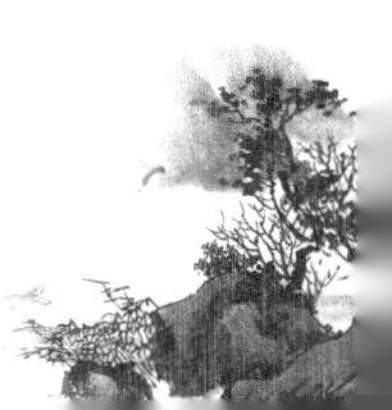

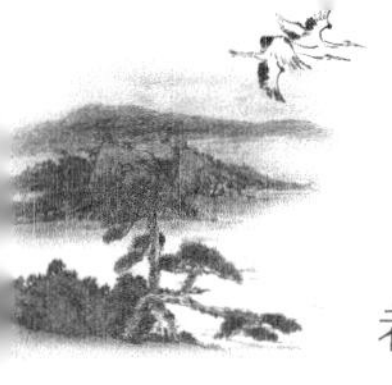

者靶器官损害评估结果。

（2）中医治疗：上海交通大学的一项研究结果显示天麻钩藤颗粒在治疗隐匿性高血压方面起到了积极作用，并且得到了国际医学顶级期刊的认可和接受。可以说这项试验成果对于中国高血压学术界和祖国医学——中医学在国际中的地位具有里程碑式的推进。

（五）儿童高血压

1. 概述　随着儿童高血压患病率的逐年升高，高血压已成为世界各国儿童重要的健康问题之一。儿童高血压，甚至是“临界高血压”即可导致终末器官损害，特别是心血管相关疾病的发病率及病死率的上升。儿童期高血压不仅可造成多种靶器官损害，也与成年期高血压及心血管事件具有一定相关性，使人类健康受到极大威胁。控制高血压患病率不但要早诊断、早治疗，更要重视儿童高血压的早期干预。

2. 流行病学　根据最新文献报道，国内儿童高血压患病率为 9.5%，其中男性为 10.2%，女性为 8.9%。国外一项 meta 分析表明，儿童高血压患病率为 11.2%，其中男性 13%，女性 9.6%，低中等收入国家儿童高血压发病率较高等收入国家高，男性患病率较女性高，而超重及肥胖儿童患病率更高。尽管高血压缺乏统一的诊断标准，且各地区诊疗水平存在差异，但儿童高血压患病率整体呈逐渐增高趋势。

3. 病因　儿童高血压根据病因可分为原发性高血压和继发性高血压，前者无明确的潜在原因，而后者有明确的导致高血压的原因，治疗原发病有可能使血压降至正常。

（1）原发性高血压：发病率随年龄增长而增高，是大龄儿童高血压最常见的病因。

1）遗传因素：儿童高血压有明显的家族倾向，与 12 号和 18 号染色体有关，目前多倾向于多基因遗传的观点。

2）体重指数：肥胖儿童患高血压的危险性是非肥胖儿童的 3 倍，随着儿童体重指数的增加，其患高血压的风险也相应增加。体重指数每增加 1 个单位，收缩压和舒张压各增加 1mmHg。

3）年龄与身高：儿童高血压发病率与年龄和身高呈正相关。

4）胰岛素抵抗：胰岛素抵抗可能通过增加钠潴留、使交感神经系统兴奋、刺激血管平滑肌细胞生长、增加血脂浓度等途径影响血压。且高胰岛素血症、胰岛素抵抗与肥胖的发生显著相关。

5）妊娠因素：流行病学研究显示，血压与出生时体重呈负相关。妊娠时有无高血压及饮食等因素均与儿童的血压密切相关。

6）神经内分泌因素：小儿大脑中枢神经尚处于发育阶段，当不同刺激导致小儿大脑皮质兴奋和抑制失衡时，可导致交感神经兴奋，促使肾上腺髓质分泌过多的肾

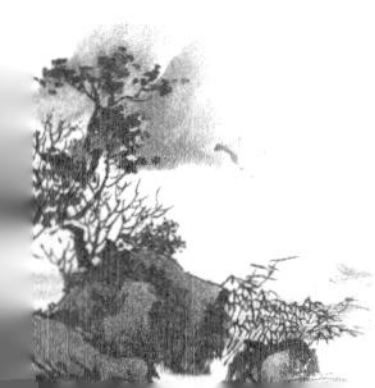

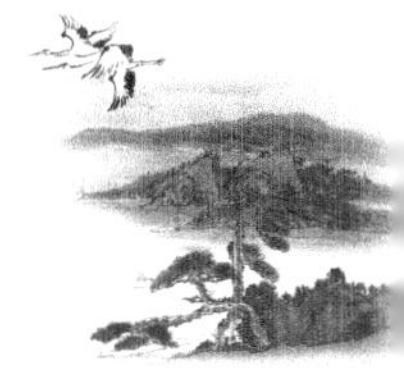

上腺素和去甲肾上腺素，导致血压升高。

（2）继发性高血压：在儿童高血压中，80%为继发性高血压。

1）心血管疾病：患有先天性主动脉狭窄、多发性大动脉炎的患儿，常有严重的高血压，脉压差明显增大的心脏病（主动脉瓣关闭不全、动脉导管未闭等）患儿常有收缩压升高。

2）肾脏疾病：如先天性肾发育不全、先天性泌尿道畸形、肾动脉狭窄、隐匿性肾炎、肾盂肾炎等，多伴血压升高。一般患儿早期症状多较轻微，主要表现为发育迟缓、面色苍白、消瘦等，随着病情发展，可发生严重肾性高血压。此外，急慢性肾小球肾炎也常有高血压症状。

3）内分泌疾病：引起血压增高的内分泌疾病有肾上腺皮质增生、肾肿瘤等。临床上常表现为患儿发育迟缓、面色绯红、汗毛多而又黑又长，尤其前额和背部更为明显。

4）维生素 D 过剩：在儿童生长期，为了预防佝偻病，给孩子补钙时若长期服用维生素 D 制品，如注射维生素 D 或口服鱼肝油等，会促使大量钙沉积于肾和大血管，引起肾钙化和大血管钙化，也会引起高血压。

5）药物和毒物：儿童长期应用肾上腺皮质激素、促肾上腺皮质激素、可卡因等药物，铅、汞等毒物中毒，以及过度输液等均可引起血压升高。

6）其他：神经性脑外伤、脑血管意外、脑积水、脑肿瘤和脑炎、脑膜炎等均可引起短暂性高血压。

4. 临床表现　儿童早期高血压往往无明显的自觉症状，当体检或因其他疾病就诊血压明显升高时，可出现头痛、头晕、乏力、眼花、颜面潮红、恶心、呕吐、后颈部疼痛、后枕部或颞部搏动感等症状。婴幼儿因不会说话，常表现烦躁不安、哭闹、过于兴奋、易怒、夜间尖声哭叫等。有的体重不增，发育停滞。如小儿血压过高，还可发生头痛头晕加剧、心慌气急、视物模糊、惊厥、失语、偏瘫等高血压危象。脑、心、肾等脏器损害严重时，会导致脑卒中、心力衰竭、尿毒症等，甚至危及生命。

继发性高血压儿童除有上述表现外，还伴有原发病症状，如急性肾小球肾炎患儿，在血压升高的同时，有发热、水肿、血尿、少尿、蛋白尿等。嗜铬细胞瘤患儿除血压升高外，还有心悸、心律失常、多汗、手足厥冷等症状。肾动脉狭窄、多囊肾等在婴幼儿期即可引起高血压，患儿常表现为发热、咳喘、水肿、面色苍白、乏力等，最终出现心力衰竭，常被误诊为心脏病。为了早期发现血压升高，应从儿童开始，每周检查 1 次血压，做到早发现、早治疗，并采取保健措施，预防并发症的发生。

5. 靶器官损害　事实上，有很大一部分临界高血压及新近诊断的高血压儿童已存在靶器官的损害。成年人血压每升高 1mmHg，发生卒中及心血管疾病的危险性也会相应增加。而处于正常血压高值的人群较理想血压人群，发生心血管疾病及代

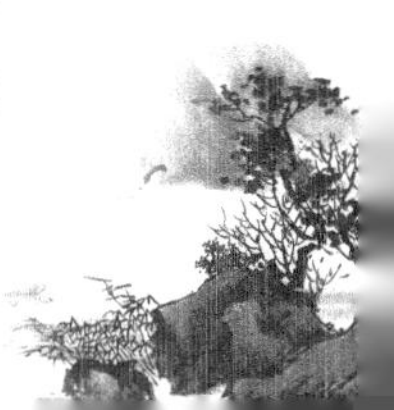

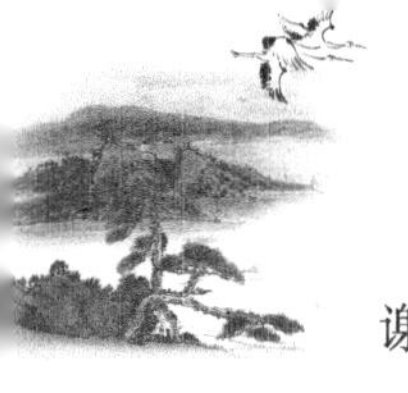

谢问题也会增加。可见高血压致靶器官损害与其增高程度呈正相关。

(1) 对成年后血压的影响：儿童的血压与儿童的发育存在轨迹现象，即某些儿童在成长过程中其血压的百分位数不变。这就表明，高百分位数儿童到成年时可能发展为高血压患者。而伴肥胖、性别因素及高血压家族史则会增加其成年后持续高血压的可能性。故对儿童时期血压增高应引起重视。

(2) 动脉血管壁功能改变：高血压患者血管功能改变包括血管内皮功能及血管平滑肌功能的改变。研究表明，血流介导的血管扩张功能（FMD）及非内皮依赖性血管扩张功能（NT - GMD）的改变可早于颈动脉内膜中层厚度（CI - MT）的增加，而且是动脉粥样硬化中首先出现的标志之一。同时，血管舒张功能的改善，对CIMT及左心室肥厚（LVH）也产生一定治疗作用。另外，通过超声血管回声技术测量压力一应变弹性系数（EP）、顺应性（AC）、硬化参数（β）也是近年来反映高血压早期血管弹性功能的指标。这种血管功能的改变可降低动脉舒张功能、增加动脉硬化程度。动脉硬化程度则可通过脉搏波传导速度（PWV）及动态动脉硬化指数（AASI）进行分析。目前，在临床工作中多应用AASI分析高血压严重程度，而在高血压治疗效果的监测中有待进一步推广与应用。

(3) 靶器官结构损伤：往往发生于动脉血管壁功能改变之后。LVH被认为是高血压相关心血管损害的首要标志之一，而LVH常通过左心室质量指数（LVMi）进行分析，>38.6g/m^2则为LVH，若>51g/m^2则为严重LVH。研究显示，肥胖合并高血压儿童左室壁增厚的发生率高于血压正常儿童。然而，LVMi对于向心性左心室肥厚的诊断具有一定局限性，同时，对调查人群的身高分布也具有一定依赖性。近年来，CIMT的测量在评估心血管系统结构损伤中也得到广泛应用。儿童原发性高血压的早期血管结构改变可表现为CIMT增加。

(4) 肾损害：对于儿童原发性高血压造成肾损害的报道相对较少。肾损害，甚至慢性肾衰竭与肥胖、血脂异常、高血压、糖尿病等多种因素相关。有研究表明，仅轻度的血压增高即可发生肾小球滤过率下降及尿蛋白增加。

(5) 认知能力改变：长期持续高血压将导致认知能力受损，甚至痴呆。大多数血压>90百分位数的儿童在认知能力筛查试验中的表现不如血压正常儿童。也有研究表明，肥胖儿童高血压患儿存在更多的内化行为问题，且长期高血压患儿执行能力评分也较血压控制良好的患儿低。

6. 诊断

(1) 病史：需全面了解患儿的生长发育史，泌尿、心血管、神经系统病史，家族史、药物史及高血压症状。

(2) 体格检查：需检查患儿的生长发育情况，如有无满月脸和甲状腺肿大，心尖冲动范围及强度，有无异常动脉搏动，下肢血压情况等。

(3) 常规检查：血常规检查的目的是排除贫血和铅中毒。尿常规检查内容主要有尿比重、尿糖和尿培养。肾功能检查主要内容有血肌酐、尿素氮及尿酸。其他检

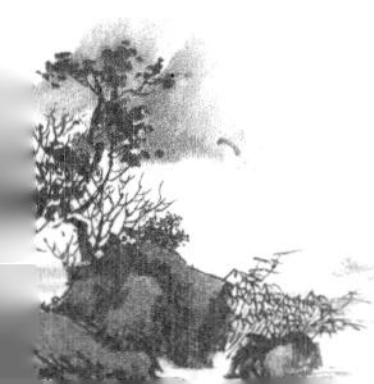

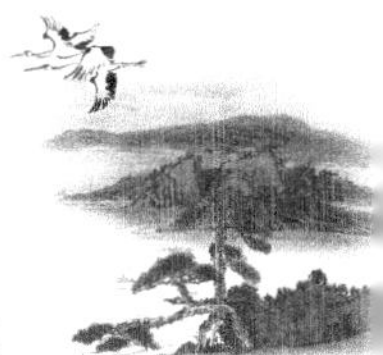

查，如血脂和电解质。怀疑有其他原因引起高血压时进行血和（或）尿儿茶酚胺水平：可鉴定是否为嗜铬细胞瘤。静脉尿路造影或肾图可检查是否有肾动脉狭窄。腹部B超可以发现有无肾畸形。血浆醛固酮水平可以发现原发性醛固酮增多症。超声心动图检查对判定心脏血流动力学的改变很有帮助，由于高血压早期心排血量增加，周围血管阻力正常，该检查还可动态观察心脏病变。

儿童高血压的诊断标准尚未统一，由于年龄、性别、身高的不同，其高血压的诊断标准也会有所不同，但是会有一个大体的范畴。如果是新生儿，其血压＞90/60mmHg，此情况需要考虑血压高。对于3～6岁的儿童，如果血压＞110/70mmHg，则说明血压高。如果是6～12岁的儿童，其血压＞120/80mmHg，提示血压高。

7. 治疗

（1）西医治疗：既往儿童高血压的治疗目标是：无慢性肾疾病（CKD）或糖尿病的患儿收缩压和舒张压应＜P_{95}。但研究发现，血压为P_{90}～P_{95}或130/80mmHg～P_{95}时，患儿已出现靶器官损害，如左心室质量指数（LV-MI）增加，而血压＜P_{90}时靶器官损害率则明显降低。因此，儿童高血压控制的最佳水平应＜P_{90}或120/80mmHg（以较低者为准）。欧洲高血压协会则提出合并CKD的儿童应将血压控制在P_{75}以内，若CKD与蛋白尿均存在，则应使血压＜P_{50}。

1）非药物治疗：是高血压前期和1期高血压儿童的一线治疗方法，大多数原发性高血压经非药物治疗6个月可使血压明显下降。而且即使在药物治疗的同时，非药物治疗也仍然是必要的，因为非药物治疗可起到协同降低血压的作用，从而增强抗高血压药物的降压效果，并可减少药物剂量。

改善食谱：增加新鲜蔬菜、水果、低脂奶制品和高膳食纤维的食物的摄入量，减少糖类、脂肪的摄入量；此外，高盐饮食与高血压密切相关。研究发现，每日摄入1g的钠盐可使收缩压提高0.121mmHg，而肥胖儿童每日摄入1g钠盐可使收缩压升高0.197mmHg，因此高血压儿童应严格限制钠盐的摄入。

增强运动：运动可降低高血压及减少心血管事件的发生。一项meta分析显示，每周进行3次持续时间超过60分钟的中到高等强度的运动可使收缩压降低0.58～0.82mmHg，而只有上述运动每周进行频率达3次以上，才可使舒张压降低。同时，该研究表明，有氧运动较无氧运动更能有效降低血压，因此有氧运动（散步、跑步、骑车、游泳等）应作为首选。通常坚持运动3～6个月即可见到明显成效。

降低体重指数：肥胖可使儿童高血压的风险明显增高，腰围与儿童高血压患病率呈正相关，因此应该通过调整饮食、坚持运动、严格控制儿童体重指数。同时，减少儿童久坐时间，尽量控制在2小时以内。

其他：作为非药物治疗的补充，参加舒缓压力的活动对高血压的改善也起到一定作用。睡眠时间与心脏代谢、肥胖、活动水平等有关。研究显示，睡眠质量差或睡眠时间短可使儿童收缩压平均增加4mmHg，夜间睡眠时间超过9小时的儿童比

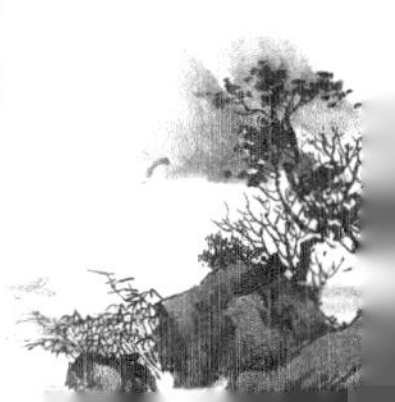

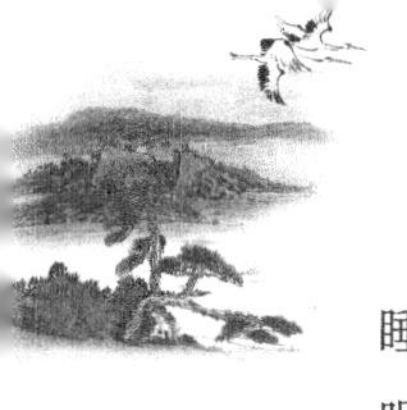

睡眠时间少的儿童不仅活动量更大，而且体形更瘦，因此应尽量保证儿童充足的睡眠时间。

2）药物治疗：对于儿童高血压，非药物治疗无效者则需要药物治疗，尤其是存在靶器官损害（如左心室肥厚、颈动脉内膜增厚、神经认知功能降低、视网膜病变）的高血压患儿。所有抗高血压药物均以单药最低剂量开始，同时监测血压，每4～6周可适当增加药物剂量，直至血压控制达标。若单药已达最大剂量，或出现不能耐受的不良反应，则考虑添加第二种降压药物。常用的一线降血压药物为血管紧张素转换酶抑制药（ACEI）、血管紧张素受体拮抗药（ARB）、长效钙通道阻滞药（CCB）、噻嗪类利尿药。当上述药物单用或者联合用药均无效时可考虑使用α受体拮抗药、β受体拮抗药、保钾利尿药、直接血管扩张药。

ACEI：通过使血管紧张素Ⅱ的生成减少及缓激肽的降解减少，扩张血管、降低血压。该药具有良好的降压效果，对糖尿病及血脂异常也有好处，是治疗与肥胖相关高血压的首选药物。相对于其他抗高血压药物，ACEI在儿科用药中具有最高的安全性。卡托普利是儿科最常用的抗高血压药物，适用于各年龄段的儿童；依那普利适用于1月龄以上儿童；贝那普利、福辛普利、赖诺普利仅适用于6岁以上儿童。该类降压药患者耐受性较好，不良反应轻微，主要表现为低血压、咳嗽、高血钾、低血糖、肾功能损害、致畸及血管神经性水肿等，故不宜用于低血压、严重肾功能不全者。

ARB：在受体水平阻断肾素-血管紧张素系统，具有良好的降压作用，是儿科常用的抗高血压药物之一。坎地沙坦推荐用于1岁以上儿童，厄贝沙坦、氯沙坦、奥美沙坦、缬沙坦均只适用于6岁以上儿童。ARB较ACEI的血管神经性水肿、咳嗽等不良反应明显减少，对血脂及葡萄糖含量无影响，也不引起直立性低血压。低血压、严重肾功能不全、肝病患者慎用。

CCB：通过减少细胞内钙离子浓度使血管平滑肌松弛，进而降低血压。硝苯地平适用于各阶段年龄儿童，氨氯地平适用1岁儿童，非洛地平适用6岁以上儿童。常见不良反应为头痛、心悸、颜面潮红、眩晕、低血压等。对于心力衰竭伴房室传导阻滞、低血压、左室功能低下伴后负荷低及严重收缩功能障碍患者均不宜使用。

利尿药：主要是通过抑制氯化钠重吸收、利尿、减少血容量起到降压作用，噻嗪类利尿药适用于各年龄阶段儿童。不良反应为头晕、低钾血症、心律失常等。该类药物可能会加重胰岛素抵抗和血脂异常，甚至可诱发糖尿病、胰腺炎，故不推荐糖尿病及高血脂患者使用。

其他降压药：α受体阻滞药由于耐受性差，突然停药后易反弹，儿童慎用，通常仅用于治疗嗜铬细胞瘤。选择性β受体阻滞药通过降低心脏输出量和肾素活性而降低血压。然而，这些药物可以导致体重增加，升高甘油三酯，降低高密度脂蛋白水平。美国食品和药物管理局（FDA）不推荐使用于儿童。直接血管扩张药米诺地尔和肼苯达嗪通过松弛动脉壁平滑肌降低血压，由于该药长期使用可导致多毛症，

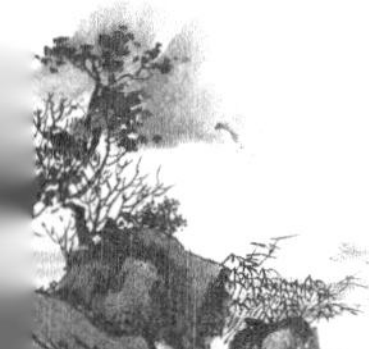

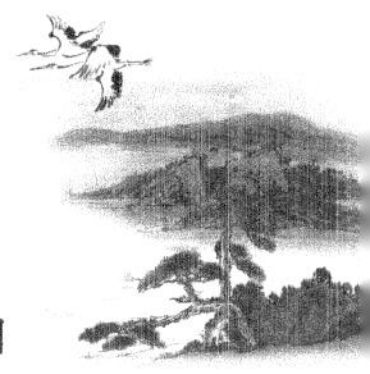

故仅用于难治性高血压。醛固酮受体拮抗药依普利酮用于治疗小儿高血压的疗效和安全性的数据仍然有限，目前不推荐使用于儿童。

药物治疗指征：有症状或存在靶器官损害的高血压；高血压合并 CKD 或者糖尿病；经过非药物治疗血压仍持续升高。通常坚持非药物治疗 6～12 个月后血压仍未下降时可试用药物治疗，同时继续非药物治疗。

药物治疗原则：①个体化治疗原则：由于每个患者均存在个体差异，故应从患者的实际病情和身体状态出发选择最合适的药物。肾血管性高血压可考虑使用利尿药、血管扩张药，如果不是双侧肾病变也可使用 ACEI、ARB；合并肥胖、糖尿病、血脂异常、CKD 或存在蛋白尿的高血压患者则首选 ACEI、ARB。②不良反应最小原则：在选择降压药物的同时也需考虑到药物本身存在的不良反应，除遵循单药最低剂量的初始治疗原则之外，同时应避免使用加重患者病情的药物。选择性 β 受体阻滞药、噻嗪类利尿药由于可影响葡萄糖、脂肪代谢，易产生胰岛素抵抗，故合并肥胖、糖尿病、血脂异常患者应避免使用。③联合用药原则：联合用药虽然能够起到协同降低血压的作用，但也可使不良反应增加，因此在临床用药中，应尽量做到降压效果最大化与不良反应最小化。但目前国内外针对联合降压药物控制儿童高血压的文献少，多参考成人用药：ACEI 或 ARB 联合 CCB；ACEI 或 ARB 联合噻嗪类利尿药；CCB 联合噻嗪类利尿药；必要时采用以下两种联合方案：α 受体阻滞药（心功能不全者慎用）联合 β 受体阻滞药；小剂量利尿药联合小剂量 β 受体阻滞药。儿童高血压联合用药的最佳配伍尚缺乏证据，仍需要大样本随机对照试验为儿科用药提供证据。

3）外科治疗：对于药物治疗无法控制的继发性高血压，常需要辅助进行外科治疗，如主动脉缩窄、肾动脉狭窄，可进行经皮球囊导管血管腔内成形术治疗；对嗜铬细胞瘤、颅内肿瘤、神经母细胞瘤等需手术摘除肿瘤。

4）高血压危象的治疗：在治疗此类疾病时，无论使用何种药物都必须注意控制血压的下降速度，不宜过快，以免引起重要器官灌注障碍。降压过程应注意瞳孔对光反射和视力变化，常用药物有硝普钠、酚妥拉明、尼卡地平、拉贝洛尔和乌拉地尔等。

硝普钠：为治疗高血压危象的首选药物，在数秒钟内起效，达到有效剂量后 2～5分钟血压下降，停药后 1～3 分钟作用消失，血压开始上升。通过调整静脉滴注速度可控制血压下降速度，应用较为安全。一般从 0.5μg/（kg·min）开始，根据降压效果逐渐调整剂量，通常为 3～5μg/（kg·min），最大剂量≤8μg/（kg·min）。需要持续监测血压，长时间大剂量使用时应注意其代谢产物硫氰酸盐的毒性。

尼卡地平：治疗高血压危象安全有效，剂量 1～3μg/（kg·min），因其代谢不会产生硫氰酸盐，故可以持续应用。但该药外周静脉给药时有发生血栓性静脉炎的危险，并可致颅内压增高。

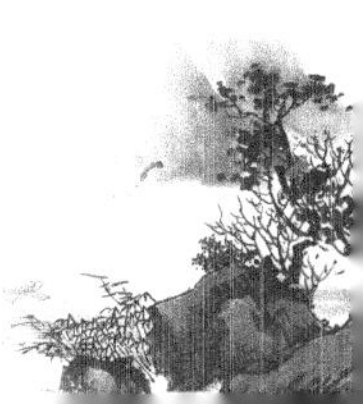

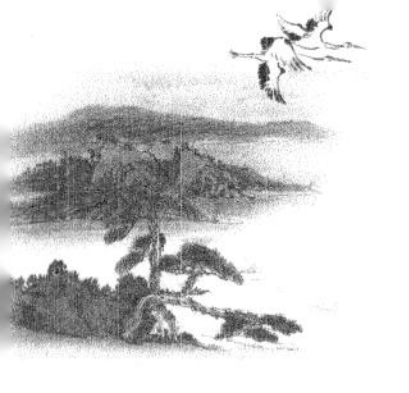

拉贝洛尔：该药兼有α受体和β受体阻断作用，可持续输注，或静脉推注。以0.25mg/kg开始静脉注射，如无效可在10分钟后重复使用2～3次，每次注射剂量可增至1mg/kg，总剂量≤4mg/kg；或以0.5～3mg/（kg·h）的速度静脉滴注。

肼苯达嗪、二氮嗪和酚妥拉明：静脉注射均能快速降低血压，但血压控制时间短，而且容易导致血压波动。肼苯达嗪和二氮嗪都能导致反射性心动过速和水钠潴留，二氮嗪还能引起高血糖。对于有水钠潴留者，可静脉给予呋塞米。口服药一般不作为高血压危象的一线用药，因为降压程度不易控制。

（2）中医治疗

1）中成药治疗：主要包括以下几种。

六味地黄丸：功能主治：滋补肝肾。适用于肝肾阴虚之证。用法用量：3～6岁每服1/3丸，6～9岁每服1/2丸，9岁以上每服1丸，每日2次。

天麻钩藤冲剂：功能主治：清热活血，益肾平肝熄风。用于肝阳上亢之证。用法用量：3～6岁每次服半包，6～9岁每次服1包，9岁以上每服1包半，每日3次。

复方杜仲片：功能主治：补肾、平肝、清热。适用于肝阳上亢见有热象之证。用法用量：3～6岁每服2片，6～9岁每服3片，9岁以上每服5片，每日3次。

菊明降压丸：功能主治：清肝泻火，降压。用于肝火上炎之证。用法用量：3～6岁每服10粒，6～9岁每服20粒，9岁以上每服30粒，每日3次。

2）辨证方剂治疗：该病在中医的症状主要表现为肝肾阴虚、肝风、肝火、痰浊、血瘀等，中医治疗原则是在滋阴补虚，养肝益肾的基础上，据病情不同而酌情配以泻火、熄风、祛痰、化瘀等法。

祛痰息风方剂：功能主治：息风化痰，开窍醒神。方剂：羚羊角汤合温胆汤加减。生石决明、代赭石、白芍各15g，钩藤、菊花、丹皮各12g，半夏、竹茹、黄芩各10g。抽搐重者，加僵蚕、全蝎；头痛甚者，加夏枯草、石菖蒲。

泻火滋阴方剂：治法：滋阴降火，平肝潜阳。方剂：天麻钩藤饮加减。生石决明15g，天麻、钩藤、茯神、夜交藤各12g，川牛膝、桑寄生、杜仲、龙胆草各10g。筋惕肉瞤者，加白芍、僵蚕；烦躁易怒、口苦目眩者，加柴胡、丹皮。

肝肾阴虚方剂：功能主治：滋阴清热，养肝益肾。方剂：知柏地黄丸加减。熟地、山药、山萸肉各12g，茯苓、泽泻、丹皮各10g，知母、黄柏各6g。目涩眼花者，加枸杞子、女贞子；失眠多梦者，加酸枣仁、五味子。

痰湿内阻方剂：功能主治：化痰除湿，平肝潜阳。方剂：半夏白术天麻汤加减。天麻、钩藤、白术各12g，枳实、丹皮各10g，半夏、竹茹、陈皮各6g。痰多者，加瓜蒌、远志；食少便溏者，加薏苡仁、茯苓。

3）民间验方：①降压茶：方剂组成：钩藤、夏枯草、决明子、黄芩、茶叶各等量。用法用量：每包1～2g，开水冲泡饮服，日2～3次，2周为1疗程。②平肝化瘀汤：方剂组成：夏枯草、桑寄生、石决明、白芍、牛膝、草决明、柴胡、丹参、

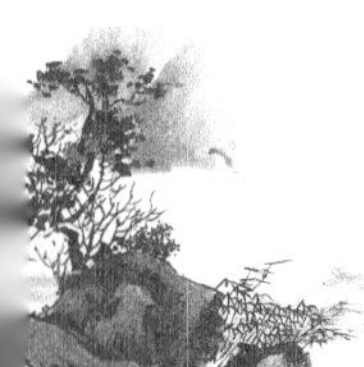

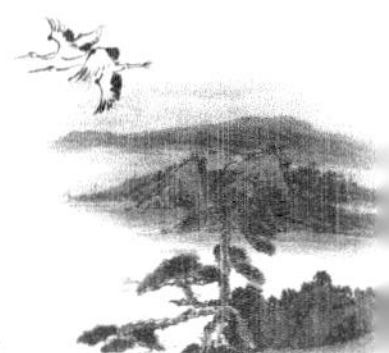

大黄。用法用量：水煎服，每日1剂，分2～3次，20天为1疗程。③远菊二天散：方剂组成：远志、菊花、天麻各0.28g，川芎、天竺黄各0.25g，柴胡、石菖蒲、僵蚕各0.22g。用法用量：共为细末，装入胶囊，每服1～2g，日服3次。菊花、桑叶、葛根、苦丁茶各10g。以开水泡，代茶饮。

4）针灸治疗法：①体针：主穴取风池、曲池、足三里、内关穴。肝阳上亢加太冲、悬钟；痰阻于内加丰隆；肝肾阴虚加三阴交、太溪。行泻法或平补平泻，留针20分钟，每日1次，10次为1疗程。②穴位注射：曲池、足三里；内关、三阴交；合谷、太冲。每2穴为1组，三组穴轮流使用，每日1组。每穴注射利血平0.03～0.05mg，每日1次，10次为1疗程。③耳针：取肾上腺、心、神门、降压沟、内分泌、肝、肾等。毫针轻至中度刺激，每次选3～4穴，隔日1次，10次为1疗程。④穴位放血：取太阳、印堂、百会、四神聪、风池等穴。每次选2～3穴，先行穴位消毒，再用三棱针点刺各穴约2mm深，令每穴出血5～6滴，隔日1次，7～10次为1疗程。

（六）青年高血压

1. 概述　近年研究发现，青年人高血压的比例在逐渐提高，高血压已成为青年人不可忽视的常见病，欧美等发达国家的成年人（18岁以上）高血压患病率为24%～25%，青年人高血压患病率高达15%并仍然在不断上升。青年成为高血压新增病例中的主要人群，因此导致劳动力削弱、医疗资源增加及过早死亡率增高。联合国将15～24岁的人群定义为青年，而世界卫生组织界定45岁以下，即18～44岁的人群为青年，根据1999年WHO/ISH高血压病防治指南的规定，血压持续≥3次[非同日坐位收缩压≥140mmHg和（或）舒张压＞90mmHg]；患者既往有高血压病史，目前正在使用降压药物，血压虽低于140/90mmHg，也可诊断为高血压。2017年，美国心脏病学院、美国心脏学会联合其他9个学会联合制定的最新版高血压指南将高血压定义调整为：不同场合坐位＞2次[血压平均值收缩压＞130mmHg和（或）舒张压＞80mmHg]。

2. 流行病学　在美国曾经做过一项青少年健康纵向研究，纳入24～32岁的青少年14 000例，其中高血压患病率达到19%。美国预防工作小组通过设定更加合理的筛选流程和利用家庭血压监测等，发现18～39岁人群中存在许多隐匿性高血压病患者。亚洲国家的调查结果也不容乐观。印度对≥20岁的4193人（男1891人，女2302人）进行调查，高血压总患病率近40%（1671人），患病率随年龄增加而升高，知晓率为10%，但治疗率只有8%。超重/肥胖者患高血压的风险是正常人的1.7倍；在20～29岁男性患病率为30.5%，女性患病率为15.3%；30～39岁的高血压患病率为25.8%～37.7%。中国一项研究招募青年志愿者85 371例，结果显示18～29岁的青年高血压病患病率1991年为4.4%，至2007年已升为14.1%；30～

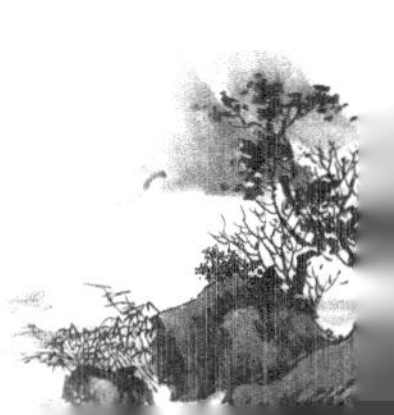

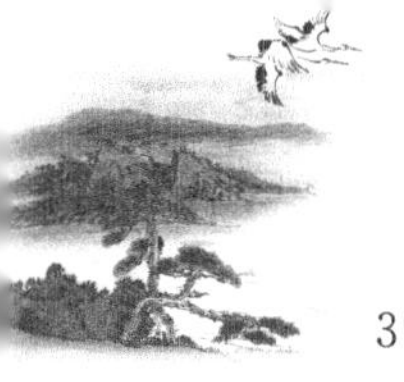

39岁的青年高血压病患病率1991年为7.9%，至2007年已升为28.5%。

3. 临床表现　高血压的表现形式与年龄密切相关，老年患者常表现为单纯收缩期高血压，而年轻患者中单纯舒张期高血压（即收缩压＜140mmHg，舒张压≥90mmHg）更为常见。国内的调查数据显示，单纯舒张期高血压占所有高血压的20%以上，且多见于年轻人、吸烟者及男性，亦多见于肥胖及静坐者或代谢综合征的患者。从比例上看，男性患病率高于女性，青年高血压病患者甘油三酯和尿酸升高明显。其主要的发病机制是由于交感神经过度兴奋，且发病隐匿，患者对治疗的依从性差，知晓率、治疗率和控制率都低于中老年高血压患者，且易忽视日常生活方式干预，易造成多种靶器官损害，如左心室肥厚、微量蛋白尿、颈动脉硬化，甚至脑卒中等。

在青年高血压患者中，存在一部分继发性高血压患者，他们往往是由于患有其他一些疾病，如肾炎等肾实质性疾病、肾动脉粥样硬化及狭窄等肾血管性疾病等，包括许多内分泌性疾病，如原发性醛固酮增多症、嗜铬细胞瘤、皮质醇增多症，甚至是由主动脉狭窄引起的血压升高等。这些疾病均会引起继发性高血压，这类高血压患者血压较难达标，但通过手术可有一定概率得到根治或改善。这类青年高血压患者往往因为血压较高前去就医，最终诊断为继发性高血压。虽然继发性高血压占青年高血压的总比例并不高，但绝对人数庞大，这部分青年高血压在治疗上血压难以达标，易出现各种靶器官损害。若要控制血压，需根治其原发病，而这依赖于对青年高血压病患者的病情的早期发现及详细的筛选检查。

4. 相关危险因素　青年高血压的相关危险因素主要分为可改变因素与不可改变因素两类。前者包括吸烟、饮酒、饮食习惯和药物影响等，后者包括种族、地域、家族遗传史、年龄、性别和出生时体重等。我国青年人群有生活节奏快、工作忙、学业和就业压力及社会竞争压力大的特点，易产生焦虑，加上长期紧张的脑力劳动和高盐饮食、喜食煎炸食物、嗜酒、熬夜、长时间上网、久坐、运动量小等不良的生活习惯，上述危险因素同时存在并相互作用，更易诱发青年高血压。

（1）青年高血压与吸烟的相关性：吸烟引起血压升高是多种因素共同作用的结果。烟草中的有害物质（如尼古丁、自由基、苯环类等）达400余种，大量吸烟可使血液中一氧化碳浓度升高，导致血管内皮缺氧性损伤，进而破坏血管壁结构，同时加重心室结构的重塑，加重心脏后负荷，使得血压升高，并加速各类靶器官损害出现的过程，如尼古丁可引起冠状动脉痉挛和损伤冠状动脉内膜，触发免疫及炎症反应，引起血管痉挛及血栓形成，从而引起急性心肌梗死。

（2）青年高血压与饮酒的相关性：青年人群往往面临生活和事业上的诸多压力，因此饮酒成为很多人不良生活方式之一。超量饮酒者与大量饮酒者的收缩压、舒张压异常率均高于不饮酒者。导致血压升高的机制可能与过量饮酒激活交感神经系统、肾素-血管紧张素-醛固酮系统，影响血管内皮功能，抑制血管舒张物质功能等有关。

（3）青年高血压与盐分摄入的相关性：每个人的血压对每日食盐摄入量及限盐

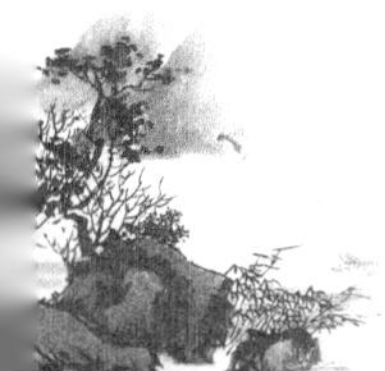

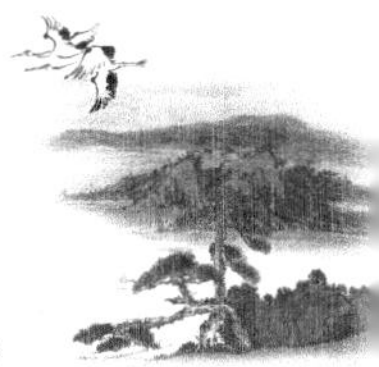

的敏感性存在个体差异，因此盐敏感的概念被提出，进而提出盐敏感性高血压。机体摄入盐后，50％～60％的原发性高血压患者可出现血压升高，盐敏感性是连接盐与高血压的遗传基础，与肾素-血管紧张素-醛固酮系统紊乱相关。盐敏感者细胞膜钠钾泵活性降低，高盐摄入后易导致血管内膜水肿、血管腔狭窄及水钠潴留；近曲肾小管钠的重吸收增加、肾损伤导致排钠延迟也是导致盐敏感性高血压的重要因素。提示细胞膜对 Na^+ 转运功能的缺陷是盐敏感性高血压发病的主要机制。因此，控制食盐摄入量也是预防和治疗高血压的一个关键点。

（4）青年高血压与超重、肥胖的相关性：超重和肥胖与许多疾病的发生、发展有关，本质是体内脂肪细胞过多聚积，导致体循环血容量增加，从而引起机体交感神经系统过度激活，表现为心率增快、心排血量增加，最终引起血压升高。一项Meta 回归分析表明，年轻人群中观察到的体重指数升高、男性和高血压家族史等因素可能会增加成年人患高血压的风险。国外研究表明，青年高血压发病率高与肥胖呈正相关。超重和肥胖的人不同程度上存在水钠潴留，体循环内液体量增加，这也会促进血压升高。

此外，超重和肥胖的青年人群往往多合并高胰岛素血症，导致胰岛素抵抗和糖代谢障碍，最终引起代谢综合征——高脂血症、高血压、高血糖。脂肪组织不仅是能量储存的工具，还是重要的内分泌器官。它能通过分泌瘦素、脂联素、内脂素、IL－6 等诸多脂肪细胞因子参与体内肾素-血管紧张素-醛固酮系统及交感神经的激活、氧化应激、炎症反应等过程，从而参与动脉血管硬化及血压升高。内脂素是一种在人和小鼠内脏脂肪细胞中特异性高表达的细胞因子，直接作用于脂肪细胞，调节脂肪细胞周期，从而影响脂质代谢，属于多肽类蛋白质激素，与高血压的发生风险呈正相关。血管平滑肌细胞增殖是动脉粥样硬化病变进展的一个标志。内脂素可作为血管平滑肌细胞的生长因子，促进主动脉平滑肌细胞增殖。内脂素水平升高所致的氧化应激状态，也可能是引发高血压病及糖尿病的重要机制。

（5）青年高血压与社会压力相关性：18～44 岁的青年人群是构成社会的基石，然而却面临着升学、工作、生活等诸多压力，部分青年甚至出现了病态心理，如焦虑症、抑郁症。这与高血压风险密切相关。慢性持续应激和急性应激均可增强血浆肾素活性，并升高血浆醛固酮浓度，加速心率，激活交感神经系统，更易导致高血压。

5. 辅助检查　青少年高血压要考虑肾脏和肾上腺问题，应做肾功能、肾血管彩超等；如果排除，还可做甲状腺、心血管等检查。

青少年高血压需要排除肾脏的原因，包括肾实质和肾血管因素。如急性肾小球肾炎、肾动脉狭窄等。可以通过尿常规、肾功能检查、肾血管彩超等辅助判断。

肾小球肾炎尿常规可发现血尿、尿蛋白阳性，必要时还需要肾病理活检明确诊断、指导治疗。肾血管狭窄可行肾动脉彩超、放射性核素肾图辅助检查，必要时行肾动脉造影来明确诊断、判断狭窄位置。

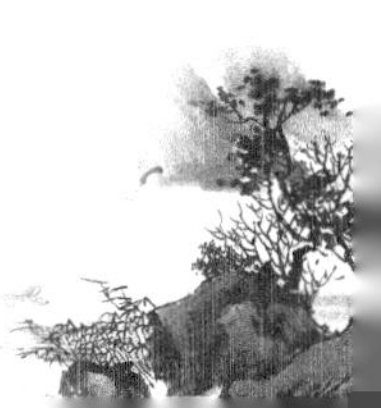

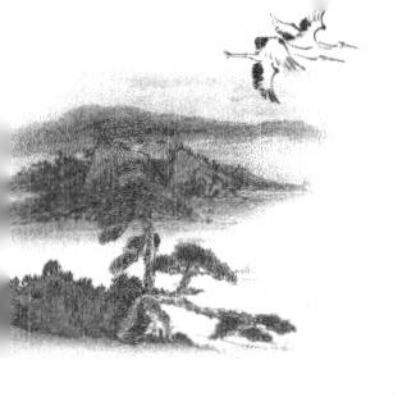

青少年高血压还需要排除肾上腺因素，如原发性醛固酮增多症、嗜铬细胞瘤、皮质醇增多症等。需要通过实验室检查如钠、钾电解质测定，醛固酮、肾素活性检测，血尿儿茶酚胺及代谢物、尿 17 -羟类固醇含量等，以及影像学检查如肾上腺 CT、MRI 等检查来明确诊断。

如果以上因素排除，还需行甲状腺、心血管、颅脑相关检查排查有无相关疾病，如甲状腺功能、甲状腺超声、心血管超声、头颅 CT 等。

6. 诊断　需要青少年患者在公立医院非同日三次进行血压测量，如果收缩压检测值大于 140mmHg 以上，和（或）舒张压大于 90mmHg 以上，就可以确诊为青少年高血压病。在患者进行血压测量时，要处于安静的状态，避免有过大的情绪波动，不要进行剧烈运动，有利于提高检测的准确性。

7. 治疗

（1）西医治疗：考虑青年高血压病因的特殊性、复杂性，因此采取个体化、综合性干预治疗。青年的代谢性高血压多数是因为热能或不健康的加工食品的过度摄入，体力活动减少，体重增加，各类代谢紊乱，因此对这类患者须尽可能明确导致血压增高的原因，纠正其不良的生活习惯。首先改变生活方式，包括减轻超重人群的体重、定期进行有氧运动、限制盐分摄入量、限制饮酒和戒烟等，并积极参加体育锻炼，同时配合适当的药物治疗可以有效控制血压，减少高血压的严重并发症。因此，需重视对青年高血压患者的宣教，针对个体的特殊性制定降压计划，以达到最佳血压水平的治疗目标。

在成人高血压患者中，抗高血压治疗的目标是通过大规模的、介入性的临床试验建立的，发病率和病死率是终点，而针对青年高血压病患者的治疗，以适当的生活方式干预 3～6 个月后，且在合并其他危险因素下，应控制到＜140/90mmHg。如果血压仍高于正常值，建议使用降压药物，进行个性化治疗。根据目前的指南建议，利尿药、β 受体阻滞药、钙通道阻滞剂、血管紧张素转换酶抑制药和血管紧张素受体阻滞药均可适用于抗高血压治疗的起始和维持、单独或联合治疗。某些降压药物在特定的情况下需慎用或禁用，如在妊娠期高血压中，ACEI 和 ARB 等可致严重的胎儿毒性。此外，利尿药可能会降低胎盘的血流量，妊娠期应避免使用。一些青年高血压以交感神经过度激活，临床表现为心率偏快、舒张压高为主，因此对于此类患者应首选 β 受体阻滞药治疗，如效果不佳可加用其他降压药。美国 2017 年最新高血压指南已将高血压控制目标调整至＜130/80mmHg，无论是青年还是老年。但更低的血压目标值是否适用于中国尚需验证。

（2）中医治疗

1）调肝法：青年人发生眩晕不仅与肝失疏泄密切相关，还与肝气郁结、肝火上炎、肝风内动、肝阴（血）不足、肝阳偏亢密切相关，故治法应以泻实邪为主。

临床用药上，若肝气郁结偏重，则用郁金、枳壳、片姜黄疏肝理气；若肝火上炎明显，则用栀子、川楝子清肝火，菊花、夏枯草清热平肝；若肝风内动、肝阳偏

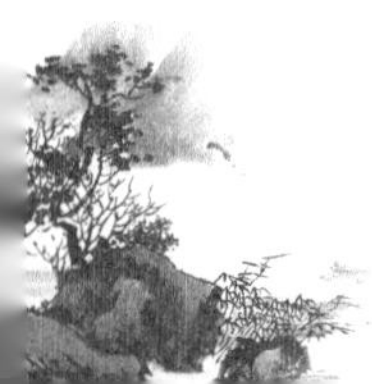

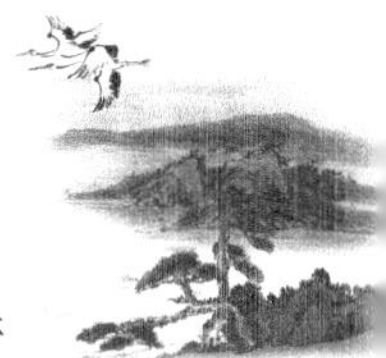

亢，则用天麻、钩藤平肝潜阳息风，全蝎、蜈蚣、僵蚕、蝉蜕、地龙息风止痉；若肝肾阴虚、肝阳偏亢，则用生龙骨、生牡蛎、磁石、珍珠粉平肝潜阳；若偏于肝阴（血）不足，则用赤芍、白芍、当归养（阴）血柔肝。临床上往往几种情况相兼存在，故常将几种药物联合使用。同时，青年高血压病患者要注意调畅情志，加强锻炼，保持精神放松，使肝气条达，恢复并维持肝气疏泄功能的正常。

2）理脾法：在治疗青年高血压病的临床用药上，常用半夏白术天麻汤加减。

方中半夏燥湿化痰、天麻化痰息风，两者共为治风痰眩晕之要药。白术健脾燥湿，配伍半夏、天麻，则燥湿化痰止眩之功尤增。茯苓合白术，可通过健脾燥湿以助运化而达到治痰之本的目的。脾气虚明显者，常加党参、黄芪之品，健脾益气；湿重者，亦可加苍术健脾燥湿，厚朴行气燥湿，藿香、佩兰芳香化湿，砂仁醒脾化湿，薏苡仁健脾利湿。若眩晕日久，瘀血阻络明显者，则常加丹参、红花、川芎、桃仁活血化瘀。

3）心神并养法：青年高血压病常与心神被扰密切相关，相互影响。因此在临床用药上，对于青年高血压病兼心悸、失眠、焦虑、抑郁的患者，针对病机，选择性用磁石、生龙骨、生牡蛎、珍珠粉平肝潜阳兼以重镇安神，酸枣仁、远志、夜交藤养心安神，郁金、合欢皮解郁安神，莲子心、栀子清心安神，菖蒲化痰醒神。心神安宁，神有所属，休息得当，血压自然下降，头晕的次数亦减少。同时，嘱青年高血压病患者要注意起居有常，保证充足的睡眠，使心神得安。

（七）老年高血压

1. 概述　高血压发病率随年龄的升高而逐渐升高，老年人高血压的患病率在45%以上。因此，老年患者更应重视适当的高血压筛查及防治。老年高血压具有血压波动大，易发生直立性低血压，以收缩压升高为主，脉压大，并发症多，临床表现多样化，药物反应不一致，自主神经功能受损等特点。老年高血压不同于单纯的原发性高血压，多并发症导致患者的多重用药，药物相互作用，药物不良反应，依从性差等，均增加了老年高血压的防治难度。老年高血压患者存在多维健康风险，因此需要多样化的治疗策略来应对老年高血压的多种风险。基于精准医学的个体化治疗及多种干预措施联合应用可能成为治疗方案的制定趋势。

《中国老年高血压诊治共识》将老年高血压定义为年龄＞60岁、血压持续或3次以上非同日坐位收缩压≥140mmHg和（或）舒张压≥90mmHg。若收缩压≥140mmHg，舒张压＜90mmHg，定义为单纯收缩期高血压。

血压测量要点：①测量血压前患者需静坐5分钟，一般测量坐位血压，将血压袖带与心脏保持同一水平；②与诊室血压测量相比，非诊室血压检测（特别是家庭自测血压）有助于提高血压评估的准确性；③首次就诊应测量双侧上臂血压；④首次就诊或调整治疗方案后需测量卧立位血压，观察有无直立性低血压；⑤家庭自测

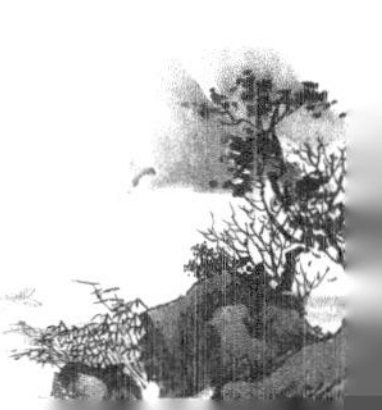

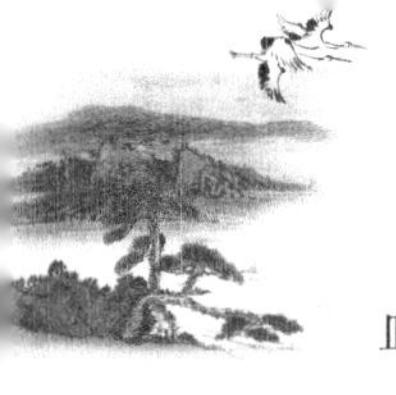

血压可测量2～3次取平均值；⑥测量血压时测量脉率。

2. 发病机制

（1）老年人病理生理改变：老年人的生理特征主要是衰老或老化，表现为内脏器官与组织的萎缩，细胞数量的减少，再生能力降低，免疫功能低下，多种生理功能障碍。随着人体老化带来的动脉硬化，首先侵犯心血管及脑血管，据统计60岁以上无动脉硬化改变者仅占17％。胆固醇积聚在动脉壁上，使动脉壁变厚，促使动脉硬化，从而引起心肌梗死、脑卒中等不良心脑血管事件。目前，心脑血管病已成为威胁老年人健康的主要原因之一。

（2）老年收缩性高血压机制：大动脉粥样硬化、血管变硬，导致大血管弹性降低甚至消失、顺应性下降，进而导致收缩压升高，舒张压正常或降低，脉压加大。

3. 危险因素

（1）不可变因素：包括年龄、种族、性别、遗传、心脑血管事件病史等。

（2）可变因素

1）超重、肥胖：有科学证据证明，超重人群患高血压的危险比正常人群高3～5倍。

2）吸烟史：烟叶中含有尼古丁（烟碱）会兴奋中枢神经和交感神经，使心率加快，同时也促使肾上腺释放儿茶酚胺，使小动脉收缩，导致血压升高。尼古丁还会刺激血管内的化学感受器，反射性地引起血压升高。

3）饮酒：长期持续饮酒，每日超过50g白酒是高血压发病因素。中美心血管病流行病合作研究表明，男性持续饮酒者与不饮酒者比较，4年内发生高血压的危险增高40％，女性为50％。饮酒者脑卒中发生率是不饮酒者的1.4倍。

4）膳食高钠低钾：膳食中平均每人每日摄入食盐增加2g，收缩压和舒张压均值分别增高2mmHg及1.2mmHg，膳食钠/钾比值与血压呈正相关。

5）缺乏体力活动：久坐少运动的人比爱运动的人发生高血压的风险增加20％～50％。

6）其他：长期精神紧张、超负荷工作，缺乏社会支持与心血管疾病具有相关性。

4. 临床表现

（1）收缩压升高、脉压增大：老年患者以单纯收缩期高血压多见，超过1/2的老年高血压为单纯收缩期高血压，脉压能预测老年患者心脑血管事件发生的危险性，脉压与动脉硬化程度呈正比关系。研究表明，冠心病的发生与收缩压的关系密切，脑卒中、左室肥厚、充血性心力衰竭方面尤为明显。

（2）血压波动明显：血压的波动极易受季节、活动等因素的影响，剧烈活动、季节变化均可导致血压不易控制。

（3）易发生直立性低血压：老年人因神经调节功能差、动脉弹性下降、体质虚弱等原因而较易发生直立性低血压，患者表现站立位比平卧位时收缩压降低超过

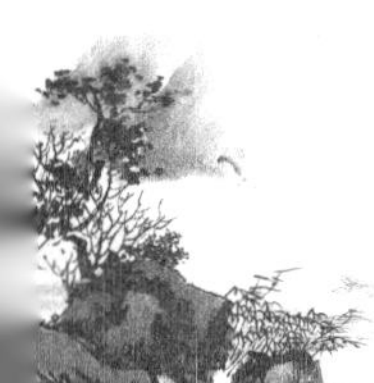

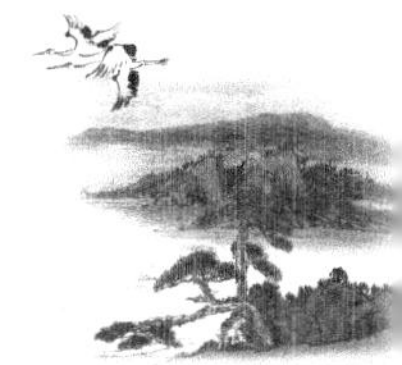

20mmHg，平均动脉压降低 10%以上，且伴随视物模糊、头晕、乏力等症状。

(4) 易出现假性高血压：假性高血压是指应用普通袖带法所测得的血压值大于经动脉穿刺直接测得的血压值。欧洲高血压治疗指南（2013 年）指出：假性高血压是由于严重的动脉硬化妨碍了肱动脉的收缩，使测得的血压值假性升高，这在老年人中，尤其是在动脉硬化较严重的老年人中常见。

(5) 并发症多样：症状严重，老年高血压患者病史均较长，血管功能存在明显的障碍，伴有多个靶器官功能的损害及多种危险因素，故极易并发出现冠心病、脑卒中、心力衰竭等疾病。

5. 治疗

(1) 西医治疗

1) 治疗目标：老年高血压治疗的主要目标是保护靶器官，最大限度降低心脑血管事件和死亡的风险。≥65 岁老年人推荐血压控制目标<150/90mmHg，若能够耐受可降低至 140/90mmHg 以下。对于收缩压 140～149mmHg 的老年患者，可考虑使用降压药物治疗，在治疗过程中需监测血压变化及有无心、脑、肾灌注不足的临床表现。

对于高血压合并心、脑、肾等靶器官损害的老年患者，建议采取个体化、分级达标的治疗策略，将血压降低至<150/90mmHg，耐受良好者可降低至<140/90mmHg。对于年龄<80 岁且一般状况好、能耐受降压的老年患者，可降至<130/80mmHg；>80 岁的患者，建议降至<150/90mmHg，如能耐受降压治疗，可降至<140/90mmHg。

对于有症状的颈动脉狭窄患者，降压治疗应慎重，不应过快过度降低血压，如能耐受可降至<140/90mmHg。过度降压不利于各重要脏器的血流灌注，增加了老年人晕厥、跌倒、骨折和死亡的风险。

对于伴有缺血性心脏病的老年高血压患者，在强调收缩压达标的同时应关注舒张压，舒张压<60mmHg 时应在密切监测下逐步达到收缩压目标。

2) 治疗策略：一般的降压治疗策略同样适用于老年高血压患者。但老年群体常合并冠心病、糖尿病等多种基础疾病，伴存多种危险因素，靶器官损害及并发症发生亦相对较多。因此，老年高血压患者的治疗策略不应仅针对特定的血压水平，更需根据患者的血压值及危险分层采取不同的处理，综合平衡降压治疗给老年患者带来的风险和益处。治疗老年高血压应遵循缓慢、平稳、安全有效、个体化降压的原则。刚开始服用药物时应遵循从小剂量开始，优先选择长效制剂或复方制剂，以平稳控制血压的同时，最大可能地降低靶器官的损害。研究表明，大部分高血压患者需同时联合服用多种降压药物，才能将血压降至正常范围，因此治疗老年高血压应依从联合用药的原则。在选择降压药物种类时，应综合考虑老年人的具体病情。治疗过程中需密切监测药物不良反应。

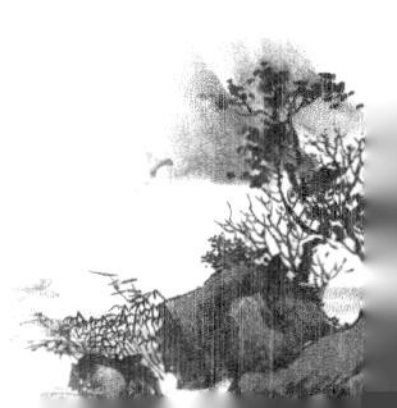

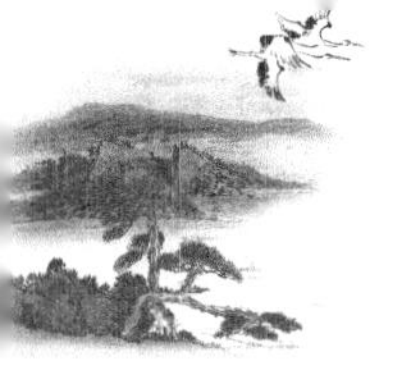

3）治疗方法

A. 非药物治疗：是高血压治疗的基本措施，消除不利于心理和身体健康的行为和习惯，目的是降低血压、控制其他心血管危险因素和并存的临床疾病状况。具体内容如下。①合理膳食，减少钠盐的摄入：中国营养学会推荐每人每日食盐量不超过 6g。②适当减轻体重：建议体重指数（BMI）应控制在 $24kg/m^2$ 以下。高血压患者 BMI 减少 10%则可使患者的胰岛素抵抗、糖尿病、高脂血症和左心室肥厚有所改善。③适当补充钾和钙盐：鼓励摄入新鲜蔬菜、水果、脱脂牛奶，以及富含钾、钙、膳食纤维、不饱和脂肪酸的食物。④减少膳食脂肪摄入：脂肪量应控制在总热能的 25%以下，饱和脂肪酸的量应＜7%。研究证实，对于老年人，限制高脂饮食可预防高血压的发生，以及控制血压，使之平稳。⑤限制饮酒：中国营养学会建议成年男性饮用酒精量＜25g/d，相当于啤酒 750ml，或葡萄酒 250ml 或白酒 75g；成年女性每日饮用酒精量＜15g，相当于啤酒 450ml，或葡萄酒 150ml，或白酒 50g。每日摄入酒精量＞30g 者，随饮酒量的增加血压显著升高。此外，研究证实，饮酒降低降压药物的疗效，高血压患者应严格限制饮酒量。⑥运动：运动有利于减轻体重和改善胰岛素抵抗，提高心血管调节能力，降低血压。可根据年龄及身体状况选择适合的运动方式，如快步行走，一般每周 3～5 次，每次 30～60 分钟。⑦其他：减轻精神压力，保持心理平衡。避免情绪波动。⑧注意事项：老年人（特别是高龄老年人）过于严格地控制饮食及限制食盐摄入可能导致营养障碍及电解质紊乱，应根据患者具体情况选择个体化的饮食治疗方案。过快、过度减轻体重可导致患者体力不佳影响生活质量，甚至导致抵抗力降低而易患其他系统疾病。因此，老年人应鼓励适度减轻体重而非短期内过度降低体重。运动方式更应因人而异，需结合患者体质状况及并存疾病等情况制定适宜的运动方案。

B. 药物治疗：主要有利尿药、β 受体阻断药、钙通道阻滞剂、血管紧张素转换酶抑制剂等。利尿药：利尿药以氯噻酮、氢氯噻嗪为主，价格较为低廉，且大部分患者耐受性较好，能够降低心血管事件发生率，成为高血压治疗的主要药物。临床上选择超过 60 岁的高血压患者作为研究对象，治疗前所有患者的血压均在160/90～240/120mmHg 范围，分别采取氢氯噻嗪、氨苯蝶啶进行治疗，其中控制不佳者可增加甲基多巴，治疗后发现治疗组患者血压明显降低，随访 5 年中，与安慰剂组进行对比，治疗组心血管事件发生率明显降低。

β 受体阻断药：属于传统降压药物，被应用于高血压治疗中已有数十年历史，但其降压效果存在较大争议。近几年临床上开展多项研究，均证明 β 受体阻断药在高血压患者治疗中具有重要意义，尤其是合并心肌梗死、心绞痛患者的治疗中。另外研究中还发现，β 受体阻断药可降低心血管疾病的发生率及死亡率，保障患者身心安全。相关报道中，选择 65 岁以上患者作为老年组，另选择 65 岁以下患者作为对照组，均采取 β 受体阻断药进行治疗，治疗前老年组立位血压水平明显低于对照组，治疗后发现老年人立位血压与治疗前相比明显升高，可能与神经反射有关，因

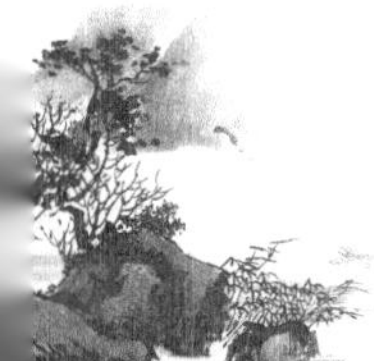

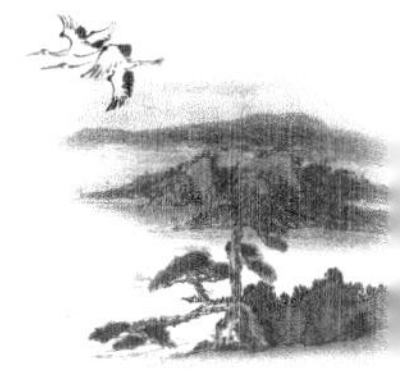

此β受体阻断药在老年患者中具有一定安全性。

钙通道阻滞剂（CCB）：属于临床上常见的降压药物，临床上经过多次实验发现钙通道阻滞剂能够有效降低老年患者的血压水平，其治疗效果与利尿药相似，同时可应用于冠心病或者糖尿病患者中。既往研究表明，收缩压增高性高血压属于心血管事件中独立的危险因素，若能够采取以钙通道阻滞剂为基础的治疗方式，能够直接减少患者收缩压水平，并降低心血管疾病的死亡率，保障患者生命安全。

血管紧张素转换酶抑制剂（ACEI）：ACEI药物具有降低老年患者产生心血管事件发生率的效果，与利尿药相似。相关报道中提出，与氢氯噻嗪进行对比，ACEI能够促进男性老年患者的心血管事件降低17%左右，对女性患者效果相同。临床选择年龄超过60岁，同时合并高度心血管事件发生危险的患者，按照随机数字法分为两组，分别采取安慰剂与雷米普利进行治疗，所有患者随访5年，结果发现雷米普利组心血管死亡率降低37%左右，脑卒中、心肌梗死发生率分别减少33%、23%左右。

血管紧张素受体抑制药（ARB）：ARB药物的降压效果与ACEI具有一定相似性，但用药后患者出现的不良反应较少。ARB药物主要通过切断血管紧张素Ⅱ受体，抑制血管紧张素的升压效果，最终发挥出降压目的。选择75岁以上老年高血压患者，分别采取利尿药与ARB药物，随访中发现患者出现的不良反应有头痛及头晕等，其中ARB组患者并未出现低钾血症或者高尿酸血症等，说明老年患者对其耐受性较好，可成为临床上一线降压药物。

4）特殊情况的降压治疗：老年高血压患者常并发冠心病、心功能不全、脑血管病、慢性肾疾病、糖尿病等，应根据个体特点选择降压治疗方案。

卒中：急性缺血性卒中发病1周内降压治疗应谨慎，一般先处理焦虑、疼痛、恶心、呕吐和颅压增高等情况。若血压持续升高>200/110mmHg，可使用降压药物缓慢降压（24小时降压幅度<15%），并严密观察血压变化。急性缺血性卒中拟溶栓治疗时，血压应控制在180/100mmHg以内。急性缺血性卒中，如患者病情平稳，血压持续>140/90mmHg，可于卒中发病数天后恢复发病前使用的降压药物或启动降压药物治疗。缺血性卒中血压长期控制目标为<140/90mmHg，近期腔隙性脑梗死患者的血压可控制至<130/80mmHg。急性脑出血早期积极降压可能改善预后；如无禁忌，血压可降至140/90mmHg。当频内压增高时，血压>180/100mmHg时给予降压治疗，目标血压为160/90mmHg。脑出血患者的血压长期控制目标<130/80mmHg。

冠心病：血压控制目标<140/90mmHg，如能耐受降压治疗可降至130/80mmHg。如无禁忌证，首选β受体阻滞药、ACEI。ACEI不能耐受时使用ARB。血压或心绞痛难以控制时，可使用CCB。舒张压<60mmHg时降压应谨慎，在密切监测下逐步达到收缩压降压目标。

慢性心力衰竭：血压控制目标<130/80mmHg，高龄患者<140/90mmHg。若

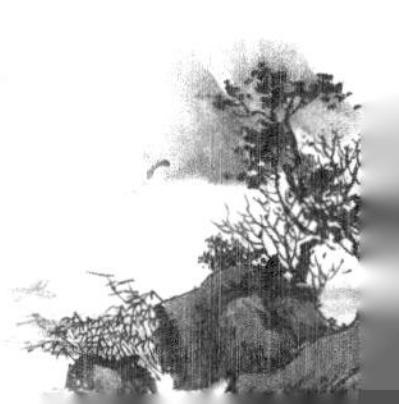

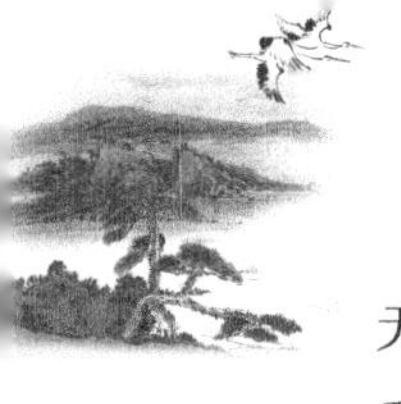

无禁忌证，首选β受体阻滞药、ACEI、利尿药及醛固酮拮抗药治疗。ACEI 不能耐受时使用 ARB 替代。

肾功能不全：血压控制目标＜130/80mmHg，高龄患者＜140/90mmHg。若无禁忌证，首选 ACEI 或 ARB，从小剂量开始并监测肾功能和血钾变化。慢性肾疾病4 期患者可使用 CCB、袢利尿药、β受体阻滞药等，慎用 ACEI 或 ARB。

糖尿病：血压控制目标＜140/90mmHg，若可耐受则降至 130/80mmHg。首选 ACEI 或 ARB。

老年高血压治疗中需要考虑较多因素，不仅要全面掌握患者血压本身状况，同时还应重点关注老年患者合并的基础疾病，通过综合评估后选择合适的药物进行治疗。药物治疗过程中应从小剂量开始，同时还可以联合用药，从而提高治疗效果。切不可大幅度快速降压，临床应逐渐降压，从而降低心血管疾病的发生率、死亡率，保障患者身心安全。

（2）中医治疗

1）辨证论治：①肝肾阴虚者：眩晕日久不愈，腰膝酸软，少寐多梦，两目干涩，视力减退，耳鸣，舌红少苔，脉细数。治以滋补肝肾，益精填髓。方用六味地黄丸或左归丸加减。补肝肾之阴，清肝肾之火，肝肾阴阳平衡，诸症自消。②阴虚阳亢者：头晕目眩，健忘耳鸣，形体消瘦，口干咽燥，唇、舌、指麻木，手足心热，脉细弦，舌红瘦小，苔少。治以滋阴潜阳，养血活血。方以天麻钩藤饮加减，平肝潜阳，清火息风。③气滞血瘀者：头痛有定处、多成刺痛、眩晕耳鸣、肢体麻木、舌尖有瘀点或瘀斑、脉结代。治以理气活血，方以用通窍活血汤化裁。④痰湿中阻者：眩晕，头重昏蒙，或伴视物旋转，胸闷恶心，呕吐痰涎，食少多寐，舌苔白腻，脉濡滑。治以化痰祛湿，健脾和胃。方用半夏白术天麻汤加减。

2）外治法：除了药物治疗外，中医还很多治疗手段，如穴位贴敷或针灸风池穴、风府穴，耳穴埋籽等，帮助控制血压。

3）代茶饮：平时也可用中药罗布麻叶或决明子，加枸杞、菊花开水泡服代茶饮。不仅能帮助控制血压，还能使大便通畅。

（八）妊娠期高血压

1. 概述　妊娠期高血压（gestational hypertension）是指妊娠期首次出现血压＞140/90mmHg，并于产后 12 周内恢复正常，是女性在妊娠期出现血压升高的一种疾病，在我国发病率为 9.4%～10.4%，国外 7%～12%。本命名强调育龄妇女发生高血压、蛋白尿症状与妊娠之间的因果关系。多数病例在妊娠期出现一过性高血压、蛋白尿症状，分娩后即随之消失。该病严重影响母婴健康，是产科常见的并发症，也是孕产妇死亡的重要原因之一。

2. 高危因素　流行病学调查发现如下高危因素：初产妇、孕妇年龄过小或≥35

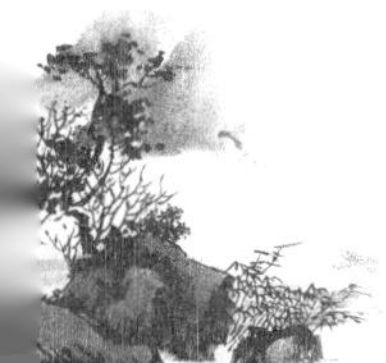

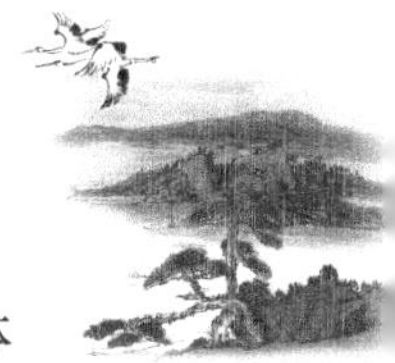

岁、多胎妊娠、妊娠期高血压病史及家族史、慢性高血压、慢性肾炎、抗磷脂抗体综合征、糖尿病、肥胖、营养不良、低社会经济状况，均与妊娠期高血压疾病发病风险增加相关。

3. 病因　妊娠期高血压疾病至今病因不明，多数学者认为当前较合理的原因如下。

（1）异常滋养层细胞侵入子宫肌层：研究认为，子痫前期患者胎盘有不完整的滋养层细胞侵入子宫动脉，蜕膜血管与血管内滋养母细胞并存，子宫螺旋动脉发生广泛改变，包括血管内皮损伤、组成血管壁的原生质不足、肌内膜细胞增殖及脂类首先在肌内膜细胞积聚，其次在巨噬细胞中积聚，最终发展为动脉粥样硬化。动脉粥样硬化将导致动脉瘤性扩张，使螺旋动脉不能适应常规功能，同时动脉粥样硬化导致螺旋动脉腔狭窄、闭锁，引起胎盘血流量灌注减少，引发妊娠期高血压疾病等一系列症状。

（2）免疫机制：妊娠被认为是成功的自然同种异体移植。胎儿在妊娠期内不受排斥是因为胎盘的免疫屏障作用、母体内免疫抑制细胞及免疫抑制剂的作用。

研究发现，子痫前期呈间接免疫，镜下确定胎盘母体面表现急性移植排斥，针对胎盘抗原性形成的封闭抗体下降，使胎盘局部免疫反应与滋养细胞表达 TCX 抗原形成的保护性作用减弱。本病患者妊娠 12～24 周辅助性 T 细胞明显低于正常孕妇，血清 Th1/Th2 不平衡，Th2 呈高水平，从而使巨噬细胞被激活释放细胞因子（如 TNF－α、IL－1），使血液中血小板源性生长因子、内皮素、纤溶酶原激活物抑制物-1 等含量增加，造成毛细血管高凝状态及毛细血管通透性增加。子痫前期孕妇组织中相容性抗原 HRA－DR4 明显高于正常孕妇，HLA－DR4 作为一种人类白细胞抗原（HLA）的等位基因，与免疫应答、自身免疫性疾病和某些疾病易感性有关。HLA－DR4 在妊娠期高血压疾病发病中的作用可能为：①直接作为免疫基因，HLA－DR4 可能通过调节免疫细胞的活性和功能，影响炎症因子的释放和滋养层细胞的功能，从而参与妊娠期高血压疾病的发生。例如：影响免疫细胞的活性和功能、调节炎症因子的释放、影响滋养层细胞的生长和分化等；②与疾病致病基因连锁不平衡，连锁不平衡是指两个或多个基因位点之间在特定人群中的非随机组合。在某些情况下，HLA－DR4 可能与其它基因位点连锁不平衡，从而增加个体患妊娠期高血压疾病的风险；③使母胎间抗原呈递及识别功能降低，导致封闭抗体不足，最终导致妊娠期高血压疾病的发生。

（3）血管内皮细胞受损：炎性介质如肿瘤坏死因子、IL－6、极低密度脂蛋白等可能促成氧化应激，导致类脂过氧化物持续生成，产生大量毒性因子，引起血管内皮损伤，改变一氧化氮产物，干扰前列腺素平衡。当血管内皮细胞受损时血管舒张因子前列环素（PGI_2）分泌减少，由血小板分泌的血栓素 A_2（TXA_2）增加，导致前列环素与血栓素 A_2 比例下降，提高血管紧张素Ⅱ的敏感性，使血压升高，导致一系列病理变化。研究认为，这些炎性介质、毒性因子可能来源于胎盘及蜕膜，因此

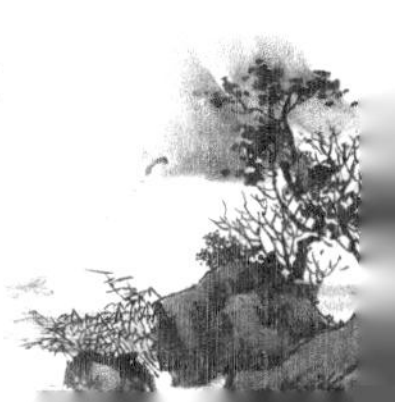

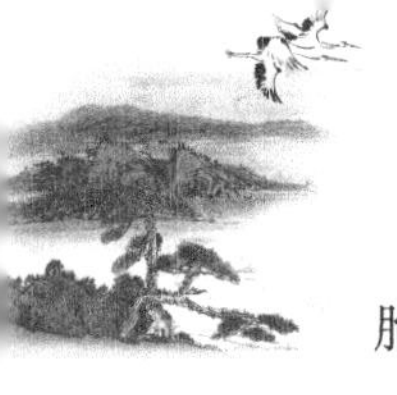

胎盘血管内皮损伤可能先于全身其他器官。

（4）遗传因素：家族多发性提示该病可能存在遗传因素。携带血管紧张素原基因变异 T235 的妇女妊娠期高血压疾病的发生率较高。也有发现妇女纯合子基因突变有异常滋养细胞浸润。遗传性血栓形成可能发生子痫前期。单基因假设能够解释子痫前期的发生，但多基因遗传也不能排除。

（5）营养缺乏：已发现多种营养（如低蛋白血症及钙、镁、锌、硒等）缺乏与子痫前期发生发展有关。研究发现，妊娠期高血压疾病患者细胞内钙离子升高、血清钙离子降低，导致血管平滑肌收缩、血压升高。对有高危因素的孕妇自孕 20 周起每日补钙 2g 可降低妊娠期高血压疾病的发生率；硒可防止机体受脂质过氧化物损害，提高机体免疫力，维持细胞膜的完整性，避免血管壁损伤。锌在核酸和蛋白质合成中有重要作用；维生素 E 和维生素 C 为抗氧化剂，可抑制磷脂过氧化作用，减轻内皮细胞损伤。若自孕 16 周起每日补充维生素 E 400U、维生素 C 100mg 可使妊娠期高血压疾病发生率下降 18%。

（6）胰岛素抵抗：妊娠期高血压疾病存在胰岛素抵抗，与妊娠期高血压疾病的发生密切相关，但尚需进一步研究。其他因素如血清抗氧化剂活性、血浆高半胱氨酸浓度等的作用仍在研究。

4. 病理生理变化及其危害　本病基本病理生理变化是全身小血管痉挛。全身各系统脏器灌流减少，对母儿造成危害，甚至导致母儿死亡。

（1）脑：脑血管痉挛可致通透性增加、脑水肿、充血、局部缺血、血栓形成及出血等。CT 检查脑皮质呈现低密度区，并有相应的局部缺血和点状出血，此病理改变与脑梗死区相关，并与昏迷及视力下降、失明相关。大范围脑水肿所致中枢神经系统症状主要表现为感觉迟钝、混乱。个别患者可出现昏迷，甚至发生脑疝。子痫前期脑血管阻力和脑灌注压均增加。子痫时脑血流可呈一侧灌注压正常，另一侧明显增加，高灌注压可致明显头痛。临床可表现为感觉迟钝、混乱、头痛、昏迷、视力下降、失明等。>50%子痫患者脑电图异常并可持续一周以上。

（2）肾：血浆蛋白自肾小球漏出形成蛋白尿，蛋白尿多少标志妊娠期高血压疾病的严重程度。由于肾血管痉挛，肾血流量及肾小球滤过率下降、尿酸升高，血肌酐升高可达正常的 2 倍。肾功能严重损害可致少尿及肾衰竭，病情严重时由于肾实质损害，血浆肌酐可达正常妊娠的数倍，甚至在 176.8～265.2μmol/L（2～3mg/dl），若肾皮质坏死，肾功能损伤无法逆转。

（3）肝：子痫前期可出现肝功能异常，血清转氨酶及碱性磷酸酶异常升高。肝的特征性损伤是门静脉周围出血，严重时门静脉周围坏死。肝包膜下血肿形成，亦可发生肝破裂危及孕妇和胎儿的生命。

（4）心：心血管系统处于低排高阻状态，心室功能处于高动力状态，加之内皮细胞活化使血管通透性增加，血管内液进入细胞间质导致心肌缺血、间质水肿、心肌点状出血或坏死、肺水肿，严重时可发生心力衰竭。

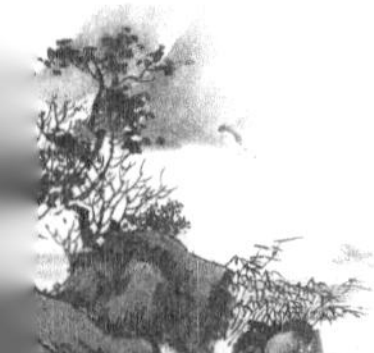

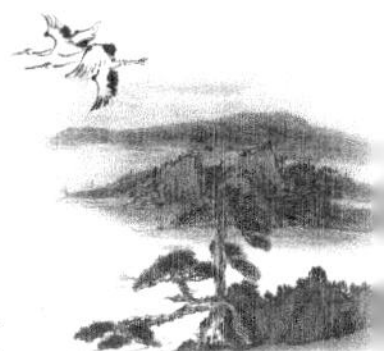

（5）血液：①容量：由于全身小血管痉挛，血管壁渗透性增加，血液浓缩，大部分患者血容量在妊娠晚期不能像正常孕妇增加 1200～1800ml、血细胞比容上升。当血细胞比容下降时，多合并贫血或红细胞受损及溶血。②凝血：妊娠期高血压疾病患者伴有一定程度的凝血因子缺乏或变异所致的高凝血状态，特别是重症患者可发生微血管病性溶血，主要表现为血小板＜100×10^9/L、肝酶升高、溶血（即HELLP 综合征），反映了凝血功能的严重损害及疾病的严重程度。

（6）内分泌及代谢：由于血浆孕激素转换酶增加，妊娠晚期盐皮质激素、去氧皮质酮升高可致水钠潴留，以蛋白尿为特征的上皮受损降低血浆胶体渗透压，患者细胞外液可超过正常妊娠从而导致水肿。但水肿的严重程度与疾病的严重程度及预后不直接相关。通常电解质与正常妊娠无明显差异。子痫抽搐后，乳酸性酸中毒及呼吸代偿性的二氧化碳丢失可致血中碳酸盐浓度降低，患者酸中毒的严重程度与乳酸产生的量及其代谢率，以及呼出的二氧化碳有关。

（7）子宫胎盘血流灌注：妊娠期高血压患者因血管痉挛导致胎盘灌注下降。异常滋养细胞侵入使螺旋动脉平均直径仅为正常孕妇螺旋动脉直径的 2/5，加之伴有内皮损害及胎盘血管急性动脉粥样硬化，使胎盘功能下降、胎儿生长受限，甚至胎儿宫内窘迫，严重时可致母儿死亡。

5. 临床表现　妊娠期高血压疾病根据不同的临床表现可分为子痫前期（轻度和中毒）、子痫、慢性高血压并发子痫前期及妊娠合并慢性高血压，其相应的临床表现见表 3－1。

表 3－1　妊娠期高血压的临床表现

分类	临床表现
子痫前期	
轻度	孕20 周后出现血压≥140/90mmHg；尿蛋白＞0.3g/24 小时，或随机尿蛋白（＋）；可伴上腹部不适、头痛等症状
重度	血压≥160/110mmHg；尿蛋白≥2.0g/24 小时，或随机尿蛋白（＋＋）；血肌酐＞106μmol/L；血小板＜100×10^9/L；血清乳酸脱氢酶及转氨酶升高；伴持续性头痛或其他脑神经或视神经障碍；伴持续性上腹不适
子痫	子痫前期孕妇抽搐不能用其他原因解释
慢性高血压并发子痫前期	高血压孕妇 20 周前无尿蛋白，若出现尿蛋白≥0.3g/24 小时；高血压孕妇 20 周后突然尿蛋白增加或血压进一步升高或血小板＜100×10^9/L
妊娠合并慢性高血压	孕前或孕 20 周前出现血压≥140/90mmHg（除外滋养细胞疾病），妊娠期无明显加重；或孕 20 周后首次诊断高血压并持续到产后 12 周以后

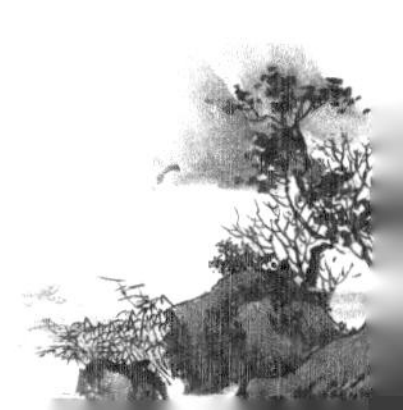

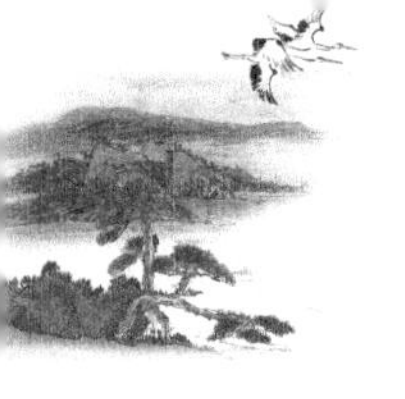

子痫发作前可有不断加重的重度子痫前期，但子痫也可有血压升高不显著、无蛋白尿或水肿。通常产前子痫较多，约25%子痫发生于产后48小时。

重度子痫前期是妊娠20周后出现高血压、蛋白尿且伴随以下至少一种临床症状或体征。

（1）收缩压>160～180mmHg或舒张压>110mmHg。

（2）24小时尿蛋白>5g，或随机尿蛋白（+++）以上。

（3）中枢神经系统功能障碍。

（4）精神状态改变和严重头痛（频发，常规镇痛药不能缓解）。

（5）脑血管意外。

（6）视物模糊，眼底点状出血。

（7）肝细胞功能障碍，肝细胞损伤，血清转氨酶升高至少两倍。

（8）上腹部或右上象限痛等肝包膜肿胀症状，肝包膜下出血或肝破裂。

（9）少尿，24小时尿量<500ml。

（10）肺水肿，心力衰竭。

（11）血小板<100×10^9/L。

（12）凝血功能障碍。

（13）微血管病性溶血（血乳酸脱氢酶升高）。

（14）胎儿生长受限，羊水过少，胎盘早剥等。子痫进展迅速，前驱症状短暂，表现为抽搐、面部充血、口吐白沫、深昏迷，随之深部肌肉僵硬，快速发展成典型的全身肌张力升高、阵挛惊厥、有节律的肌肉收缩和紧张，持续1～2分钟，发作过程无呼吸动作；此后抽搐停止，呼吸恢复，但患者仍昏迷，最后意识恢复，但伴随困惑、易激惹、烦躁等症状。

6. 诊断　妊娠期患者在20孕周时，根据其病史、临床表现、体征及辅助检查即可做出诊断。

（1）病史：患者有本病的高危因素及上述临床表现，应特别注意有无头痛、视力改变及上腹部不适等症状。

（2）高血压：妊娠期的高血压定义为，同一手臂至少2次测量的收缩压≥140mmHg和（或）舒张压≥90mmHg。对首次发现血压升高者，应间隔4 h或以上复测血压，如2次测量均为收缩压≥140mmHg和（或）舒张压≥90mmHg诊断为高血压。对严重高血压孕妇，即收缩压≥160mmHg和（或）舒张压≥110mmHg者，间隔数分钟重复测定后即可以诊断。收缩压≥160mmHg和（或）舒张压≥110mmHg，为重度高血压，如急性发作、持续>15 min为持续性重度高血压，也称为高血压急症。对于“白大衣高血压”、隐匿性高血压及短暂性或一过性高血压等各种表现形式的高血压，都需要进行动态监测、评估及管理；若血压较基础血压升高30/15mmHg，但<140/90 mmHg时，虽不作为高血压的诊断依据但需要密切随访，还要注意血压升高幅度的变化即相对性高血压的问题。要了解血压的整体变化，

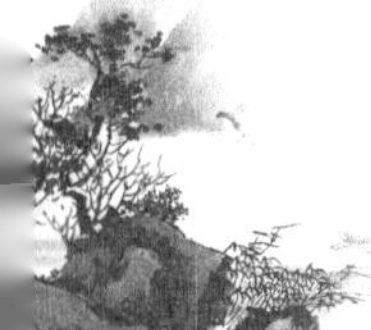

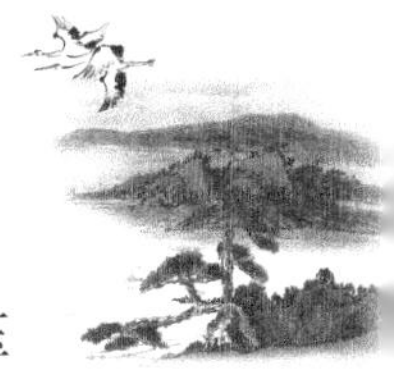

对于“白大衣高血压”、隐匿性高血压及短暂性或一过性高血压，还有相对性高血压这几类人群注意动态血压变化，提倡家庭血压监测和有条件者行 24 h 动态血压监测。

(3) 蛋白尿：24 小时内尿蛋白总量≥300mg 或相隔 6 小时的 2 次随机尿液检查中尿蛋白浓度为 30mg/L（定性为+）。蛋白尿在 24 小时内有明显波动，应留取 24 小时尿做定量检查，需注意避免阴道分泌物或羊水污染尿液。

(4) 水肿：体重异常增加是许多患者的首发症状，孕妇体重突然增加>0.9kg/周或 2.7kg/4 周子痫前期的信号。水肿的特点是自踝部逐渐向上延伸的凹陷性水肿，经休息后不缓解。

(5) 辅助检查

1) 血常规和凝血功能：判断有无血液浓缩及凝血功能障碍。

2) 肝肾功能：肝功能受损可致转氨酶升高，可出现低蛋白血症及白/球比值倒置；肾功能受损：血尿素氮、肌酐、尿酸升高，电解质紊乱，肌酐升高与病情严重程度平行。尿酸在慢性高血压患者升高不明显，因此可用于本病与慢性高血压的鉴别。重度子痫前期与子痫应测定电解质与二氧化碳结合力，以早期发现酸中毒并纠正。

3) 尿液检查：尿比重>1.020 说明尿液浓缩，尿蛋白（+）示尿蛋白 300mg/24 小时；尿蛋白（++++）示尿蛋白 5g/24 小时。尿蛋白检查在重度子痫前期患者应每日检查 1 次。

4) 眼底检查：视网膜小动脉的痉挛程度反映全身小血管痉挛程度，可反映本病的严重程度。通常眼底检查可见视网膜小动脉痉挛，视网膜水肿、絮状渗出或出血，严重时发生视网膜剥离。患者可出现视物模糊、失明。

5) 其他：心电图、超声心动图、胎盘功能、胎儿成熟度检查、脑血流图检查等，视病情而定。

(6) 鉴别诊断：子痫前期应与慢性肾炎合并妊娠鉴别，子痫应与癫痫、脑炎、脑肿瘤、脑血管畸形破裂出血、糖尿病高渗性昏迷、低血糖昏迷等鉴别。

7. 预测方法　目前尚无一致可靠、经济的方法来预测妊娠期高血压疾病。下述方法可有一定预测价值，应在孕中期进行，预测阳性者应密切随诊。

(1) 平均动脉压（mean arterial pressure，MAP）：孕 20～28 周进行评估，MAP≥85mmHg 表明患者有子痫前期的倾向；MAP≥140mmHg 时，患者易发生脑血管意外，导致孕妇昏迷或死亡。

(2) 翻身试验（roll over test，ROT）：有妊娠期高血压疾病发生倾向的孕妇，血管紧张素Ⅱ的敏感性增加，仰卧时妊娠子宫压迫腹主动脉，血压升高。测定方法为：孕 26～30 周的患者左侧卧测血压至血压稳定后，翻身仰卧 5 分钟复测血压，若仰卧位舒张压较左侧卧位>20mmHg 为阳性，提示有发生子痫前期倾向，其阳性预测值为 33%。

(3) 尿酸测定：孕 24 周检测血清尿酸值>5.9mg/L，孕妇发生子痫前期倾向的

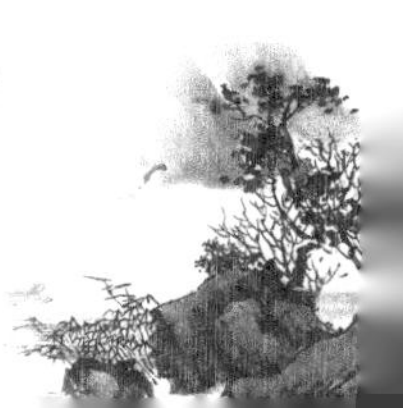

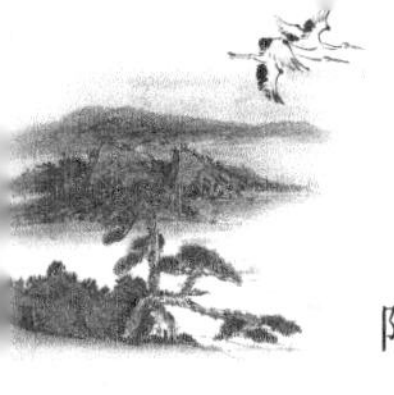

阳性预测值为33%。

(4) 血液流变学实验：低血容量及高血液黏度是发生妊娠期高血压疾病的基础。当血细胞比容≥0.35，全血黏度>3.6，血浆黏度>1.6时，患者有发生子痫前期倾向。

(5) 尿钙测定：尿钙排泄量：24～34周进行妊娠期高血压疾病患者尿钙排泄明显降低，为正常13%～15%；尿钙/肌酐比值降低早于妊娠期高血压疾病的发生，若测定尿钙/肌酐（Ca/Cr）≤0.04，有预测子痫前期的价值。

8. 治疗

(1) 西医治疗：妊娠期高血压尚无确切的治疗方案，对早期妊娠的患者，一般从休息、饮食管理、体重控制等方面对其进行预防。目前，解痉、降压、扩容、利尿、镇静类药物是治疗妊娠期高血压的主要药物。预防子痫的发生、减少并发症、降低母子死亡率是治疗妊娠期高血压的首要目标。在用药选择上，不仅要关注使用何种降压药物，还要关注药物是否对胎儿的发育及新生儿的成长产生危险，因此妊娠期高血压的用药选择与原发性高血压有诸多不同。

1) 非药物治疗：妊娠期高血压疾病措施十分重要，是部分轻度妊娠期高血压患者首选治疗措施，也是药物治疗措施的基石。①饮食管理：原发高血压患者在饮食上控制严格，但妊娠期高血压患者对营养要求较高，应该加强对患者的饮食指导，摄取足量的蛋白质、糖类、维生素及矿物质，并补充足够的热能，以保障妊娠期高血压患者的每日所需。②体重管理：妊娠过程中，一般BMI≤25kg/m^{2}者体重增加≤16kg；25kg/m^2<BMI≤30kg/m^{2}者，体重增加≤11kg；BMI>30kg/m^{2}者，体重增加≤7kg。若监测患者体重增加超过标准范围，应及时指导患者控制体重，降低体重增加速度。③睡眠管理：妊娠期患者对睡眠要求较高，每日睡眠时间不应短于10小时，深度睡眠时间不应短于5小时，且在睡眠期间，患者应尽量保持左侧位，避免出现压迫现象。

2) 药物治疗：可分为轻中度妊娠期高血压的治疗、重度妊娠期高血压的治疗、哺乳期高血压的治疗和妊娠期高血压终止妊娠等几个方面。

轻中度妊娠期高血压的治疗：轻中度妊娠期高血压是指患者收缩压≤160mmHg和（或）舒张压≤110mmHg，此类患者主要采用非药物治疗手段，以防止药物对患者及胎儿造成影响。针对部分非药物难以控制血压的患者，可采用甲基多巴及拉贝洛尔予以药物干预。目前临床中常用硝苯地平，但用药过程中一旦出现不良反应需立即停药并到医院救治。同时，在使用药物控制血压的同时，需重视药物对胎儿造成的影响，不建议在临床治疗中采用肌内注射硫酸镁控制轻中度妊娠期高血压患者血压波动，因为硫酸镁会在一定程度上导致患者呼吸次数及尿量减少等问题，这是硫酸镁药物毒性所造成的。一旦出现上述不良反应，可采用10%葡萄糖酸钙进行静脉推注，以缓解硫酸镁造成的神经抑制问题。

重度妊娠期高血压的治疗：重度妊娠期高血压是指患者收缩压>160mmHg和

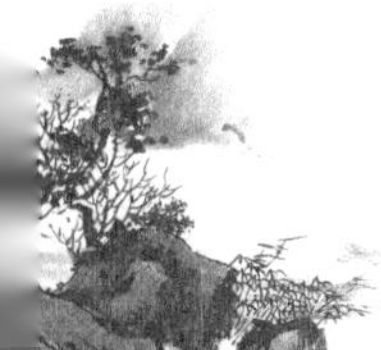

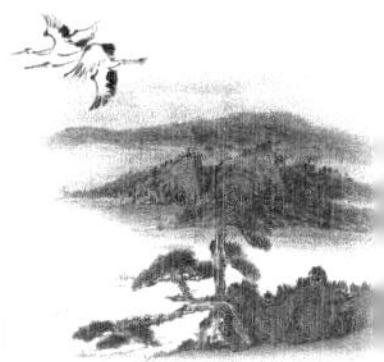

(或)舒张压>110mmHg，该患者及其胎儿死亡率较高，也是造成患者颅内出血的主要原因。治疗重度妊娠期高血压药物主要包括以下几种。

A. β受体阻滞药：主要用于血压值极高的患者，能明显降低患者早产比例。但患者对β受体阻滞药的敏感性有所差异，需针对患者实际情况予以分析和研究，在降低药物不良反应发生率的基础之上调整用药剂量。拉贝洛尔是临床中最常见的β受体阻断药，安全性较高，但据临床调查显示，该药物在大剂量应用时有可能造成围生儿低血糖问题，因此在用药时需对药量加以控制。

B. 钙通道阻滞剂：此类药物与β受体阻滞药有所不同，这一药物控制患者血压速度相对较慢，但其安全性水平一般较高，因此主要用于部分病情相对较轻的患者。短效钙通道阻滞剂仍具有一定的不良反应发生率，可采用维拉帕米及拜新同等长效药物。另外，部分研究结果表明，尼莫地平亦能够科学合理控制患者血压，并具有预防子痫及先兆子痫发生的作用。

C. 利尿药：是临床中治疗高血压的最常见药物，但因妊娠期患者情况较为特殊，故在临床应用中有其特殊性。一般认为，可在减少剂量、加强监测情况下进行适当应用，可与其他药物联合应用，以避免患者出现利尿药物不良反应。另外，针对部分对于盐敏感的妊娠期高血压患者，可采用利尿药物来控制患者血压及体内盐分水平，但在此类患者出现血压危象时，需停止给予患者利尿药物，防止患者胎盘血流量过大。

D. 血管扩张药：血管扩张药在临床中的应用较为广泛，尤其是肼苯达嗪能够有效降低患者的血压，对胎儿造成的影响极低，临床安全性较高。肼苯达嗪主要针对舒张压过高的患者效果较好，但对收缩压改善效果不理想。硝普钠作为瞬时起效药物，具有较高的毒性，一般在临床中当患者出现血压危象，且其他药物无法起到治疗效果时，才可谨慎应用。

针对重度妊娠期高血压患者，应根据患者孕周情况加以个体化分析和治疗，病情较重的患者应住院治疗，以防止患者在治疗中出现各项不良反应及并发症情况。治疗的同时，需注意避免血压下降过快及低血压情况，否则极易出现子宫缺血，从而导致胎儿窘迫。目前研究认为，针对重度妊娠期高血压致先兆子痫的患者，在临床中可合理应用硫酸镁，但在注射过程之中应针对患者血压值、神经反射加以监测，并记录患者治疗过程中尿量，防止出现不良反应。

妊娠期高血压子痫患者在治疗中需注意，子痫是因患者胎盘血液灌注不足而导致的症状，因此即便合理降低血压，仍然无法改善患者子痫症状，在治疗中可采用拉贝洛尔及硝普钠进行治疗，如出现肺水肿，可酌情给予硝酸甘油。口服药物可采用硝苯地平片剂，服用过程需严密监测各项药物不良反应。子痫是造成妊娠期高血压患者颅内出血的首要原因，因此在治疗时需避免患者发生抽搐发病，必要时可终止妊娠。临床中有应用β受体阻滞药联合钙通道阻滞药，以期提升降压治疗效果，但目前研究证实该方案对于子痫症状改善无明显意义，仍需进一步研究及调查。

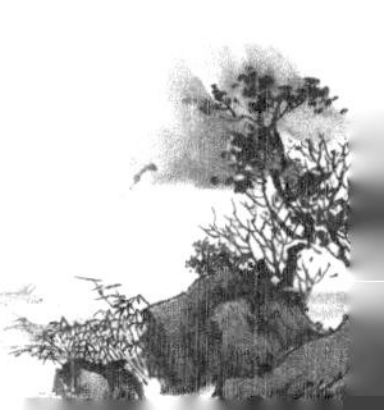

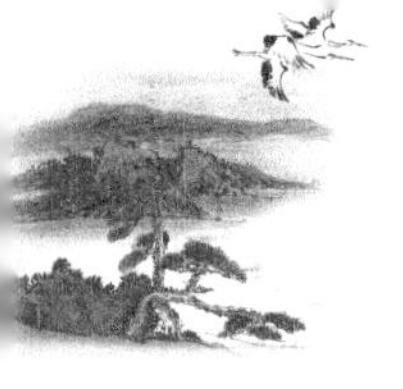

3）哺乳期高血压的治疗：哺乳期在用药方面应予以注意，降压药物均可通过乳汁分泌，但药物在乳汁中浓度很低，对胎儿造成的影响较低，卡托普利、依那普利和喹那普利药物的安全性评价较高，血液中浓度仅为1%～2%，可予以应用。

4）妊娠期高血压终止妊娠：高血压患者终止妊娠的指征：①重度先兆子痫治疗超过48小时仍未见明显疗效的患者；②超过34孕周的重度子痫患者；③未超过34孕周但伴有子痫症状，且胎儿发育成熟的患者。针对终止妊娠的患者可先经阴道试产后再行剖宫产，具体终止妊娠方式酌患者病情加以选择。

（2）中医治疗

1）中医辨证治疗：①活血化瘀：因孕晚期特殊的生理状态，易成瘀而生疾，因瘀而生，由瘀而发，必从瘀入手，以活血化瘀法为主，辅以益气、养血、行气法进行防治。现代医学认为妊娠期高血压发病机制可能与胎盘缺血缺氧引起的氧化应激反应、全身小动脉痉挛导致的微循环障碍等有关，而中医药具有提升胎盘血供，抑制氧化应激反应，改善微循环的优势。②健脾利湿：众多医家辨脾虚为妊娠期高血压病机根本，以健脾化湿作为本病治疗大法，辅以理气。《黄帝内经》有云“饮入于胃，游溢精气，上输于脾，脾气散精”，脾为后天之本，脾健气旺，方能运化水饮，则“水精四布，五经并行”，水液均循常道，则无水湿、痰浊之患，病情得缓。③滋阴平肝息风：多数医家认为肝肾阴虚为妊娠期高血压发病根源，阴虚水少，肝阳失制，偏亢于上，若阴精充足，肝气和畅，则脑络清窍聪利，故多采用滋阴平肝熄风法治疗。

妊娠期高血压病性属本虚标实，本虚为脾虚、肝肾阴虚，痰浊上犯是标实之证，治当化痰熄风止痉，辅以清热法，用于妊娠期高血压急重症阶段，因病势急重，临床单纯中医辨治应用较少，中西医结合治疗较多，效果明显。

2）中医对症治疗：除辨证论治外，缓解患者亟待解决的临床症状也是中医治疗妊娠期高血压疾病的关键。

水肿：妊娠中、晚期胎体渐大，影响气机的升降；孕期需脾运化水谷，聚精血以养胎儿，脾负担加重，运化失司。气机不利加之脾的运化功能失常，导致水湿停滞，出现头面全身水肿的症状。

蛋白尿：有学者用当归芍药散加味治疗妊高症产后出现蛋白尿的患者，方中当归、赤芍活血祛瘀，白术、泽泻淡渗利湿，全方瘀水同治，经治疗后患者产后蛋白尿消失加快，临床总体有效率达92.1%。由此可见，妊娠期高血压疾病患者出现蛋白尿为实证而非虚证，妊娠高血压疾病病性应属虚实夹杂，趁产后恶露下行时以祛瘀利水法顺势治疗对产后蛋白尿具有一定疗效，这为治疗妊娠期高血压疾病蛋白尿提供了新的思路，可进一步深入研究。

头晕：有学者在天麻钩藤饮原方的基础上加入白术、陈皮、车前子，治疗72例妊娠期高血压疾病头晕患者的总有效率达93.06%。天麻钩藤饮始载于胡光慈《中医内科杂病证治新义》，原治“高血压头痛、眩晕、失眠”。现代药理学研究表明，

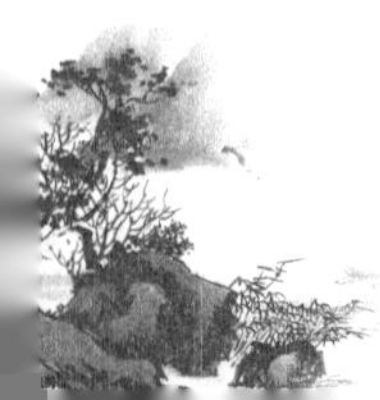

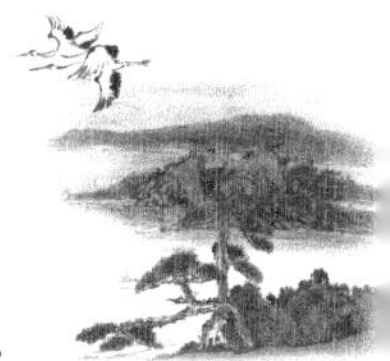

天麻钩藤饮可能主要通过减少血管内皮损伤、抑制 RAAS 系统、调节 NO 与 ET、抑制神经源交感神经等途径发挥疗效。针对头晕症状明显的妊娠期高血压患者，应用天麻钩藤饮进行治疗，疗效及作用机制确切，值得推广应用。

3）中医外治疗法：包括针灸、耳穴压豆、推拿按摩等，是我国传统医学的特色疗法，在治疗妊娠期高血压疾病中反响良好。中医外治法作为辅助疗法，在妊娠期高血压疾病中发挥的作用毋庸置疑，然而对于口服药物不耐受的患者，中医外治法能否从辅助治疗发展为替代疗法，需要进一步验证。

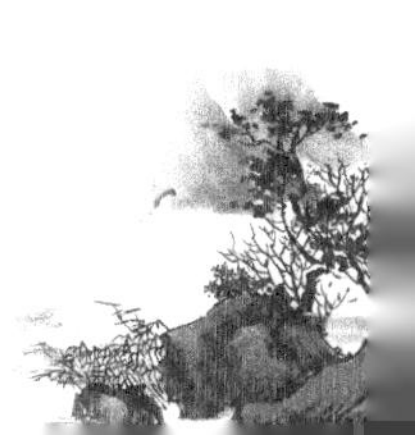

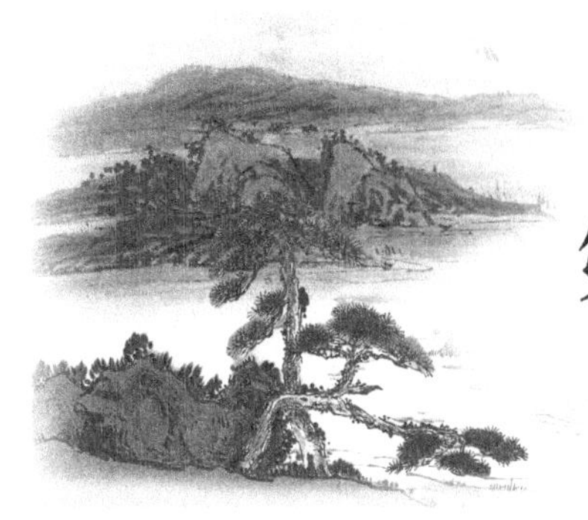

第四章　高血压的健康管理

第一节　高血压患者的血压管理和干预措施

一、血压管理工作流程

1. 评估患者血压状况　高血压健康管理的第一步是评估患者的血压状况。医师会根据患者的年龄、性别、体重、身高、家族病史等因素，综合评估患者的血压状况。如果患者已经被诊断为高血压，医师会进一步评估患者的病情，确定患者的血压控制目标和用药方案。

2. 制定个性化治疗方案　每个高血压患者的病情都不同，因此治疗方案也应该根据患者的具体情况来制定。医师会根据患者的年龄、性别、病史、身体状况等因素来制定个性化的治疗方案。常见的治疗方案包括药物治疗、生活方式改变等。

3. 常用药物治疗　药物治疗是高血压患者的主要治疗方法之一。常用的药物包括 ACEI、ARB、钙通道阻滞剂、利尿剂等。患者应该按照医师的指示服药，定期监测血压，及时调整用药方案。

4. 改变生活方式　生活方式改变也是高血压患者的重要治疗方法之一。患者应该改变不良的生活习惯，如戒烟、限制饮酒、减少盐的摄入、增加运动等。这些措施可以有效地控制血压，降低心血管疾病的风险。

5. 定期随访监测　高血压患者需要定期随访，以监测病情变化，及时调整治疗

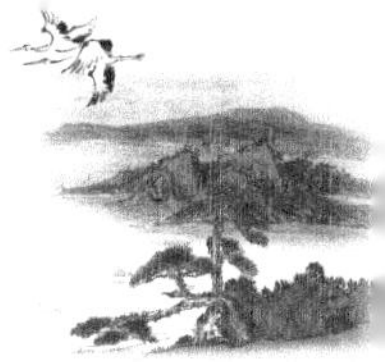

方案。医师会根据患者的具体情况来制定随访计划，包括随访频率、随访方式等。患者应该按照随访计划来进行随访，及时反馈病情变化。

6. 学会自我管理　高血压患者应该学会自我管理，掌握自我监测血压的方法，了解常用药物的用法和副作用等。医师应该向患者提供相关的健康教育，帮助患者掌握自我管理的技能，提高疾病管理的效果。高血压健康管理的主要流程包括评估患者血压状况、制定个性化的治疗方案、药物治疗、生活方式改变、定期随访和教育患者自我管理。高血压患者应该积极参与健康管理，掌握自我管理的技能，以控制血压，降低心血管疾病的风险。

二、慢病社区管理

1. 目的意义　高血压是一种生活方式病，属身心疾病之一，是引起冠心病、脑卒中、影响人的预期寿命和生活质量的主要因素之一。中医对高血压的预防、治疗及康复各个阶段均有其优势点和优势环节，特别是将中医药理论、技术应用于社区高血压病患者的管理，具有广阔的前景。中医药参与高血压病的管理和高危因素干预，可以达到改善症状、提高生活质量、防治并发症的目的。

对于正常高值血压，食疗、导引、养生功法等可使平均血压下降。对高血压患者，食疗、导引及养生功法有助于血压的控制，配合中药内服，能使部分患者血压恢复正常，对顽固性高血压及合并有较多症状的患者，中医药方法可起到减轻症状、协助降压、减缓靶器官损伤的作用，从而达到未病先防、已病防变的效果。

2. 高血压筛查

(1) 对辖区内 35 岁及以上常住居民，每年在其第一次到乡镇卫生院、村卫生所就诊时为其测量血压。

(2) 对第一次发现收缩压≥140mmHg 和（或）舒张压≥90mmHg 的居民在去除可能引起血压升高的因素后预约其复查，非同日 3 次血压高于正常，可初步诊断为高血压。如有必要，建议转诊到上级医院确诊，2 周内随访转诊结果，对已确诊的原发性高血压患者纳入高血压患者健康管理。对可疑继发性高血压患者，及时转诊。

(3) 建议高危人群每半年至少测量 1 次血压，并接受医务人员的生活方式与中医药保健预防指导。

3. 随访评估　对原发性高血压患者，乡镇卫生院、村卫生所每年要提供至少 4 次面对面的随访。

(1) 测量血压并评估是否存在危急症状，如出现收缩压≥180mmHg 和/或舒张压≥110mmHg；意识改变、剧烈头痛或头晕、恶心呕吐、视力模糊、眼痛、心悸胸闷、喘憋不能平卧及处于妊娠期或哺乳期，同时血压高于正常等危险情况之一，或

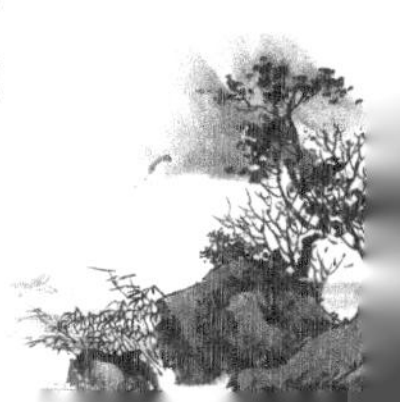

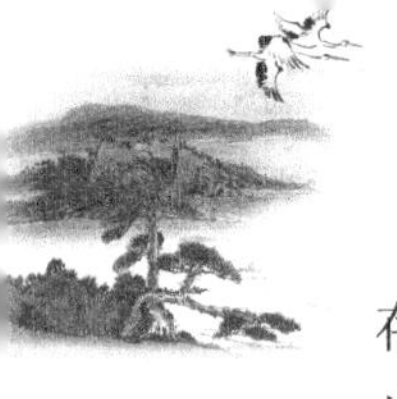

存在不能处理的其他疾病时，须在处理后紧急转诊。对于紧急转诊者，乡镇卫生院、村卫生室、社区卫生服务中心（站）应在2周内主动随访其转诊情况。

（2）若不需紧急转诊，询问上次就诊到此次就诊期间的症状。

（3）测量体重、心率，计算体重指数（BMI）。

（4）询问患者症状和生活方式，包括心脑血管疾病、糖尿病、吸烟、饮酒、运动、摄盐情况等。

（5）了解患者服药情况。

4. 分类干预　根据患者血压控制情况和症状体征，对患者进行评估和分类干预以及中医药的保健知识讲解。

（1）对血压控制满意、无药物不良反应、无新发并发症或原有并发症无加重的患者，预约进行下一次随访时间及日常生活中保健锻炼。

（2）对第一次出现血压控制不满意，即收缩压≥140和（或）舒张压≥90mmHg，或药物不良反应的患者，结合其服药依从性，必要时增加现用药物剂量、更换或增加不同类的降压药物，如中医药制剂等，2周时随访。

（3）对连续两次出现血压控制不满意或药物不良反应难以控制以及出现新的并发症或原有并发症加重的患者，建议其转诊到上级医院，2周内主动随访转诊情况。

（4）对所有的患者进行有针对性的健康教育，与患者一起制定生活方式改进目标并在下一次随访时评估进展。告诉患者出现哪些异常时应立即就诊。

5. 健康体检　高血压患者每年应至少进行1次健康检查，可与随访相结合。内容包括血压、体重、空腹血糖，一般体格检查和视力、听力、活动能力的一般检查。老年患者建议进行认知功能和情感状态初筛检查。

6. 保健指导　由于每个人的体质、生活、工作环境、生活习惯、饮食结构的不同，一般中医将高血压病的辨证类型分为肝阳亢盛证、肝肾阴虚证（含阴虚阳亢证）、痰瘀互结证（含痰湿壅阻证）、阴阳两虚证（含气阴两虚证）等类型。临床上应针对不同类型以中医、中药、药茶、食疗等方法进行治疗、干预。

（1）肝阳亢盛证

主症：头痛，眩晕，心烦易怒，夜眠不宁，面红口渴，舌红，苔黄，脉弦。

治法：清泻肝热，平肝潜阳。

方药：天麻钩藤饮，龙胆泻肝汤。

茶饮：可用夏枯草、玉米须、罗布麻、桑叶、菊花、石决明、山楂、枸杞子、桑寄生、五味子等1～2种中药与绿茶一起泡服。

食疗方：推荐食物有马蹄、梨、藕、芹菜、禽蛋、猪肉、鱼类（有鳞）、黄豆、豆腐、龟肉、燕窝、鲍鱼等。

鲜芹菜汁：鲜芹菜250g洗净，沸水烫2分钟，取出后切碎加冷开水100ml绞汁。取汁分二次服用。

（2）肝肾阴虚证（含阴虚阳亢证）

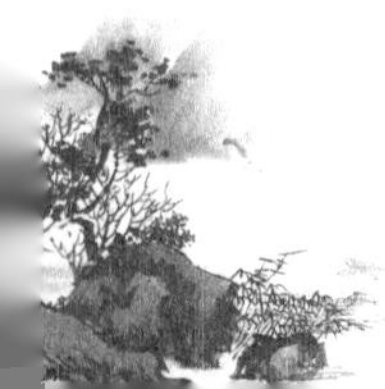

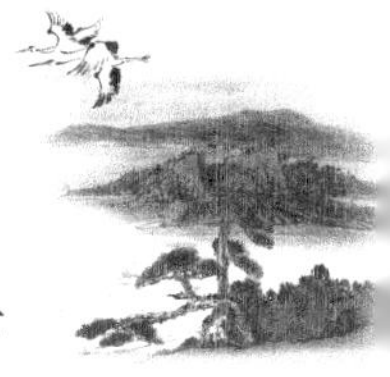

主症：眩晕，头痛，头重脚轻，耳鸣健忘，五心燥热，心悸失眠，舌质红，苔薄白，脉象弦细而数。

中成药：脑立清胶囊，重镇潜阳，平肝熄风。每次 3 粒，每日 2 次，疗程 4 周。牛黄降压丸，平肝潜阳，清热化痰。每次 1～2 丸，每日 2 次，疗程 4 周。杞菊地黄丸，滋补肝肾，每次 5 粒，每日 2 次，疗程 4 周。

食疗方：推荐食物有芹菜、绿豆、绿豆芽、莴苣、西红柿、菊花、海蜇、山楂、荠菜、西瓜、茭白、茄子、柿子、胡萝卜、香蕉、黄瓜、苦瓜、紫菜、芦笋。

葛根粥：葛根、粳米、花生米，加适量水，用武火烧沸后，转用文火煮 1 小时，分次食用。

菊花粥：菊花摘去蒂，上笼蒸后，取出晒干或阴干，然后磨成细末，备用。粳米淘净放入锅内，加清水适量，用武火烧沸后，转用文火煮至半成熟，再加菊花细末，继续用文火煮至米烂成粥。每日两次，晚餐食用。

（3）痰瘀互结证（含痰湿壅阻证）

主症：眩晕，头重如裹，或伴头痛，胸闷、恶心，形胖，食少多寐，舌暗，苔腻，脉滑或涩。

治法：健脾化痰，活血化瘀。

方药：涤痰汤与半夏白术天麻汤加减。此型多见于高血压病合并脑血栓形成。

中成药：愈风宁心片，活血化瘀，通络定眩。每次 5 片，每日 3 次，疗程 4 周。

茶饮：降脂益寿茶：荷叶、山楂、丹参、菊花、绿茶各适量，开水冲泡饮服。陈山乌龙茶：陈皮、山楂、乌龙茶各适量，开水冲泡饮服。

食疗方：推荐常用食物有白萝卜、紫菜、白薯、玉米、花生、洋葱、木耳、山楂、核桃、桃仁、杏仁、海带、海蜇、大蒜、冬瓜等具有化痰活血之功效的食品。马兰头拌海带：马兰头洗净，用沸水烫至色泽泛青，取出后沥水，切成丝备用。海带用温水浸泡 12 小时洗净，用沸水烫 10 分钟，取出切成丝，与马兰头同拌，加盐、味精、糖、麻油拌和均匀，佐餐用。绿豆海带粥：绿豆、海带、大米适量。将海带切碎与其他 2 味同煮成粥，可当晚餐食用。

（4）阴阳两虚证（含气阴两虚证）

主症：头昏眼花，耳鸣心悸，腰酸腿软，步态不稳，口干咽燥，畏寒肢冷，失眠多梦，夜间多尿，阳痿滑精。舌质淡或红，苔薄白，脉象弦细。

治法：补气养血，调和阴阳。

方药：金匮肾气丸加减。此型多见于高血压第二期失代偿阶段。

中成药：归脾丸，益气养血，安神。每次 1 丸，每日 2 次，疗程 2 周。

茶饮：龙眼红枣茶：龙眼肉，红枣，白糖适量，开水冲泡饮服。党参红枣茶：党参，红枣，茶叶各适量。开水冲泡饮服。亦可将党参、红枣、茶叶加水煎沸 3 分钟后饮用。

食疗方：推荐常用食物有银耳、枸杞子、黑枣、核桃仁、海参、芝麻、大枣。

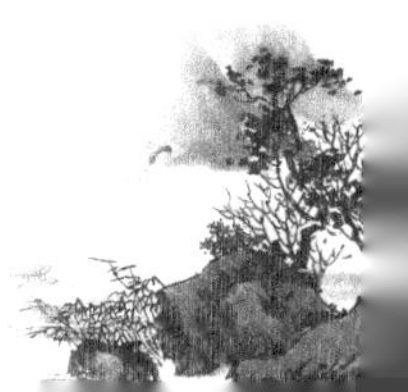

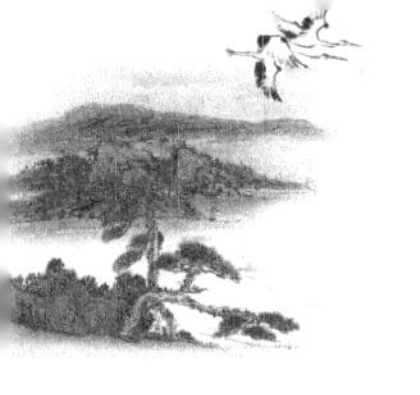

三、生活方式干预

1. 减钠加钾　高钠饮食是国际上公认的高血压危险因素，食物中钠的主要来源一般是盐，盐摄入量与血压升高幅度相关，每日钠盐摄入量增加5～6g，收缩压升高3.1～6.0mmHg。而血压与膳食钾、尿钾、总体钾或血清钾呈负相关，补钾对高血压及正常血压者都有降低作用，对高血压患者的作用较正常人强，对钠敏感者的作用会更加明显。

2. 控制食盐摄入量　因此生活中减少盐的摄入量，例如减少腌制食品的摄入，烹饪时少放食盐，并且增加含钾丰富食物的摄入量，例如多吃香蕉、橘子、牛奶等含钾丰富的食物，对于控制血压有着重要的意义。

3. 合理膳食　在进行正规治疗的基础上，合理膳食可辅助避免高血压人群血压持续升高，以及心血管疾病的发病风险。

4. 营养均衡　建议高血压患者日常饮食以新鲜水果、蔬菜、低脂乳制品、油脂蛋白质为主，其中油脂蛋白质即指脂肪含量少的肉类，生活中常见的肉类包括鸡肉、鱼肉等。并且还要减少糖或含糖饮料、红肉及饱和脂肪酸的摄入。

5. 控制体重　肥胖或者体重超重是高血压常见的危险因素之一，临床上建议血压偏高或高血压患者，体重控制在健康范围内。

健康范围应该如何进行计算，临床上通常采用BMI（身体质量指数）。BMI正常范围在18.5～23.9kg/m²，BMI数值若超过24kg/m²，这类患者建议通过控制能量摄入、增加体力活动，来对体重进行干预，以达到减轻体重的目的。

保持合理体重：患者在膳食平衡基础上减少每日总热量摄入，控制高油、高糖食物的摄入，并在专业人士指导下，定期进行中等强度有氧运动。控制体重是一个需要长期坚持的过程，患者不要急功近利，一味地追求体重数值上的变化，循序渐进才是科学减肥的主旨。

6. 加强运动　高血压患者在正规做治疗的基础上，适当进行有氧运动，对于控制血压有积极作用。有氧运动过程能促进血液循环，同时能减弱交感神经活动，增强迷走神经功能，使血管的外周阻力得到控制，以此促进外周血管的扩张，降低血压。

7. 减轻精神压力以及保持心理平衡　精神紧张可导致交感神经兴奋，引起血压升高，高血压的患者生活中应及时重视心理压力的疏导。生活中精神压力过大的常见原因，包括工作、生活、学习带来的压力，和一些常见心理疾病带来的压力，例如抑郁症、焦虑症等。

高血压患者若精神、心理压力较大，应该及时到医院，寻求专业心理医师的帮助，可进行心理疏导来缓解压力，若症状严重必要时也可以采取心理治疗联合药物

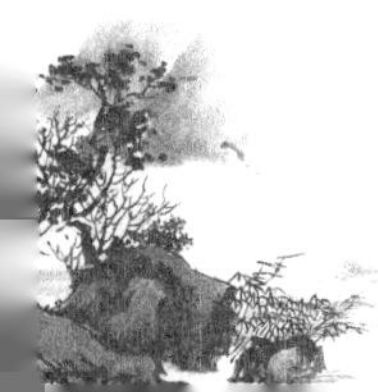

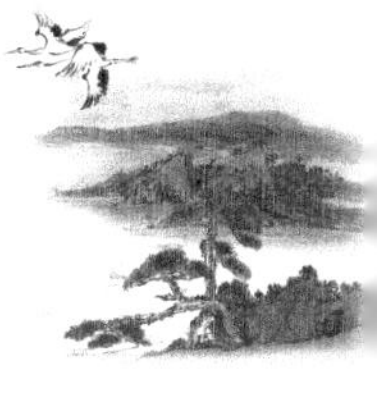

治疗，来缓解焦虑和精神压力，例如在医师指导下使用艾司唑仑片、阿普唑仑片等药物进行治疗。

四、戒烟限酒干预

烟草依赖是一种慢性疾病，影响着全球数亿人的健康。尽管许多人尝试戒烟，但往往因为戒断症状和心理依赖而失败。为了帮助吸烟者成功戒烟，行为干预成为一种日益重要的方法。

行为干预是一种针对不良行为习惯的疗法，旨在通过改变行为模式来改善个人的健康状况。对于戒烟来说，行为干预可以通过帮助吸烟者了解烟草的危害、改变对烟草的心理依赖，以及训练戒烟技能等方式来实现。

1. 认知行为疗法　认知行为疗法（CBT）是一种广泛用于戒烟的行为干预方法。它通过帮助吸烟者识别和改变消极的思维模式和行为习惯，来减轻他们对烟草的心理依赖。CBT 强调吸烟者需要了解烟草对健康的危害，以及如何应对戒断症状。

2. 尼古丁替代疗法　尼古丁替代疗法（RT）是一种将尼古丁逐渐减少并最终停止使用的方法。它通过在戒烟过程中提供尼古丁，来减轻戒断症状，并帮助吸烟者逐渐减少对烟草的心理依赖。RT 可以通过口香糖、喷雾剂、贴片等形式提供尼古丁。

3. 群体动力学疗法　群体动力学疗法（GDT）是一种利用群体力量来支持个人改变行为的方法。在戒烟中，GDT 通过组织吸烟者参加小组讨论和分享经验，来帮助他们了解烟草的危害，分享戒烟的技巧和经验，并得到群体的支持。

4. 个体化戒烟计划　个体化戒烟计划是一种根据吸烟者的具体情况制定个性化的戒烟计划的方法。它通过评估吸烟者的身体状况、心理状况、戒烟历史等，来制定适合个人的戒烟计划，并提供相应的支持和指导。

5. 限制饮酒　长期饮酒可导致人体内儿茶酚胺、皮质激素水平升高，肾素-血管紧张素及血管升压素和醛固酮的作用增强，从而使血管的收缩反应增强，外周阻力增加，引起血压升高。且饮酒不仅影响高血压病情控制，可能还会造成脑、肝、心脏、血管等多器官损害，因此建议高血压患者甚至健康人群，生活中需要限制饮酒或者不饮酒。可将每日酒精摄入量控制在，男性不超过 25g，女性不超过 15g，每周酒精摄入量男性不超过 140g，女性不超过 80g。

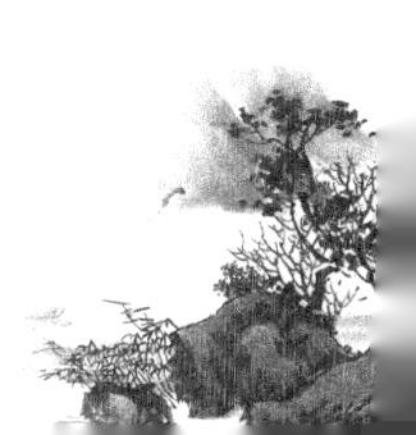

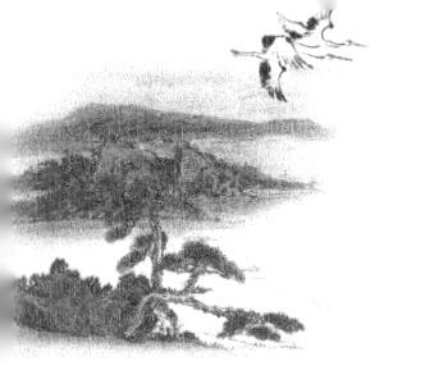

第二节　高血压患者的分级管理和双向转诊制度

一、高血压患者的分级管理制度

（一）健康管理制度

1. 定期体检　患者应定期进行血压测量和身体健康状况评估，以监测血压水平和及时发现潜在的健康问题。

2. 药物管理　根据患者的具体情况，医师应合理开具适当的降压药物，并监测患者的用药情况和药物疗效。

3. 饮食指导　指导患者采取健康的饮食习惯，减少高盐、高脂肪、高胆固醇的摄入，增加蔬菜水果和纤维素的摄入。

4. 锻炼指导　指导患者进行适量的有氧运动，如散步、跑步、游泳等，帮助改善心血管功能和降低血压。

5. 心理支持　提供心理支持和心理咨询服务，帮助患者应对可能的焦虑和抑郁情绪，促进心身健康。

6. 教育培训　组织高血压相关知识的培训课程，为患者及其家属提供关于高血压管理的正确知识，增强他们的健康意识和自我管理能力。

（二）落实措施

为了确保高血压患者健康管理制度的有效实施，以下落实措施应该被采取：

1. 成立专门的高血压管理团队　包括医师、护士、营养师、心理咨询师等多专业的人员，共同为患者提供全方位的管理服务。

2. 建立电子健康档案　将患者的体检数据和健康管理记录存储在电子系统中，方便管理团队查看和评估患者的健康状况。

3. 提供便利的服务方式　例如通过手机应用程序提供在线咨询和健康管理指导，以及定期电话回访患者，对其健康状况进行跟踪和咨询。

4. 营造良好的医患沟通环境　加强医患之间的沟通和互动，重视患者的意见和反馈，及时解答患者的疑问和困惑。

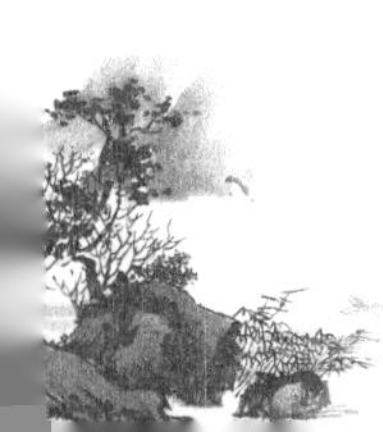

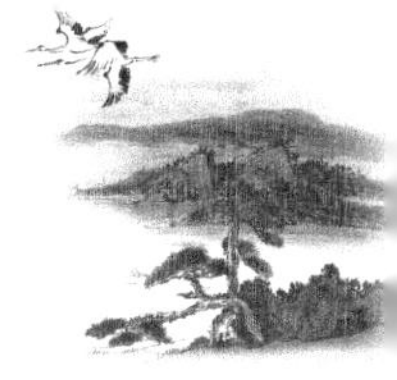

二、高血压患者的双向转诊制度

1. 高度重视双向转诊工作　对于只需进行后续治疗、疾病监测、康复指导、护理等服务的患者，医院应结合患者意愿，宣传、鼓励、动员患者转入相应的乡镇卫生院，由下级卫生室完成后续康复治疗。

2. 建立健全组织领导体系　加强双向转诊管理，将其作为工作的重点任务之一。医院成立双向转诊领导小组，业务副院长为组长，专干为副组长，各临床科室科主任为成员。

3. 医院双方要保持通讯畅通　遇危、急患者和大批伤员时直接沟通，建立急救绿色通道。

4. 及时接收患者　上级医院转回的病情稳定患者，使转诊患者得到及时、有效的诊治。如遇急重症患者，根据病情，及时转入上级医院。

5. 与上级医院做好联系 根据患者病情需要，转出的患者，需与上级医院做好联系，保证患者在转出过程中患者的安全。

6. 转诊程序

（1）转入患者：接转诊患者后，在慢病科进行转诊登记，实行优先就诊、检查、交费、取药；需住院者优先安排。

（2）转出患者：根据病情，需要转到上级医院进一步治疗的患者，经患者及家属同意后，科室医师进行登记、填写转诊病情介绍单，联系好上级医院，医护人员要护送患者转院，确保患者安全转入上级医院，并做好病情交接工作。

7. 双向转诊需具备的条件　转上级医院条件（除急诊抢救外）。

（1）由于我院治疗条件有限，不能实施有效救治，且转运途中风险相对较小的患者。

（2）多次诊断不明确或治疗无效的病例，疑难复杂病例。

（3）甲、乙、丙类传染病及其他需要住院治疗的新发传染患者。

（4）疾病诊治超出我院核准诊疗登记科目的病例，因技术、设备限制或其他原因不能处理的病例。

8. 加大宣传教育力度　使医务人员充分认识双向转诊工作的重大意义，明确自己应当承担的责任和义务，增强自觉性、主动性和积极性。

9. 定期与签订双向转诊协议的上级医院进行沟通　加强与上级医院的联系，改进转诊协调配合能力。

10. 做好双向转诊衔接工作　全院各部门互相配合、沟通协调。各科室医务人员要做好转诊登记。加强双向转诊工作的督促指导，及时总结经验，发现和解决问题，并将检查考核情况纳入月考核。

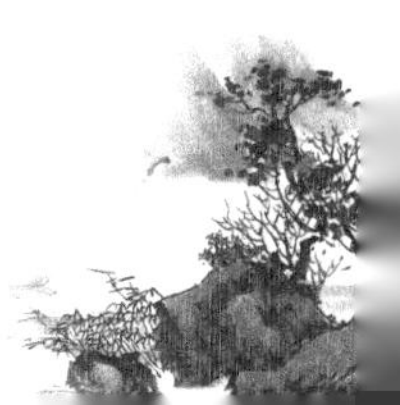

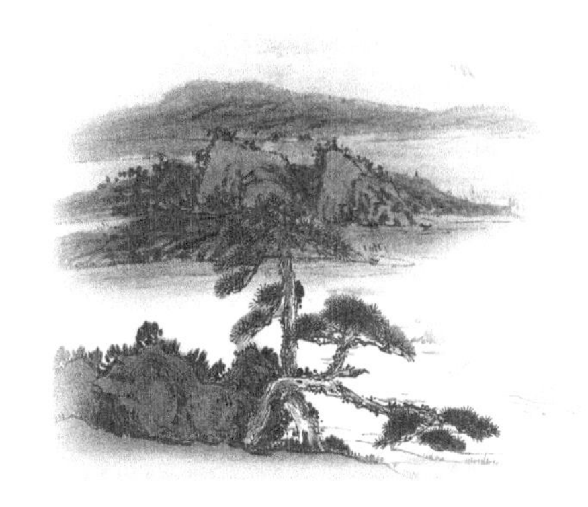

参考文献

[1] 余振球，牟建军，钟久昌．实用高血压学（第 4 版）[M]．北京：科学出版社，2023.

[2] 严静．高血压患者自我管理 [M]．杭州：浙江大学出版社，2017.

[3] 曾春雨．高血压的规范诊断和治疗——你的案头实用手册 [M]．重庆：重庆大学出版社，2022.

[4] 蔡军．阜外高血压手册．第 2 版 [M]．北京：人民卫生出版社，2022.

[5] 余振球．高血压分级诊疗实践 [M]．北京：科学出版社，2021.

[6] 彭军，褚剑锋．中西医结合高血压研究 [M]．北京：科学出版社，2021.

[7] 刘力生．中国高血压指南汇编 [M]．北京：科学出版社，2019.

[8] 曾春雨．高血压病学——从基础到临床、从指南到实践 [M]．北京：科学出版社，2019.

[9] 雷寒．高血压规范化防治——从指南到实践 [M]．北京：北京大学医学出版社，2017.

[10] 曹剑，秦明照．高血压国内外诊断治疗学 [M]．郑州：河南科学技术出版社，2020.

[11] 赵连友．高血压学 [M]．北京：科学出版社，2019.

[12] 刘靖，胡大一．高血压指南与临床试验评价 [M]．北京：北京大学医学出版社有限公司，2020.

[13] 万荣．心血管疾病临床思维 [M]．昆明：云南科技出版社，2019.

[14] 郝云霞，石丽，李菀．心血管病临床护理思维与实践（第 2 版）[M]．北京：人民卫生出版社，2022.

[15] 李庆印，张辰．心血管病护理手册 [M]．北京：人民卫生出版社，2022.

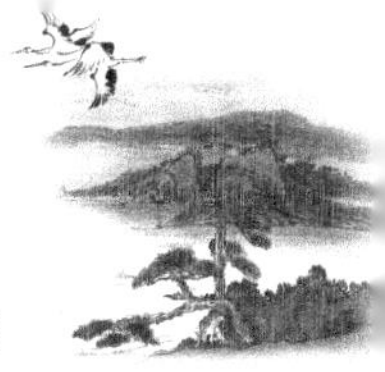

[16] 李艳芳.2022ACC/ESC心血管疾病研究进展[M].北京：科学出版社，2022.

[17] 傅国胜.心血管专科医师培训教程[M].北京：人民卫生出版社，2022.

[18] 韩雅玲，马长生.心血管内科学（第3版）[M].北京：人民卫生出版社，2022.

[19] 葛均波，王建安.内科学 心血管内科分册（第2版）[M].北京：人民卫生出版社，2022.

[20] 郭爽，查灵凤.单基因遗传性高血压的研究进展[J].中国医学前沿杂志（电子版），2023，15（12）：70—78.

[21] 中国医师协会中西医结合医师分会内分泌与代谢病学专业委员会.糖尿病高血压病证结合诊疗指南[J].环球中医药，2024，17（01）：173—187.

[22] 陈珂，于俊民，李大鹤，等.老年高血压发病机制研究进展[J].实用心脑肺血管病杂志，2024，32（01）：26—31.

[23] 黄雯虹.定期随访护理在健康体检高血压患者中的应用[J].中国医药指南，2023，21（35）：139-141.

[24] 中国高血压联盟，《高血压患者高质量血压管理中国专家建议》委员会.高血压患者高质量血压管理中国专家建议[J].中华高血压杂志，2024，32（01）：1-8.

[25] 中国高血压联盟，《夜间高血压管理中国专家共识》委员会.夜间高血压管理中国专家共识[J].中华高血压杂志，2023，31（07）：610-618.

[26] 中国老年医学学会高血压分会，北京高血压防治协会，国家老年疾病临床医学研究中心.中国老年高血压管理指南[J].中华高血压杂志，2023，31（06）：508-538.

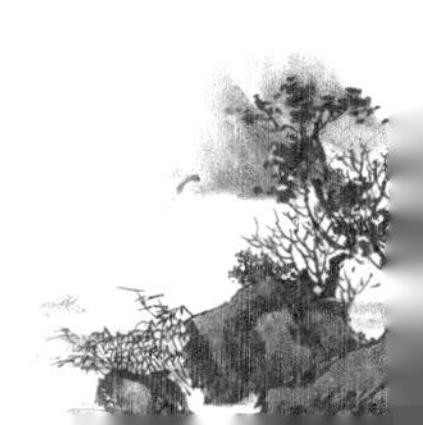